보건의료인을 위해 쉽게 풀이한

의료의 질 관리

Quality Management of Medical Care

이성란 지음

JN444200

청구문화사

머 리 말

의료의 질 관리는 1918년 미국 외과학회가 주축이 되어 병원표준화 사업을 시작으로 한국에서는 1981년부터 병원에서 의료의 질 관리를 위한 QA 업무를 의무화하였다. 현재 의료의 질 관리 업무로 의료서비스를 기획하고 문제 발생을 예방적 차원에서 관리하는 QI 업무로 그 개념을 전환하게 되었다. 양질의 의료서비스를 제공하기 위한 노력은 과거 병원장을 비롯한 경영자 차원에서만 이루어져 왔다. 그러나 현재는 병원 전 구성원들이 환자의 안전관리와 진료의 질적 향상을 위해 적극적인 방법으로 의료기관 인증제를 통한 의료서비스 개선을 위한 방안을 도모하고 있다.

현재 국내에서 출간된 교재 중에는 학생들이 이해하기 쉽도록 집필되어진 교재 또는 실무자들의 업무지침서가 부족한 실정이다.

그동안 실무 및 강의 경험을 토대로 기존의 내용과 최근의 학문적 동향을 체계적인 분석을 통해 쉽게 풀이하였다. 본서는 의학, 보건의료정보관리(의무기록), 보건학, 간호학 및 의료기관 계통의 종사자뿐만 아니라 일반인들에게 기본적이며 개괄적으로 알아야 할 내용들을 수록하였다. 상세한 부분은 그에 따른 전문서적으로 보완하길 바라며 향후 변화하는 사항은 독자들의 의견을 수렴하여 계속 수정, 보완하고자 한다.

▣ 본서의 구성 및 특징은 다음과 같다.

- 내용의 흐름을 쉽게 이해하도록 표를 제시하여 학습효과
- 실제 의료기관에서 사용되는 사례를 통해 쉽게 이해
- 실무에 적용될 수 있는 의료의 질 관리의 필수 내용들을 쉽게 정리
- 임상에서 사용되는 약어를 원어와 해설 병행
- 학습효과를 높이기 위해 각 장에 중요어휘 및 체계적인 정리
- 각 장마다 국가시험 대비를 위한 예상문제 수록

본서가 발간되기까지 자료 수집에 많은 협조를 해 주신 청구문화사 대표님과 임직원 분들께 깊은 감사를 드린다.

아울러 겨자씨가 자라 큰 나무가 되게 인도하시는 놀라운 하나님께 영광과 감사를 드린다.

2024년 7월
저 자 識

목 차

제 1 장 의료의 질 관리의 개념

■ 학습목표 ■

- 의료의 질 관리(QA)의 개념
- 의료의 질 향상(QI)의 개념
- QA와 QI의 특성 비교
- 양질의 의료개념
- 도나베디언(Donabedian)의 접근방법
- 품질관리의 역사적 배경 및 6-시그마(Sigma)
- 의료의 질 관리의 발전과정
- 한국 의료의 질 관리의 발전과정

Chapter

1 의료의 질 관리의 개념

1. 의료의 질 관리(QA)의 개념

1.1. 의료의 질 관리의 의미 : 의료의 질 평가-소극적인 질 관리 활동

의료의 질 관리(Quality assurance, QA)는 의료의 질 평가로 의사나 의료기관이 하고 있는 의료서비스에 대하여 항상 자체평가를 하고 문제점과 개선방안을 찾아내서 교육프로그램을 통해 의료서비스의 수준을 향상시키고자 하는 의료계 내부의 노력이다. 진료의 적절성을 평가하는데 초점을 두어 주로 임상적인 활동을 평가대상으로 한다. 의료의 최종산출보다는 과정을 중심으로 평가하여 기준에 미달하는 점을 찾아내어 이를 시정하는데 초점을 두는 최소한의 질적 수준으로 후향적인 관점이다. 즉 의료의 질을 평가하는 소극적 의미의 질 관리 활동이라고 할 수 있다.

QA 위원회로는 감염위원회(Infection Control Committee), 약사위원회(Pharmacy and Therapeutic Committee), 조직위원회(Tissue Committee), 의무기록위원회(Medical Record Committee)가 있다.

이유는 의료수요의 폭발적인 증가, 의료비 상승, 정부의 건강보험료 지출의 정당성 확보 및 의료분쟁의 증가 등이라 할 수 있다.

1.2. 의료의 질 관리의 도입 배경

의료의 질적 문제는 인류의 역사 속에서 의업이 정착하면서부터 계속되어 왔다고 볼 수 있다. 그것은 의료가 인간의 생명과 사망에 직접적으로 관련되어 있기 때문이다. 의료의 질 관리는 과거에 의학적인 면만을 강조하여 오던 것에서 양질의 의료

개념에 투입에 대한 산출을 감안하는 효율의 개념이 첨가된 것이다. 이것은 의료비가 상승하고 정부가 제3자 지불자가 된 이후 더욱 현저히 나타난 현상이라 볼 수 있다.

의료의 질 관리는 90년대 이후로 보건의료정책의 핵심 과제로 떠오르고 있다. 그 이유는 의료수요의 폭발적인 증가, 의료비 상승, 정부의 건강보험료 지출의 정당성 확보 및 의료분쟁의 증가 등이라 할 수 있다.

2. 의료의 질 향상(QI)의 개념

2.1 QI의 전환 배경 : QA → QI

최근 우리 사회는 경제적으로 생활이 향상되고 건강에 대한 국민의식이 신장됨에 따라 의료에 대한 국민의 요구가 증가하고 있다. 한편 의료기관의 과다 신설로 인해 의료기관 간의 경쟁은 심화되고 있다. 2000년 의약분업 시행으로 인해 국내 의료시장은 의료제공자와 소비자가 의료대란을 경험하게 되었다.

포괄수가제(Diagnosis Related Group, DRG), 의약품 실거래, 질병별 수가 차등제 등 정부의 의료정책이 시행되었다. 이러한 환경 하에서 병원들은 경영의 다각화를 통한 환자 만족도의 향상, 경영개선을 통한 의료서비스의 질 향상에 힘을 쏟고 있다. 즉 의료기관들은 진료의 질적수준 향상, 적정비용(cost) 등 효율적인 병원경영, 고객 만족도 향상 등에 초점을 두고 있다.

☞ 의료의 질 향상 거론 시작 이유 : 의료에 대한 인식 향상

2.2 QI 개념 : 의료의 질 평가(QA) + 교정부분 개선 = QI

QI란 의료의 질 관리 또는 의료의 질 평가(quality assessment, QA)를 기반으로 교정이 필요한 부분을 개선시키는 것을 의료의 질 향상(quality improvement, QI)이라 한다. 즉 의료의 질 관리 수준인 협의의 질 관리 개념에서 현재는 지속적이고 자발적인 요소를 가미한 의료의 질이 더욱 발전된 의료의 질 향상(QI) 개념으로 방향을 전환해 가고 있다.

2.3 지속적 질 향상(CQI)

QI는 QA보다 발전적인 것으로 고객중심의 사고 속에 과학적인 방법과 직원들의 참여를 바탕으로 업무과정의 개선을 통하여 지속적으로 의료의 질을 향상시키려는 활동이다. 즉 QI(의료의 질 향상)는 효율성과 효과를 높이기 위한 총체적인 활동으로 가장 과학적인 방법론에 근거하여야 하며 현실 적합성이 높은 고도의 방법론에 근거하여야 하는 학문과 실천의 대상이다.

사후 감시보다는 사전 예방적인 개념, 의료의 비용절감, 의료서비스 전달체계의 효율성 극대화 등을 포함한다. 이에 대한 범위로는 의료의 질 관리(Quality Management), 약품사용 평가(Drug Usage Evaluation), 이용도 관리(Utilization Management), 위험관리(Risk Management), 감염관리(Infection Control), 영양관리(Nutrition Management), 보건의료정보관리/의무기록(Health care Information Management) 등이 있다.

3. QA와 QI의 특성 비교

의료의 질 관리를 위해 사용되는 여러 가지 용어를 정립해 보면 기업의 품질 관리(Quality control, QC) 개념을 의료의 QA 개념에 도입하여 사용하면서 부터이다. 최근에는 보다 적극적이고 체계적인 질 관리 개념인 의료의 질 향상(Quality improvement, QI)으로 사용하고 있다. QI는 총체적이고 지속적인 과정활동으로 총체적 질 관리(Total Quality Management, TQM) 또는 지속적인 질 향상(Continuous Quality Improvement, CQI)이라고 한다.

CQI 및 TQM의 특징

- **지속적인 질 향상(CQI)**
  - 고객중심의 사고, 과학적 방법, 직원참여, 업무과정 개선
- **총체적인 질 관리(TQM)**
  - 고객중심, 질 우선주의, 과정관리, 지속적 향상
  - 직원들에게 권한을 주고 전 조직이 참여

〈표 1-1〉 QA와 QI의 특성 비교

구분	QA (Quality Assurance) 의료의 질 관리	QI (Quality Improvement) 의료의 질 향상
개념	· 의료의 질 평가 - 협의의 질 관리 - 최소한의 질적 수준 - 소극적인 질 관리	· 평가를 기반으로 교정이 필요한 부분 개선 - QA보다 발전된 질 평가 - 지속적, 자발적인 요소 포함 - 적극적, 체계적인 질 관리
초점	· 진료의 적절성 평가 - 임상적 활동 평가	· 의료의 질 향상 - 의료의 질 평가 + 교정이 필요한 부분 개선
목적	· 의료의 산출보다 과정 중점 - 기준의 미달점 찾아 시정	· 고객중심의 사고 - 과학적인 방법 및 직원의 참여 - 업무과정 개선을 통해 지속적 의료의 질 향상
관점	· 후향적(retrospective) 관점 - 결과 지향성	· 전향적(prospective) 관점 - 예방적 개념, 의료의 비용절감 - 의료서비스 전달체계의 효율성 극대화 포함
위원회	· QA 위원회 - 감염위원회, 약사위원회 - 보건의료정보관리(의무기록) 위원회 - 사고위원회, 조직위원회	· QI 위원회 - 감염관리, 약품사용평가 - 보건의료정보관리(의무기록) - 위험도관리, 의료의 질 관리, 영양관리 - 이용도관리

4. 양질의 의료 개념

4.1. Payne : 의학 기술적 측면 강조

과학과 인류애에 입각한 최선의 지식에 근거하여 제공된 훌륭한 수준의 진단과 처치과정을 통하여 최소한의 사망률과 이환율을 유지하는 것이다.

4.2. Esselstyn : 환자와 의사의 관계 고려

단지 증상에 대한 치료가 아니라 정확한 진단에 근거한 적절한 치료를 함은 물론 쉽게 이용할 수 있고, 수용할만하며 총괄적이고도 지속적이며 정보제공이다.

4.3. Lee and Jones(1933) : 환자와 의사의 관계 고려

- 의과학에 근거한 합리적인 의료행위
- 예방 강조
- 의사와 환자간의 긴밀한 지적 협조
- 각 개인에 대한 전인적인 치료
- 의사와 환자간에 지속적인 인간관계의 유지
- 사회복지사업과의 연계
- 다양한 보건의료서비스의 통합·조정
- 주민의 필요충족에 요구되는 모든 보건의료서비스의 제공

4.4. Myers(1969)

1) 접근성(accessibility)

환자가 의사를 필요로 할 때 쉽게 의료를 이용할 수 있어야 한다. 질병의 적절한 치료는 물론 예방까지도 포함한 포괄적인 의료서비스를 받을 수 있어야 한다.

2) 의료의 질(quality)

의료인은 전문적인 능력이 있어야 한다. 의료인은 충분한 지식과 기술이 있어야 하며, 윤리적인 면에 입각해야 한다. 연수교육, 학술잡지 및 각종 학술모임 등을 통하여 점차 발전하는 의학을 끊임없이 공부하여야 한다.

3) 지속성(continuity)

의료는 질병의 치료에만 국한되는 것이 아니라 예방, 치료 및 사회로의 복귀가 연결되어야 한다. 즉 육체적 치료뿐 아니라 정신적인 안도감을 갖게 하는 전인적인 서비스가 요구된다. 뿐만 아니라 필요할 때에는 의사나 의료기관 간에 긴밀한 협조를 통하여 환자의 입장에서 일관성 있는 진료가 이루어져야 한다. 즉 주치의사나 의료기관을 변경할 경우 과거병력이나 검사, 치료소견이 제대로 제공되어 불필요한 반복검사로 인한 의료비 낭비, 치료 지연 및 환자의 육체적, 정신적 부담 등을 제거할 수 있어야 한다.

예) ▸ 의학의 전문화와 세분화로 단편적인 진료가 되어서는 안 됨
▸ 예방 치료 사회로의 복귀가 연결되어야 함

4) 효율성(efficiency)

효율성(efficiency)은 얼마만큼의 자원이 투입되어 어떤 과정을 거쳐 산출되었는가를 의미한다. 반면 효과성(effectiveness)은 의료에서는 결과가 중요한 몫을 차지하고 있기 때문에 기대한 결과에 대한 성취된 결과를 효과로 표시한다(표 1-2).

Myers가 주장하는 효율성은 불필요한 입원, 과잉진료 등을 제거함은 물론 조기진단과 치료를 강조하여 최소의 비용으로 최대의 효과를 나타낼 수 있어야 한다. 따라서 외래에서 치료가 가능한 환자를 입원시킨다던가 조기진료나 예방이 가능한 것을 소홀히 한다면 비효율적이라 할 수 있다.

〈표 1-2〉 효율성 및 효과성의 접근방법 비교

구 분	접근방법	공 식
효율성(efficiency)	투입 → 과정 → 산출	· 효율성 = $\frac{산출량}{투입량}$
효과성(effectiveness) - 의료의 질 연구 및 검토	투입 → 과정 → 결과	· 효과성 = $\frac{기대한결과}{성취된성과}$

Myers의 양질의 의료

- ◉ 접근성(accessibility) : 환자가 의사 필요 시 쉽게 의료 이용
- ◉ 의료의 질(quality) : 의료인의 전문적인 지식, 기술 및 윤리성
- ◉ 지속성(continuity) : · 육체적·정신적인 안도감 → 전인적인 서비스
  · 예방, 진단, 치료 및 사회복귀 연결
- ◉ 효율성(efficiency) : · 불필요한 입원, 과잉진료 제거
  · 조기진단 및 치료 강조
  · 최소의 비용으로 최대 효과

4.5. Vuori(1982)

Vuori에 의하면 효과성(effectiveness), 효율성(efficiency), 적합성(adequacy : 접근성 포함), 과학적-기술적 질(scientific-technical quality : 만족도 및 지속성 포함)의 속성은 질 향상 프로그램을 주관하는 기관당사자에 따라 우선순위가 바뀐다고 주장하였다.

표 1-3에 제시된 것을 보면 보건의료 소비자는 네 가지 의료의 구성요소 중에서 '적합성'을 가장 중요시하는 반면 효율과 과학적-기술적 질에 대해서는 관심도가 감소하였다. 반면 의료제공자는 과학적-기술적 질에 가장 많은 관심을 갖고 있었다. 한편 보건당국은 소비자와 제공자의 관심이 감소하는 '효율성'을 가장 중요시하였다. 결국 의료의 질은 네 가지 구성요소가 절충된 것임을 알 수 있다.

〈표 1-3〉 질 향상 프로그램을 주관하는 기관당사자

의료의 구성요소	보건의료 소비자	보건의료 제공자	보건의료당국
효과성	30	20	5
효율성	5	8	60
적합성	50	7	30
과학적-기술적 질	15	65	5

5. 도나베디언(Donabedian)의 접근방법

도나베디언(1980)의 의료의 질 평가에 대한 정의는 개념적으로 가장 많이 알려져 있는 모델은 다음과 같이 분류된다(표 1-4).

5.1. 구성요소

1) 기술적 부문(technical domain)

- 인간의 건강문제를 관리하는데 과학적 적용, 의학의 학문적 지식 및 의료 기술(science)을 포함한다.

2) 대인관계의 부문(interpersonal domain)

- 의사와 환자사이의 사회적, 심리적 상호관계를 관리하는 것이다.

3) 진료의 편의, 쾌적함(amenities)

- 깨끗한 환경, 안락함 및 양호한 식사 등 진료 이외의 환경이 포함된다.

  예) 진료의 환경, 편리함, 편안함, 청결감, 개인의 비밀보장, 좋은 음식뿐만 아니라 만족스런 환자-의사와의 관계를 중요시

5.2. 도나베디언의 접근방법

1) 구조(structure)

구조는 의료서비스를 위하여 사용되는 사회적 수단으로 의료제공자의 자원, 작업여건 또는 환경을 의미한다. 즉 시설, 장비 등의 물적 자원(physical structure) 속성과 진료종사자의 수와 자질 등의 인적자원(personnel), 병원표준화, 신임제도(accreditation), 의료기관 서비스평가제, 수련병원지정, 면허 및 자격증 발급, 회원증제도, 병원조직, 관리, 진료비심사제도 및 진료비 보상방법 등의 조직구조(administrative & organizational arrangement)이다.

일반적으로 좋은 구조 하에서 좋은 진료가 가능하다고 가정할 수 있으므로 의료기관의 구조상태가 진료에 도움을 주어 양질의 의료제공을 가능하게 하는지 아니면 해가 되는지를 판단하고자 이러한 구조적인 측면을 평가하는 것이다.

2) 과정(process)

과정은 의료인의 환자관리 활동이다. 즉 환자와 치료자 간의 상호작용인 치료과정을 평가하는 것이다. 의료제공자들의 의사결정 과정과 의료기관 차원의 환자관리 업무처리 과정을 검토하는 것이다.

☞ 의료인의 환자에 대한 바람직한 태도 여부를 묻는 인간관계는 의료의 질 관리의 과정 평가

(1) 진료과정을 검토하는 방법

① 직접관찰 방법

- 직접 보면서 판단하므로 많은 인력과 시간이 필요하며 비용이 많이 든다.
- 여러 명이 동시에 관찰하기 어렵기 때문에 관찰자의 정확성 또는 신뢰성 여부 등 제한점이 있다.

② 보건의료정보관리(의무기록)조사

- 보건의료정보관리(의무기록)을 검토하여 수술이나 기타 주요 처치에 대하여 그 적정성, 떼어낸 조직이나 장기에서 병변여부 등을 검토한다.
- 이 방법은 쉽게 시행할 수 있으나 기록의 불충분, 정확성 및 신뢰성의 결여가 문제가 된다.
- 의료의 질 관리 시행 시 문제점 발견 자료로 가장 유용하다.

보건의료정보관리(의무기록) 검토

▸ 치료 과정을 검토하기에 가장 좋은 방법
▸ 의료의 질 관리 활동 시 문제점을 발견해내기 위한 병원 내부 자료로 유용

(2) 과정 평가의 접근방법

① 의료자원이용심사(utilization review, UR)

- 의료서비스의 이용, 절차 및 시설 등에 관하여 필요성이나 적절성 여부 등을 검토한다.
- 입원진료의 경우에 입원의 타당성, 재원기간의 적절성 등 입원 중에 동시성 검토(concurrent review)를 하든지 또는 퇴원 후에 후향성 검토(retrospective review)를 한다.

☞ 의료자원이용심사(UR) 위원회
- 환자의 재원기간(Length of stay, LOS)이 제1의 관심사인 위원회

② 동료의사에 의한 심사(peer review)

- 개업의사의 진료효과와 효율을 개업의사를 포함한 동료의사들이 검토한다.

③ 진료비청구 심사(claims review)

- 의료기관에서 청구한 진료비를 심사하는 것이다.
- 한국 건강보험조합, 건강보험연합회의 심사와 유사하다.

④ 의료감사(medical audit)

- 진단명별로 일정기준을 설정하여 점검표를 작성한 후 진료내역을 이에 준 하여 검토한다.

⑤ 기타

- 진료업무 수행지표(physician performance index, PPI)
- 병원합동신임위원회(JCAH)의 진료업무수행 평가절차(performance evaluation procedure, PEP)
  - 병원을 객관적으로 검토·평가함으로 병원에 도움
- 병상이용의 적절성 평가(appropriateness evaluation protocol, AEP)

3) 결과(outcome)

결과의 평가는 의료서비스의 최종결과를 평가하는 것이다. 결과는 평가기준 중 의

료의 질적 평가에서 가장 중요하다. 의사의 치료 이외에도 환자의 치료결과에 영향을 미치는 다른 요소들이 작용할 수 있으며 치료결과는 측정하기 어렵고 비용이 많이 들며 동일한 치료를 하였어도 질병의 진행 정도에 따라 그 결과는 상당히 다르게 나타날 수 있으므로 의료평가에서는 '과정'에 중점을 두게 된다.

추적지표(tracer)에 의해 과정기법과 결과기법을 연결할 수 있으며, 구조기법과의 연결도 가능하다. 추적자 방법(tracer method)은 일정한 인구집단이 제공받은 진료의 질을 측정하기 위하여 질병 특이적인 과정적 접근과 결과적 접근을 가장 잘 조화시킨 방법이다.

(1) 결과의 분류

① 진단결과(diagnostic outcome)

자료의 수집 및 분석의 과정과 진단을 내린 결과이다.

② 치료결과(therapeutic outcome)

환자의 전반적인 건강상태나 건강문제에 대한 진료결과이다.

(2) 결과 검토

결과에 대한 검토는 환자의 건강에 관한 것과 환자가 의료를 이용함에 따른 환자/고객만족(client satisfaction)에 관한 것으로 분류한다.

일반적으로 결과측면의 접근은 건강수준지표의 개념과 밀접한 관계가 있다. 이러한 지표가 개발된 이유는 한 보건의료체계의 질을 총체적으로 파악할 수 있는 지표이며 여러 다른 체계를 비교하기에 가장 좋은 방법이기 때문이다.

☞ 결과에 대한 의료감사의 초점 : 퇴원시 상태

① 건강수준지표

- 결과변수에는 사망률, 이환율 및 퇴원시 상태 등이 있다.
- 미국은 연방정부의 HCFA에서 병원별 질의 지표로 사망률을 공포하고 있다.
- 이것은 병원 간의 차이, 질병의 중증도를 어떻게 고려해야 할 것인지가 해결되어야 한다.
- 결과지표를 모니터링하기 위해서는 위험보정(risk adjustment)이 이루어진 지표를 이용해야 할 것이다.

② 환자/고객 만족도(client satisfaction)

- 고객만족도는 건강의 구성요소 중 하나이지만 바람직한 결과 여부를 측정하는 지표 중의 하나이다.

- 실증적 연구결과에 의하면 환자의 만족도가 의료의 질에 중요한 영향을 미치는 것으로 보고되고 있다.
- 만족한 환자의 경우 의료서비스를 지속적으로 이용하게 되고 만족을 주는 공급자와의 관계를 계속 유지하려 하며 자신의 치료과정에 참여하여 의료공급자와 협조하려는 경향이 높다.

〈표 1-4〉 도나베디언의 접근방법

<table>
<tr><th>분 류</th><th colspan="2">내 용</th></tr>
<tr><td>구성요소</td><td colspan="2">· 기술적인 요소 : 의학의 학문적 지식, 의료기술
· 대인관계요소 : 의료제공자와 환자사이의 사회적, 철학적 상호작용
· 쾌적감/만족감 : 깨끗한 환경, 안락함, 양호한 식사</td></tr>
<tr><td rowspan="3">접근방법</td><td>· 구조
(사회적 수단)</td><td>· 인적자원 : 전문인력의 수, 자질
· 물적자원 : 시설, 장비
· 신임제도 : - 병원표준화, 의료기관 서비스 평가제도
- 진료비심사제도
· 면허제도 : 면허 및 자격증 발급, 회원증제도
· 조직체계 : 병원조직, 관리</td></tr>
<tr><td>· 과정
(의료인의 환자 관리 활동)</td><td>· 의료자원이용심사 : - 입원의 타당성, 재원기간의 적절성
- 과잉/과소진료 검토
· 동료의사에 의한 심사 : 동료의사들에 의해 검토
· 진료비청구심사 : 의료기관에서 청구한 진료비 심사
· 의료감사 : 진단명별 일정기준 설정 후 진료내역 검토</td></tr>
<tr><td>· 결과</td><td>· 환자의 건강 평가 : 사망률, 이환율, 재발율, 기능회복
· 만족도 평가 : 환자, 의료제공자
· 결과는 평가기준 중 의료의 질적 평가에서 가장 중요</td></tr>
</table>

6. 품질관리의 역사적 배경 및 6-시그마

6.1. 품질관리(Quality control, QC)의 역사적 배경

의료의 질 관리는 기업의 품질관리 개념을 의료분야에 접목하여 사용하고 있다. 품질관리(Quality control)란 경영관리의 원리를 응용하여 시스템에 적용하는 것이다.

제품의 품질은 기업의 수준을 의미한다. 품질관리는 고객에게 만족을 줄 수 있는 품질의 제품을 가장 경제적으로 생산할 수 있도록 조직내 각종 집단의 품질유지와 품질개선을 위한 노력을 통합 조정하는 일련의 순환과정이다.

J.S. Qaklanda는 품질관리란 경영의 효율성과 탄력성을 전반적으로 향상시키기 위한 접근 방법으로 모든 부서의 활동과 모든 관리 계층의 구성원들을 조직화하고 참여시키는 방법이라고 정의하였다. 이러한 품질관리의 기본적인 도구는 통계학으로 영국의 농학자 Ronald A. Fisher 등이 1920년대 소수 표본에 의한 추측적 분석방법으로써 추측통계학을 처음으로 확립하여 오늘날의 품질관리(QC)의 기초를 형성하는데 크게 기여하게 되었다.

품질관리의 발전과정은 통계적 품질관리(Statistical Quality Control)에서 종합적 품질관리(Total Quality Control)와 국제표준화 규격과정(International Organization for Standard)을 거쳐, 종합적 품질경영(Total Quality Management, TQM)으로 발전하였다.

1) 통계적 품질관리(Statistical Quality Control, SQC)

영국의 농학자 Ronald A. Fisher가 추측통계학을 확립하였으며, 1935년에 영국의 E.S. Pearson이 품질관리와 공업 표준화에 대한 통계적 방법을 응용하여 영국규격 BS 600을 제정하였다.

1950년에 W. Edwards Deming이 일본의 과학자 연맹(JUSE)의 세미나에서 통계적 품질관리의 원리를 발표하였으며 통계적 공정관리 'Deming's Lectures on Statistical Quality Control'를 출판하였다.

2) 종합적 품질관리(Total Quality Control, TQC)

1961년 Armand V. Feigenbaum이 종합적 품질관리를 발표하였다. 일본의 Kaoru Ishikawa 교수가 분임조 품질관리를 창안하였고 이후 인과관계도(Cause and Effect Diagram or Fishbone Diagram)를 제시하였다.

3) 국제표준화규격(International Organization for Standard)

1987년 국제 표준화 기구는 동일한 제품에 대하여 여러 나라에서 중복하여 검사하는 불편을 해소하기 위해 품질관리 및 품질보증 규격을 제정하고 ISO 90042-2의 서비스 표준지침(Guideline for Service Standards)을 사용할 것을 권장하고 있다.

4) 종합적 품질경영(Total Quality Management, TQM)

종합적 품질경영의 시초는 1980년 일본에서 품질과 경영의 문제영역을 파악하기 위해 통계적 공정관리(Statistical Process Control)를 시작하였고 일본의 전사적 품질관리(Company Wide Quality Control)의 영향에서 비롯되었다. 도쿄대학의 공과대학 Kauru Ishikawa 교수의 분임조 품질관리는 통계적 품질관리의 기본에서 소집단의 힘을 모아 품질문제를 분화하여 개선하려는 일본식 사고의 개인주의보다는 조직위주의 사고방식에서 시작되었다. Bergman은 종합적 품질경영이란 모든 구성원들이 지속적으로 개선활동을 통하여 가장 저렴한 비용으로 고객의 요구와 충족시키기 위한 지속적 노력이라고 정의하였다. Banks는 고객의 요구 조건에 일치하는 산출물을 창조하는 사람과 그 과정을 중시하는 접근방법이라고 정의하였다.

품질관리(QC)의 요약 및 발전과정

- **통계적 품질관리(Statistical Quality Control, SQC)**
  - 추측 통계학 확립, 품질관리(QC)의 기초 형성
- **종합적 품질관리(Total Quality Control, TQC)**
  - 분임조 품질관리 창안, 인과관계도 제시
- **국제 표준화 규격(International Organization for Standard)**
  - 동일제품의 중복 검사 해소, 품질관리 및 품질보증 규격 제정
- **종합적 품질경영(Total Quality Management, TQM)**
  - 지속적 개선활동으로 고객 만족, 과정중시

◉ 통계적 품질관리(QC) → 종합적 품질관리 → 국제 표준화 규격 → 종합적 품질 경영 → 품질관리 + 의료분야 접목 → 의료의 질 관리(QA) → 의료의 질 향상(QI)

6.2. 6-시그마(Six Sigma)의 개념

1) 6-시그마의 의미

6 sigma는 시그마(σ)는 통계학에서 표준편차(standard deviation)를 의미한다. 모든 프로세스에 적용할 수 있는 전방위 경영혁신 운동으로 1987년 모토로라(Motorola)에 근무하던 마이클 해리에 의해 창안됐다 6시그마는 100만개의 생산제품 중 3-4개의 불량품이 발생할 수 있는 품질 수준을 뜻한다.

백만분의 3-4를 의미하는 통계척도인 6시그마(σ, sigma)를 사용하여 품질혁신과 고객만족을 달성하고자 하는 업무 프로세스 혁신 전략으로서 결함 발생률을 6시그마 수준으로 줄이는 것이 궁극적인 목표이다.

2) 6-시그마의 절차 : 5단계 DMAIC

Six-sigma(6-시그마)의 문제해결방법의 5단계(DMAIC 방식)는 define(정의) → measure(측정) → analyze(분석) → 개선(improve) → 관리(control)의 단계 절차를 거쳐 수행된다. 정의 단계 시 문제점을 찾아내는 시기로 VOC(voice of custom, 고객의 소리)를 기반으로 한다.

(1) D (Define) 문제정의

- 고객의 요구와 내부 서비스 프로세스의 과정을 파악하여 문제 파악

(2) M (Measure) 문제측정

- 실제문제를 추출하여 특성화
- 고객의 소리(VOC)에 중점을 두고 성과 측정

(3) A (Analysis) 자료분석

- 자료(data) 분석을 통해 통계적 해석
- 문제의 원인을 우선순위화
- 가설 설정
- 근본 원인이 파악될 때까지 자료분석은 지속적으로 이루어짐

(4) I (Improve) 시스템 개선

- 치명적 소수인자를 추출하여 개선 실행
- 해결 방안을 실행
- 실행 결과를 시그마 점수로 산출

(5) C (Control) 개선활동의 관리

- 표준점수에서 변동여부 파악
- 미래의 발생 문제를 예측
- 지속적 질 향상 활동 실행
- 중요원인의 관리능력 확인 효과 파악 확산전개

6-시그마(Sigma)

◐ **6-시그마(Sigma)의 의미**
- 품질혁신과 고객만족을 달성하고자 하는 업무 프로세스 혁신 전략
- 결함 발생률을 6-시그마 수준으로 줄이는 것이 궁극적인 목표

◐ **6-시그마의 특징**
- 지속적인 기업문화의 변화 관리를 추진하기 위한 것
- 혁신의 개념과 방법을 활용하는 경영철학
- 생산제품이나 서비스 중에서 불량품이나 결점 발생률 100만 개당 3-4개로 줄이는 것이 목표
- 의료의 질 관리에 적용하여 원가 절감, 진료의 질 향상을 가져올 수 있음

◐ **Six-sigma의 문제해결방법 : 5단계 DMAIC**
- 정의 → 측정 → 분석 → 개선 → 관리
- 정의 단계 시 문제점을 찾아내는 시기로 VOC(고객의 소리)를 기반

◐ **6-시그마의 표현 도형 : 사각형 □**
- 6 시그마를 이용한 질 관리 중 흐름도에서 수행해야 할 업무나 활동

7. 의료의 질 관리의 발전과정

7.1. 의료의 질 관리의 역사적 배경

고대 이집트의 파피루스, 바빌로니아의 함무라비 법전에 의료과실에 대한 형벌이 기록되어 있다. 히포크라테스 선서에서도 의사의 행동에 관한 규정이 문서화되어 있다.

의료환경의 변화를 역사적으로 보면 고대에는 질병에 걸린 병자(patient)는 신의 저주나 천벌을 받은 것으로 생각하였으며, 중세에는 수도원에서 환자를 간호하기도 하였다. 근대에 이르러 과학적 치료가 시행되기 시작하였으며, 현대에는 전인(全人)치료로 예방, 치료 및 재활에 중점을 두게 되었다.

이와 같은 맥락에 따라 의료인에 대한 인식의 변천을 보면 고대에는 부족의 장, 종교의식 담당자 및 경험자가 의료를 담당하였으며, 근대에 오면서 전문직 종사자인 의사중심의 의료였다가 현대는 병원중심 의료로 전환되었다. 최근에는 의과대학의 과다 신설로 인한 수적 증가는 의료인 사이에 경쟁을 불러 일으켜 질적문제를 야기하게 되었다. 한편 의료의 과학화, 전문화로 인한 의료비 증가는 정부와 의료보험자의 규제가 필요하게 되었다.

이와 같이 다양한 이유로 단순히 진료에만 만족하던 시절에서 질적으로 우수한 치료, 환자치료의 유능한 의사, 안심하고 진찰 받을 수 있는 장소, 친절한 의사를 찾는 즉 양질의 의료를 제공해 주는 의사나 의료기관을 추구하게 되었다.

7.2. 의료의 질 관리의 발전과정

1) 고대 : 함무라비 법전(Code of Hamurabi)

약 B.C. 4,000년 전에 기록된 함무라비 법전(Code of Hamurabi)에 "의사가 심한 상처를 가진 사람을 수술하여 죽거나 눈에 고름을 제거하다가 눈을 멀게 하면 수술한 의사의 손가락을 절단하라"고 기록되어 있다. 즉 치료비에 합당한 진료, 치료자가 책임질 수 있는 진료를 시행하도록 하는 것이라 볼 수 있다. 이것이 적정진료보장의 기원이라 할 수 있다.

2) 근대 : 나이팅게일(Florence Nightingale)

현대적 의미로 의료의 질 관리의 선구자로 근대 전문 간호의 창시자인 나이팅게일을 시조로 보고 있다. 영국의 간호사이자 병원 개혁자였던 나이팅게일은 1854년 크리미아 전쟁 발발 후 부상병을 간호하고 불결한 병원 환경을 개선하여 환자 사망률을 100명당 42명에서 2.2명으로 감소시켰다. 한편 상병 및 사망에 관한 자료를 수집하여 진단별 사망률(diagnosis specific mortality)을 산출하고 병원간 사망률의 차이를 비교하였다. 그밖에도 의료의 질을 향상시키고자 노력했으며, 정부의 지원을 받아 질 평가와 질 향상 활동을 전개해 나갔다.

3) 20세기

오늘날 우리가 말하는 의료의 질 관리의 개념은 20세기 중반, 병원신임합동위원회(Joint Commission on Accreditation of Hospital, JCAH)의 창설이후가 그 직접적인 시발점이라 하겠다. 20세기에 이르기까지 치료에 합당한 진료비 청구와 의료의 질 표준 확립을 위한 노력이 있었으나 좀더 구체적인 의료에 대한 평가는 20세기 이후라고 볼 수 있다.

(1) 1913년 : 미국 외과학회 성립

미국 내 의과대학의 표준을 제안하고 의학 교육기관의 질 평가를 시행한 결과를 담은 Abraham Flexner 보고서(1910년)는 부실 교육기관의 정화 및 질적 수준 향상의 계기를 마련하였다. 미국 병원에서 행해지는 의료행위의 질을 판단하고자 하는 조직적인 시도는 1912년 3차 북미 외과의사 임상회의(Clinical Congress of Surgeons of North America)였다. 의료행위와 외과의사들의 교육을 향상시키기 위한 병원 표준화 프로그램을 개발하기 위해 보스턴의 외과의사인 Ernest Codman의 통솔하에 위원회가 조직되었다. 이러한 노력으로 1913년 미국 외과학회가(American College of Surgeons) 성립되었다.

(2) 1918년 : 미국 외과학회의 병원표준화사업 실시-의료감사의 효시

1918년 미국 외과학회에서는 병원의 수준을 향상시키기 위해 병원표준화 프로그램을 채택하였다. 미국 외과학회는 1918년 시작된 자발적인 병원표준화 사업의 기본이 되는 최소 기준을 공표하였다. 이 기준은 Flerner 보고서가 의학교육의 새로운 기준을 마련한 것처럼 의료기관에서 수용할 수 있는 수준의 "질"에 대한 객관적인 기준을 제공하여 오늘날 의료감사(medical audit)의 시발점이라고 볼 수 있다.

(3) 1948년 세계인권선언

1948년 세계인권선언에서 "의료는 인류의 기본권리"임이 선언된 이후 의료개념이 변천되었다. 의료의 수요가 증대되고 의료보험제도 실시, 의학의 발달, 의료비의 상승 및 의료윤리의 문란 등 제 요인으로 인하여 개인, 제 3지불자인 정부가 의료비에 대한 관심이 높아짐에 따라 동서양을 막론하고 신성불가침 지대였던 의료계에 비판과 간섭이 시작되었다. 의료비는 매년 상승하면서도 이에 따른 건강증진의 효과를 보여주는 결과는 나타나지 않아 국민은 양질의 의료를 요구하게 되었고 전문의의 지식과 기술문제가 논의되어 이사단체의 자발적인 보수교육 프로그램이 시작되었다. 의사단체, 대학 또는 정부가 주축을 이루어 의료의 질평가, 관리가 이루어졌고 오늘날 의료의 질 향상 프로그램(quality improvement program)이 시행하게 되었다.

(4) 1952년 : 병원신임합동위원회(JCAH) 발족(표준화→ 인가제도)

미국의 병원표준화사업은 1952년에 병원신임합동위원회(Joint Commission on Accreditation of Hospital, JCAH)로 이관되면서 '표준화'에서 진보하여 '병원신임(hospital accreditation)'여부를 심사하게 되었다. 병원신임합동위원회(JCAH)는 질의 관점에서 의료를 평가하는데 선구자적 역할을 제공하여 왔으며, 미국 의학협회, 병원협회, 외과학회, 의사회 및 치과학회 등 5개 단체로 구성된 비영리 단체이다. 심사반이 병원에 파견되어 인가 심사를 하며 이 심사기준에 맞지 않으면 수련의 훈련과정을 인정하지 않는 등 적극적인 방법으로 병원 수준 향상에 기여하여 왔다.

(5) 1953년 : 진료활동연구(PAS) 시작

1953년경부터 미국에서 실시된 진료활동연구(Professional activity study, PAS)는 가입병원들로부터 모든 환자들의 퇴원요약자료(discharge abstract)를 수집하여 체계적으로 종합, 분석하여 각 병원에 다시 보내 주며 이들 정보를 이용하여 의료계 여러 정책을 연구하는 프로그램이다.

(6) 1955년 : 의료활동위원단(CPHA) 조직

1955년에 설립된 의료활동위원단(Commission on professional & hospital activites, CPHA)은 내과학회, 외과학회 및 병원협회 등의 공동참여로 환자 진료 수준 향상을 꾀하는 비영리 조직된 단체이다. 의료활동위원단(CPHA)은 진료활동연구(PAS)를 주사업으로 하는데, 참여 병원들로부터 자료를 수집하여 진료의 질을 평가하고 진료형태에 관한 연구를 하여 병원과 의료의 발전을 위하여 기여해 왔다. 즉 수집된 자료와 분석된 정보는 각 병원에서 진료와 운영에 참고할 뿐만 아니라, 의료의 평가, 병원간의 비교 및 여러 가지 연구에 있어서도 좋은 참고자료로 사용되고 있다.

(7) 1965년 : 의료보호(Medicare/Medicaid) 시작

미국에서 의료의 질 관리가 대두된 배경은 정부의 의료비 지출 증가로 1965년에 미국의 Medicare와 Medicaid 법령이 의회에서 통과되었다. Medicare란 65세 이상 노령자, 신장이식 또는 투석이 필요한 환자를 위한 의료보호제도이고 Medicaid는 저소득층/영세민에 대한 공적 부조 형식의 의료보호제도이다. 이들 사회보장 제도의 실시로 국가가 제 3지불자로 등장하게 된 것이다. 의사들은 이 제도의 실시를 강하게 반대하였고 의료인은 정부의 간섭이나 규제를 의식하여야 했다. 이 시점을 기준으로 의료의 질 관리 활동의 중심이 대학이나 의료단체로부터 정부로 전환되었다.

(8) 1972년 : 의료감사 개발 및 의료수준검토기구(PSRO) 발족

1952~1965년 사이에 인가기준은 6번이나 개정되었다. 1970년에 출판된 병원

인가지침서(accreditation manual for hospitals, AMH)는 최소기준에서 적정하고 달성 가능한 기준으로 전환하도록 하는 결정이었다. 이 시기에 의료의 질 평가는 의료진 단위에서 이루어지는 소극적 방법이었으며, 평가단위 간에 자료의 공유는 거의 이루어지지 않았다. 수요가 크게 증가하고 의료비가 계속 상승하였으며 의료의 질적 수준이 문제가 되었다.

1972년 병원신임합동위원회(JCAH)는 의료의 질 평가 방법으로 의료감사(medical audit)를 개발하였다. 미국 정부에서는 1972년에 자격을 갖춘 의사로 구성된 비영리단체인 의료수준검토기구(professional standard review organization, PSRO)를 설치하여 의학적으로 필요한 적절한 서비스를 하고 있는지를 감시하였다. 즉 Medicare와 Medicaid 환자의 재원기간의 필요성 검토, 퇴원 요약지를 이용한 의료이용에 대한 분석, 모자보건사업 등과 관련하여 의학적 필요성, 의학수준의 질 및 질적 치료와 함께 경제적 치료였는지, 장기치료나 고가치료가 필요했는지 입원의 타당성이 필요한지 등을 검토하게 하여 정부 지불에 의한 의료서비스가 효율적이고 기대수준 이상이 되도록 관리하게 하였다.

이때의 평가는 후향적인 결과중심 감사방법인 의료감사(medical audit)였으며 연간 일정수의 감사를 실시하도록 지시하였다.

(9) 1979년: 병원신임합동위원회(JCAH)의 포괄적인 인가기준 제시

1979년 병원신임동위원회(JCAH)는 의료감사의 수적인 요구사항을 삭제하고 포괄적인 새로운 인가기준을 제시하였다. 이 기준은 병원이 어떤 구심점이 없이 분절된 개인적인 검토 활동보다는 위원회 활동을 통하여 통합된 의료활동의 모든 질을 조정하도록 감시체계를 요구하였다.

1979년 이후 의료의 질 관리 체계가 문제중심(problem-focused) 접근방법에서 병원체계 즉, 시설중심체계(facility-oriented system)로 전환하였다.

(10) 1984년 : 의료수준 검토기구(PSRO) → 동료검토기구(PRO)로 대치

1984년 의료수준 검토기구(PSRO)가 동료검토기구(peer review organization, PRO)라는 주 단위의 기구로 대치되어 동료의사에 의하여 의료수준을 검토하게 하였다. 특히 진단관련집단(diagnosis related groups, DRG)은 medicare의 진료 상환제도의 실시로 더욱 철저한 검토가 시행되고 있었다. 병원신임합동위원회(JCAH)는 보다 더 조직적인 의료의 질 관리 활동을 위해 적정진료보장 심사기준을 강화하였다. 1985년에는 문제중심적 평가방법이 체계적 검토 및 평가방법으로 대치되었다.

(11) 1991년 : QA(의료의 질 관리) → QI(의료의 질 향상)로 전환

1991년에는 발생된 문제의 해결차원을 넘어 문제발생을 예방하기 위한 총체적이고 지속적인 관리를 통하여 의료의 질을 향상(Quality improvement, QI)시키는 형태로 발전하였다. 현재에는 의료의 질 향상(QI)이라는 용어와 함께 수행성과 향상(performance improvement)이라는 용어도 사용되고 있다. 수행(performance)이란 진료를 위해 시행한 일들과 그 일들이 얼마만큼 잘 시행되었는가 하는 성취정도라 할 수 있다. 수행성과 향상(performance improvement)이란 진료 시행상의 체제와 과정들을 개선하여 진료를 향상시킨다는 개념이다.

결국 QI란 고객이 누구이며 그들이 원하는 바가 무엇인지를 확인하여 그 요구를 충족시켜줌으로써 그들의 만족도를 높이고 의료의 질을 향상시키는 한편 비용은 절감시켜 경영효율화를 달성하고자 하는 노력이다.

8. 한국 의료의 질 관리의 발전과정

8.1. 1977년 : 의료보험 실시

한국에서 적정진료보장이라는 용어의 개념이 싹트기 시작한 것은 1977년 의료보험이 실시된 이후부터이다. 의료보험기관은 의료인이 제출한 진료비 청구명세서에 기재된 내용을 심사하면서 동일 종류의 질병에도 불구하고 각 의료기관과 의료인에 따라서 진료내용에 현저한 차이가 나타났다.

이러한 큰 차이를 어느 정도 타당한 것으로 인정해야 하는가 하는 의문을 품게 되면서부터 시작되었다고 할 수 있다. 의료보험자측에서는 '적정진료가 되기 위해서는 불필요한 의료서비스, 예를 들어 불필요한 진단검사, 방사선 촬영, 수술처치, 입원 및 과잉 고가 투약 등의 제공이 없어야 하고 동일 진료효과를 얻는데 가장 저렴한 가격으로 진료해야 한다.'는 것을 암시하고 있다. 즉 진료내용의 질, 타당성 및 경제성의 개념이 포함되어 있다고 할 수 있다.

8.2. 1981년 : 대한병원협회 - 병원표준화사업 전개

우리나라에서 의료의 질 관리 개념이 시작된 것은 대부분 선진국의 의료제도를 도입하면서부터 시작하여 1981년부터는 병원표준화사업의 실시로 의료서비스의 질이 더욱 체계적인 활동으로 활성화되기 시작하였다. 즉 1980년 4월 대한병원협회가 '의료의 양심선언'이란 표어를 내세우면서 진료윤리의 향상과 병원의 질적 향상을 꾀하는 방안으로 병원표준화사업을 펴기로 결정하였다. 선진국 제도를 연구, 수정 및 보완하여 '병원표준화 심사요강'을 작성하여 1981년에 110개 병원심사를 시작으로 전국병원을 대상으로 심사를 계속 확대, 발전 중에 있다.

1981년부터는 병원에서의 적정진료관리를 위한 의료의 질 관리 업무를 의무화하였다.

병원표준화심사 년도 및 주관기관

- ▸ 미국(1918) : 병원표준화심사 - 외과학회
- ▸ 한국(1981) : 병원표준화심사 - 대한병원협회

<표 1-5> 의료의 질 관리의 역사적 발전과정

년도	내 용
B.C. 4,000년 전	· 함무라비 법전(Code of Hamurabi) - 의료의 질 관리의 기원
1918	· 미국 외과학회 - 병원표준화사업 실시 → 병원신임평가로 명칭 변경(2003)
1948	· 세계인권선언 이후 의료개념 변천 - 정부 의료계 간섭 및 의료의 질 평가 실시
1952	· 병원 신임합동위원회(JCAH) 발족 - 표준화 → 인가제도
1953	· 진료활동 연구(PAS) 시작 - 회원병원의 퇴원기록을 체계적으로 종합 및 분석
1955	· 의료활동 위원단(CPHA) 조직 - 진료활동연구(PAS) 프로그램 운영 - 참여병원들로부터 자료 수집 및 진료의 질 평가
1965	· 의료보호(Medicare, medicaid) 시작 - 국가 제 3지불자로 등장 - 의료의 질 관리 활동의 중심의 전환 (대학 또는 의료단체 → 정부)

년도	내 용
1970	· 병원인가지침서(AMH) 발간 - 적정진료를 위한 최소한의 기준 설정
1972	· 의료수준검토기구(PSRO) 발족 - 자격 갖춘 의사로 구성된 비영리단체 - 퇴원요약지 이용한 의료이용분석
1984 1991	· 의료수준검토기구(PSRO) → 동료검토기구(PRO)로 대치 - 의료의 질 관리 심사기준 강화 · 의료의 질 관리(QA) → 의료의 질 향상(QI)으로 전환 - 소극적 문제 해결 → 예방적 차원의 문제해결(총체적 지속적 관리)

8.3. 1991년 : QA → QI로 전환

의료의 질 관리(QA)는 적정진료의 개념으로서 최소한의 기준으로 진단의 정확성, 입·퇴원당시 환자의 개선정도 및 사망률 등 후향적(retrospective)인 관점으로 병원의 질을 평가하는 정도였으나 1991년부터는 지금까지 문제점을 소극적으로 해결하던 QA업무를 적극적인 개념으로 의료서비스를 기획하고 문제 발생을 예방의 차원에서 관리하는 QI업무로 그 개념을 대폭 확립 또는 전환하게 되었다.

8.4. 1994년 : 한국의료QA학회 창립

국내 병원표준화 사업이 활성화되기 시작한 이후 경제발전으로 인한 국민들의 높은 의식수준, 기존의 급성질환 치료에 역점을 두었던 것에서 벗어나 고령화 등 인구구조 및 질병구조의 변화 등으로 환자의 수준 높은 의료요구, 대형병원 출현 등으로 각 병원에서는 의료서비스의 질을 증진시키고 양질의 서비스 제공을 보장하기 위한 활동에 관심이 높아가고 있다.

QA의 본질적 개념이 1980년대 초반에 소개되어 1990년대 초부터는 일부 병원에서 질 관리 전담 부서와 담당자를 두어 활동하기 시작하였다. 1994년 한국 의료QA학회가 창립되면서부터 많은 병원들이 의료의 질 개념을 본격적으로 도입하기 시작하였다.

그 동안 국내에서는 민간주도형의 의료정책과 정부의 각종 의료정책들이 병원경영을 압박하고 있는 현실 속에서 각 의료기관들은 자발적인 질적 향상보다는 급격한 환경변화에 따른 외부영향에 의한 질적 수준의 성장은 형식과 한계를 이루게 되었다. 오늘날 이러한 양질의 의료는 의료기관의 이념, 최고경영자들의 인식과 직원 개개인의 의식에 따라 환자들에게 제공되는 의료수준의 차이는 크다고 할 수 있겠다.

8.5. 1995년 : 의료기관 서비스평가 실시

1995년 12월에는 한국 의료의 역사상 최초로 39개 3차 진료기관을 대상으로 '의료기관 서비스평가'를 실시하였고 이 평가제도는 현재 계속 실시되고 있다.

이러한 제도들은 의료기관의 부족한 부분을 개선하여 양질의 의료를 제공하도록 유도하는 노력이라 하겠다.

8.6. 2000년 : 병원 공급자 → 환자 중심으로 전환

병원은 과거 공급자 위주의 핵심적 제공자로서의 역할을 수행해 왔다. 그러나 21세기를 맞아 급격한 의료환경 변화에 직면하고 있는 오늘날은 수요자를 중심으로 환자를 정점으로 하여 고객을 위해 존재하는 병원이 되어야 한다는 커다란 명제 하에 병원경영의 방향이 급속히 전환되고 있다.

의료의 질은 이해 당사자인 의료 제공자, 서비스를 받는 수혜자, 즉 환자, 정부 또는 보험자가 서로 입장과 시각에 따라 각기 다른 시각의 차이를 나타내고 있다.

의료제공자는 의료의 질에 있어 기술적인 측면과 진료의 내용을 중요시한다. 수혜자인 환자들은 의료지식의 부족으로 의료인의 관심도나 쾌적한 병원시설 등에 의해 간접적으로 의료의 질을 평가하고 치료결과를 중요시한다. 한편 정부나 보험자입장에서는 의료비 상승요인을 억제하는 것이 주된 관심사로 의료서비스의 효율성에 가장 중점을 두고 있다. 이처럼 의료의 질은 어느 한 측면에서 정의할 수 없는 다양한 내용을 지니고 있다.

의료 질의 주된 관심사

- 의료제공자/의사 : 기술적인 측면, 진료의 내용
- 수혜자/환자 : 의료인의 관심도, 쾌적한 병원시설, 치료결과
- 정부/보험자 : 의료비 상승요인 억제, 의료서비스의 효율성

〈표 1-6〉 한국 의료의 질 관리의 발전과정

년 도	내 용
1977	· 의료보험실시 이후 적정진료 용어 싹틈
1981	· 병원표준화사업 실시 - 대한병원협회 - 병원 표준화 심사요강 작성 : 110개 병원 심사 시작
1991	· QA → QI로 전환 - 후향적 관점의 질 평가 → 적극적 개념의 예방적 관리
1994	· 한국 의료 QA학회 창립 - 의료의 질 개념 본격적 도입 시작
1995	· 의료기관서비스 평가 실시 - 39개 3차 진료기관 대상
2000	· 병원 공급자 → 환자중심으로 전환

중요어휘

1. QA와 QI의 특성 비교 : 전환 (QA → QI)

1) 의료의 질 관리(Quality Assurance, QA)

· 의료의 질 평가
· 협의의 질 관리
· 최소한 소극적인 질 관리
· 과정 중점
· 후향적(retrospective) 관점
· QA 위원회 : 보건의료정보관리사(의무기록사 보조 assistant) 역할
 - 감염위원회, 약사위원회, 보건의료정보관리(의무기록)위원회
 - 사고관리위원회, 조직위원회

2) 의료의 질 향상(Quality Improvement, QI)

· 평가를 기반으로 교정이 필요한 부분 개선
· 의료의 질 관리(QA)보다 발전된 질 평가
· 지속적, 자발적인 요소 포함
· 적극적, 체계적인 질 관리
· 업무 과정 개선을 통해 지속적 의료의 질 향상
· 전향적(prospective) 예방적인 개념
· QI 위원회 : - 감염관리, 약품사용평가, 보건의료정보관리(의무기록)
 - 위험도관리, 의료의 질 관리, 영양관리, 이용도관리

2. 의료의 질 관리의 중요 발전단계

· 1918년 : 미국 - 외과학회(병원표준화사업 실시)→병원신임평가 명칭 변경
· 1952년 : 미국 - 병원 신임심사{병원신임합동위원회(JCAH)} 발족
· 1990년 : 한국 - QA → QI 개념으로 전환(소극적 문제 해결 → 예방적 차원)

3. 6-시그마(Six-sigma)

- 품질혁신과 고객만족을 달성하고자 하는 업무 프로세스 혁신 전략
- 결함 발생률을 6시그마 수준으로 줄이는 것이 궁극적인 목표
- 6-sigma 절차의 DMAIC 방식
  - 정의 → 측정 → 분석 → 개선 → 관리

4. 의료의 질 관리의 발전과정

1) **의료의 질 관리의 기원** : 함무라비 법전(Code of Hamurabi)

2) **현대적 의미의 선구자** : 나이팅게일(Nightingale)

3) **1918년** : 미국 외과학회의 병원표준화사업 → 의료감사의 효시

4) **1952년** : 병원신임합동위원회(JCAH) 발족
   - 병원표준화사업 → 미국 병원신임합동위원회(JCAH, 병원신임심사)
   - 표준화제도 → 인가제도
   - 병원신임합동위원회 : 미국 의학협회, 병원협회, 외과학회, 의사회 및 치과 학회
   - 의료의 질 관리 시발점 : 병원신임합동위원회(JCAH)의 병원인가 심사

5) **1953년** : 진료활동연구(PAS)
   - 가입병원들로부터 모든 환자들의 퇴원요약자료(discharge abstract) 수집·분석

6) **1955년** : 의료활동위원단(CPHA)
   - 진료활동연구
   - 내과학회, 외과학회 및 병원협회 등의 공동참여
     - 진료수준 향상 위한 비영리 단체

7) **1965년** : Medicare 및 Medicaid 법령
   - Medicare
     - 65세 이상과 신장이식 또는 투석이 필요한 환자를 위한 의료보호제도
   - Medicaid : 저소득층의 의료보호제도

8) **1970년** : 병원인가지침서(AMH) 발간
   - 적정진료를 위한 최소한의 수준 설정

9) 1972년 : 의료수준검토기구(PSRO)
- 의료수요 증가, 의료비 상승, 의료의 질적 수준 문제
- 자격을 갖춘 의사로 구성된 비영리단체
- Medicare와 Medicaid 환자의 재원기간의 필요성 검토
- 퇴원 요약지 이용한 의료이용 분석, 모자보건사업, 의료서비스의 필요성, 입원의 타당성 검토

10) 1984년 : 동료 검토기구(PRO)
- 의료수준 검토기구(PSRO) → 동료 검토기구(PRO)로 대치
- 동료의사에 의하여 의료수준 검토
- 진단명별 환자군(DRG) : medicare의 진료비 상환제도 실시로 검토 강화

11) 1991년 : 의료의 질 관리(QA) → 의료의 질 향상(QI)
- 소극적 문제 해결 → 예방적 차원, 총체적, 지속적인 질 향상

5. 한국 의료의 질 관리의 발전과정

1) 1981년 : 대한병원협회 - 병원표준화사업
- 진료윤리의 향상과 병원의 질적 향상

2) 1995년 : 의료기관 서비스평가
- 의료기관의 부족한 부분을 개선하여 양질의 의료 제공

6. Myers

- **접근성(accessibility)**
  - 환자가 의사를 필요시 쉽게 의료 이용
- **의료의 질(quality)**
  - 전문적인 능력 / 지식, 기술 및 윤리적인 면
- **지속성(continuity)**
  - 예방, 치료 및 사회 복귀
  - 육체적 치료 + 정신적 안도감 = 전인적인 서비스
- **효율성(efficiency)**
  - 불필요한 입원, 과잉진료 제거

- 조기진단과 치료 강조 / 최소의 비용으로 최대의 효과

7. 도나베디언(Donabedian)

1) 기술적 요소, 대인관계, 쾌적성

· 기술적 면 : 의학의 학문적 지식과 의료기술(science)

· 인간관계면 : 의료제공자와 환자사이의 사회적, 철학적 상호작용(art)

· 쾌적성, 만족함 강조

2) 접근방법

가. 구조(structure)

· 의료서비스를 위하여 사용되는 사회적 수단

· 의료 제공자의 자원, 작업 여건 또는 환경

· 의료요원의 수, 자격/면허, 신임제도, 병원표준화사업, 조직, 관리, 시설, 장비

나. 과정(process)

· 의료인의 환자관리 활동

· 의무기록 유용 : 치료과정 검토, QA 시행 시 문제점 발견 자료

◐ 과정 평가의 접근방법

· 의료자원이용심사(utilization review, UR)

- 입원의 타당성, 재원기간의 적절성, 의료서비스 및 시설이용의 적절성

· 의료의사에 의한 심사(peer review) : 동료의사에 의해 검토

- 의사의 진료효과 및 효율 심사

· 진료비 청구 심사(claims review)

- 의료기관에서 청구한 진료비 심사
- 한국 건강보험조합 및 건강보험연합회 심사와 유사

· 의료감사(medical audit)

- 진단명별로 일정 기준을 설정하여 그 기준에 의해 진료내역 검토 및 평가

다. 결과(outcome)

· 환자의 건강 및 만족도 평가

- 결과는 의료의 질적 평가 중 가장 중요
- 진료결과에 대한 의료평가의 초점 : 퇴원상태, 재원기간, 사망률

제1장 필수문제

*** 가장 맞는 것에 번호를 기재하시오.**

01 Myers가 주장한 양질의 의료요소 중 지속성에 해당되는 것은?

① 체계적인 치료
② 육체적인 통증 완화에 국한
③ 질병 예방에 초점
④ 질병 치료에 국한
⑤ 치료 및 예방에 중점

02 의료의 질 관리의 역사적인 시작이라고 볼 수 있는 것은?

① 나이팅게일
② 의무기록사 윤리강령
③ 함무라비법전
④ 병원윤리강령
⑤ Myers의 양질의 의료

03 현대적인 개념에서 의료의 질 관리 활동의 선각자는?

① 한국의료QA학회
② Donabedian
③ Hippocrates
④ Nightingale
⑤ Code of Hamurabi

04 양질의 의료요소 중 Myer가 주장한 것이 아닌 것은?

① 접근성(Accessibility)
② 질(Quality)
③ 관리(Management)
④ 효율성(Efficiency)
⑤ 지속성(Continuity)

05 양질의 의료요소 중 환자가 의료의 필요시 쉽게 이용할 수 있어야 하는 것은?

① 질(Quality)
② 효율성(Efficiency)
③ 필요성(Necessity)
④ 접근성(Accessibility)
⑤ 지속성(Continuity)

06 질 평가의 구조적 측면에 해당하지 않는 것은?

① 의료요원의 수 및 자격
② 면허증 발급
③ 환자관리활동
④ 병원표준화심사
⑤ 시설, 장비, 조직 및 관리

07 의료의 질 관리 활동 중 결과를 평가할 경우 중점을 두는 사항은?

① 마취결과
② 퇴원 후 결과
③ 수술결과
④ 치료결과
⑤ 검사결과

정답 1. ⑤ 2. ③ 3. ④ 4. ③ 5. ④ 6. ③ 7. ④

08 도나베디안(Donabedian)의 이론 중 환경에 대한 의미로 옳은 것은?

① 효율성 ② 질적 향상성 ③ 과학화 ④ 쾌적성 ⑤ 효과성

09 의료자원이용심사에서 검토하는 것으로 옳은 것은?

① 진료계획의 적절성 ② 검사의 적절성
③ 입원의 적절성 ④ 진료기준의 적절성
⑤ 치료의 적절성

10 Myers의 양질의 의료 중 불필요한 입원이나 과잉진료 제거에 해당되는 것은?

① 지속성 ② 효율성 ③ 접근성 ④ 효과성 ⑤ 질

11 재원기간의 적절성 여부를 입원 중 또는 퇴원 후에 검토하는 제도는?

① 동료간 심사 ② 진료비 청구
③ 의료자원이용도심사(UR) ④ 재정심사 ⑤ 의료감사

12 Peer review의 의미로 맞게 기술한 것은?

① 동일한 전문가가 동료전문가의 업무내용 평가
② 상급 전문가가 하급전문가의 의료의 질과 양을 평가
③ 의료의 결과에 대한 감시 역할
④ 동료간의 신의를 지키는 역할
⑤ 동료간의 환자치료에 협력하는 역할

13 의료의 질에 대한 평가를 기반으로 교정이 필요한 부분을 개선시키는 것은?

① Quality assurance ② Quality improvement
③ Quality Insurance ④ Quality management
⑤ Quality Increasement

14 한국 의료보험연합회에서 진료비를 심사하는 것과 유사한 것은?

① 의료감사 ② 동료검토
③ 의료자원이용심사 ④ 진료비 청구심사
⑤ 의료기관심사

15 의료의 질 관리 활동에 필요한 검토 방식은?

① 투입-과정-산출 ② 투입-과정-결과 ③ 과정-산출-결과
④ 과정-투입-산출 ⑤ 산출-투입-결과

정답

8. ④ 9. ③ 10. ② 11. ③ 12. ① 13. ② 14. ④ 15. ②

16 미국의 병원표준화심사가 한 단계 발전되어 시행하는 신임심사는?

① 의료수준검토기구(PSRO) ② 의료자원이용심사
③ 품질관리심사 ④ 병원신임합동위원회(JCAH)
⑤ 동료검토

17 Six-sigma에서 고객의 소리를 수합하여 문제점을 찾아내는 시기는?

① A ② D ③ M ④ I ⑤ C

18 Myers의 양질의 의료요소 중 지속성에 대한 의미로 다르게 기재된 것은?

① 예방의학 ② 연계성 있는 진료
③ 전인적인 서비스 ④ 정신적 안녕 ⑤ 수술

19 미국 병원신임합동위원회(JCAH)가 신임활동을 처음 시작한 년도는?

① 1918 ② 1928 ③ 1952 ④ 1980 ⑤ 1981

20 의료의 질에 관한 개념을 언급한 사람과 내용의 기술이 잘못 연결된 것은?

① Esselstyn : 환자와 의사의 관계 ② Lee and Jones : 환자와 의사의 관계
③ Donabedian : 접근성과 지속성 강조 ④ Myers : 효율성 강조
⑤ Payne : 의학 기술적 측면

21 도나베디안(Donabedian)의 접근방법 중 과정에 해당되지 않는 것은?

① 의료자원이용검토 ② 환자 만족도
③ 동료의사에 의한 심사 ④ 진료비 청구 심사
⑤ 의료감사

22 의료의 질 관리와 관련된 내용으로 다르게 기재된 것은?

① 소극적인 질 관리 ② 후향적 관점 ③ 과정 중점
④ 의료의 질 평가 ⑤ 전향적 개념

23 의료수준검토기구(PSRO)에 설명으로 옳지 않은 것은?

① 적정진료를 위한 최소한의 수준 설정
② 자격을 갖춘 의사로 구성된 비영리단체
③ medicare 환자의 재원기간의 필요성 검토
④ 퇴원요약지의 분석 및 의료서비스의 필요성 검토
⑤ 의료의 질적 수준 문제 취급

정답 16. ④ 17. ② 18. ⑤ 19. ③ 20. ③ 21. ② 22. ⑤ 23. ①

24 병원에서 적정진료관리를 위한 의료의 질 관리 업무로 의무화되기까지 가장 영향을 끼친 활동은?

① 진단명별 환자군(DRG)
② 한국의료QA학회
③ 이용도 조사(UR)
④ 병원신임합동위원회(JCAH)
⑤ 동료검토(Peer review)

25 진료에 대한 결과를 평가할 경우 중점을 두는 사항은?

① 퇴원상태
② 총 진료비
③ 충실한 보건의료정보관리(의무기록)
④ 임상검사
⑤ 진료 또는 수술의 난이도

24. ④ 25. ①

제2장 의료의 질 관리의 필요성

■ 학습목표 ■

- 의료의 질 관리의 필요성
- 의료의 질 관리 개념과 관련된 분야
- 전통적 QA와 TQM의 개념
- JCAHO(의료기관신임합동위원회)의 10단계 평가 모델
- Patient-focused care(환자중심 진료체제)
- 의료의 질 관리 사업
- 의료의 질 관리와 관련된 핵심 용어

Chapter

2 의료의 질 관리의 필요성

1. 의료의 질 관리의 필요성

1.1. 의료기술발달 및 의료비 상승

과거에는 간단한 시설 및 장비를 가지고 의료인이 환자를 진료하였으나 의료기술의 전문화, 세분화, 장비시설의 대형화 및 자동화로 의료비의 상승효과를 초래하였고 새로운 치료 및 진단방법을 남용할 가능성이 높아졌다. 즉 의료자원의 효율적인 활용이 저하되고 불필요한 의료비의 증가요인이 되고 있다. 이에 대한 정부와 의료보험자의 다양한 규제로 의료기관에서는 효율성을 추구하게 되었다. 한편 의료보험과 같은 사회보장 실시로 의료서비스의 내용이 제 3사인 성부에 노출되므로 의료서비스의 질적 차이, 특히 낮은 수준의 의료서비스가 드러나게 되었다.

1.2. 의료에 대한 국민 의식수준 번화

의료의 혜택만을 누리던 국민의 의식이 권리로 바뀌었다. 환자인 소비자들의 경제수준이 높아짐에 따라 의료수요는 더욱 증가하는 추세가 되었다. 소비자들은 양질의 효율적인 치료를 요구하게 되었고 의료서비스 관련 불만도 다양화되어 가고 있다. 즉 환자만족이라 할 수 있는 진료 자체의 내용 등에 더욱 포괄적으로 확대되었다. 의료관련 분쟁의 증가는 소비자들의 의료의 질에 관한 인식이 증대한 것에 기인한 것이다.

1.3. 의료기관 관리에 대한 압박

의료기관의 급속한 증가는 의료기관 간의 시설격차를 초래하고 환자의 선택을 가능하게 하는 질 경쟁의 심화되어 병원경영 악화로 비용절감, 의료의 질 및 소비자 욕구 등에 부응해야 하는 상황에 이르렀다. 의료수준검토기구(PSRO)와 국가보건기획 및 자원개발법의 통과로 인하여 의료기관은 인력, 시설 및 장비 등에 있어 정부의 규제를 받게 되었다. 소비자들이 의료수준검토기구(PSRO)와 HSA의 이사회에 가담하게 됨에 따라 소비자들은 치료결과에 영향을 행사하였다.

이와 같은 결과는 의사들의 이직률을 증가시켰고 사기를 저하시키게 하였으며, 의료기관의 이미지가 대외적으로 손상을 입게 되었다. 따라서 의료기관들은 자구책으로 양질의 의료를 제공하기 위한 노력을 기울이지 않을 수 없게 되었다. 즉 진료의 질적 수준 향상, 효율적인 병원경영 및 환자 만족도 향상 등에 중점을 두게 되었다.

1.4. 정부의 의료 정책 : DRG 지불제도 실시

보건복지부는 1,199개의 한국 진단명별 환자군(Korean Diagnosis Related Groups, KDRG) 시안을 마련하고 1997년부터 희망병원을 대상으로 일부 의료기관에서 시범사업을 시행하고 있다. DRG 수가는 모든 서비스의 원가가 충분히 보상되는 수준으로 결정하였으나 서비스 제공을 최소화하는 경향이 있어 진료의 질이 저하되며 의료서비스가 규격화되고 주기적인 원가부담이 있는 서비스를 불가피하게 함으로써 의료기술의 발전을 저해하는 경향이 있다.

〈표 2-1〉 의료의 질 관리의 필요성 및 필수 요소

의료의 질 관리의 필요성	의료의 질 관리 시행의 필수 요소
· 국민/환자의 의식변화 · 의료기관 간의 경쟁 · 정부의 의료정책 - 포괄수가제(DRG), 의약품 실거래 - 의약분업, 질병별 수가차등제 등	· 진료의 질적 수준 향상 · 효율적인 병원경영 : 적정비용(cost) · 환자/고객 만족도 향상

2. 의료의 질 관리 개념과 관련 분야

의료의 질 관리와 그 맥을 같이하는 것은 품질관리, 무결점운동, 간호의 질 평가, 정도관리 및 제조관리 등이 있다. 구체적인 내용은 다음과 같다.

2.1. 기업의 품질관리

1) 1950년 : 품질관리의 개념

1950년대를 전·후하여 공업화에 따른 대량생산이 보편화됨에 따라 제품을 생산하는 기업에서는 품질의 중요성으로 인하여 품질관리(Quality Control, QC) 방안들이 개발되기 시작하였다. 전 제품의 품질은 기업의 수준을 의미한다. 품질관리(QC)란 고객에게 만족을 줄 수 있는 품질의 제품을 가장 경제적으로 생산할 수 있도록 조직 내에 각종 집단의 품질유지와 품질개선을 위한 노력을 통합·조정하는 일련의 순환과정이다. 즉 품질표준의 설정, 품질관리 활동의 실시, 그 결과의 검토 및 수정조치 등 순환 활동이 계속되는 것이다. 그러나 의료서비스는 일정규격의 생산품이 아닌 환자 개개인에 대한 서비스로서 인간의 생명과 사망에 직접적으로 관련되어 있기 때문에 더욱 서비스의 질에 대한 관리가 필요한 것이다. 따라서 의료에서는 QC가 아닌 QA로 사용하게 되었다.

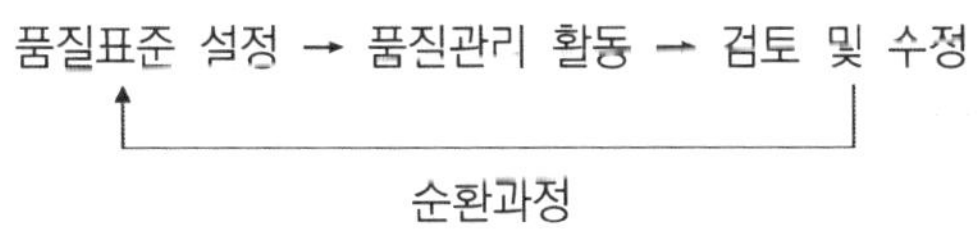

〈그림 2-1〉 품질관리의 개념

2) 1962년 : 마틴-메리타 회사의 무결점 운동(Zero Defect Movement, ZD)

1962년 마틴은 메리타 회사의 무결점 운동으로 종업원에게 계속적으로 동기를 부여함으로써 종업원 각자의 주의, 연구 및 노력에 의하여 작업상 결점을 영(zero), 즉 무결점으로 하고, 제품의 품질향상, 신뢰성 향상 및 원가절감 등을 딜싱하고사 하는 운동이다.

따라서 기업에서 품질의 질을 향상시키기 위해서는 물적 요인으로 원재료, 기계 설비, 작업도구 및 작업방법 등의 개선과 인적요인으로 기술과 작업의욕의 고취를 꾀하여야 한다는 것이다. 이러한 취지로 오늘날 QA는 기업의 품질관리 개념을 의료분야에 접목하여 사용하고 있는 것이다.

<표 2-2> 품질관리와 무결점 운동의 차이점

품질관리 (Quality Control, QC)	무결점 운동 (Zero Defect Movement, ZD)
· 고객의 만족 목적 - 품질 제품의 경제적인 생산 · 하향식 관리 - 조직 내 집단의 품질유지 및 개선을 위한 노력	· 종업원에게 동기부여 - 작업상 결점 영 · 업무 달성하고자 하는 운동 - 제품의 품질 및 신뢰성 향상 및 원가절감

2.2. 의료분야에서의 의료의 질 관리

1) 간호분야의 질 평가

간호분야에의 질 평가는 1980년 한국과 태국 합동 간호연찬회에서 의료의 질 관리는 자질평가로 건강요원이 소비자에게 제공하는 진료에 대한 책임을 지는 것이라고 하였다. 국제 간호학술 대회에서도 간호분야는 양질의 간호관리에 대한 관심을 갖고 지속적인 발전을 하고 있다고 하였다.

2) 임상병리의 정도관리(Quality control)

임상병리검사는 가검물의 채취방법, 검사기기의 관리, 검사자의 자질관리 및 검사결과의 해석 등에 있어 상당히 많은 차이를 가져올 수 있으므로 의료분야에서 정도관리(quality control)를 도모하기 시작하였다.

미국에서는 1940년대에 임상병리 관계자들이 임상병리 정도관리의 필요성을 절감하고 정도관리체계를 구축하기 시작하였다. 임상병리검사가 의료에 있어 상당히 중요해짐에 따라 검사기간, 검사기관간 및 검사기기간 등에 있어 질적인 정밀도 관리가 대두되었다. 이를 위해 검사물 채취방법, 채취용기, 채취시간, 검사물 보존방법 및 환자의 가검물 채취자세 등을 표준화하게 되었다.

3) 우수의약품 제조관리

의약품을 제조함에 있어 원료와 자재에서 완제품이 되어 판매될 때까지 조직적, 체계적으로 관리하여 의약품의 품질이 보장되어야 한다. 이러한 제도를 우수의약품 제조관리(Good manufacturing practice, GMP)라고 한다. 이러한 제도의 필요성은 첫째, 의약품이 불량이면 여러 가지 부작용을 초래하며 때로는 치명적일 수 있으므로 이를 방지하여야 한다. 둘째, 이러한 의약품을 취급하는 사람들이 의약품에 대하여 제대로 교육 훈련을 받음으로써 착오를 방지하도록 노력하여야 한다.

3. 전통적 QA와 TQM의 개념

3.1. 전통적 QA의 개념

전통적인 의료의 질 관리(QA) 프로그램은 조직적인 의료의 질 관리 과정을 통하여 의사나 의료기관은 본인들이 하고 있는 의료서비스에 대하여 항상 자체평가를 하고 문제점과 개선방안을 찾아내서 교육 프로그램 등을 통하여 의료서비스의 수준을 향상시키는 것이다.

1) 의료의 질 관리(QA) 프로그램의 시행절차

(1) 문제의 확인(problem identification)

- 양질의 의료 제공에 방해가 되는 요인의 유무를 검토하여 문제점을 확인한다.
- 의료의 질 관리 담당자가 문제점을 찾아내는 경우도 있고 병원 내의 여러 부서들로 하여금 문제점들을 보고하게 하는 경우도 있다.

(2) 우선순위 결정(setting priorities)

- 인력 또는 재정 등 확인된 문제점을 동시에 다 해결할 수 없으므로 우선순위를 결정한다.

(3) 활동계획 수립(planning activities)

- 채택된 주제별로 관련자들로 활동팀을 구성하고 팀별 활동계획을 수립한다.

(4) 문제점의 평가(assessing identified problem)

- 문제점의 존재를 실증하고 범위와 원인을 알아본다.
- 서류검토(의무기록 또는 각종 보고서 등), 직접 관찰 및 면담 등의 방법을 이용한다. → 보건의료정보관리(의무기록-가장 유용)

(5) 문제점의 원인확인과 시정을 위한 목표와 방안 제시 (determining problem causes and corrective actions)

- 문제점의 원인이 지식의 부족인지, 진료행위 수행상의 문제인지 또는 제도, 조직 및 관리상의 문제인지 등을 확인한다.
- 시정 후의 달성 목표를 설정하여 해당 부서 또는 해당자들에게 이를 시정할 수 있는 방안과 시정 후의 기대치를 제시한다.

☞ **행정규제**

- 의료의 질 관리에서 문제점 확정을 위한 시정행위전략 중 최후에 실시해야 바람직한 교정전략

(6) 문제해결 상태의 평가와 조절(evaluating and monitoring problem resolution)

- 시정방안을 제시하고 충분한 시간을 허용한 후에 제시방안의 시행 여부와 효과를 점검하여 문제 해결의 상태를 평가한다.
- 문제점이 시정되지 않은 것으로 평가되었을 때는 그 원인을 확인하여 시정하거나 관련 요인을 재조정한다.

(7) 문서화(documentation)

- 상기 과정을 문서화한다.

(8) 의료의 질 관리 프로그램의 평가나 보고(evaluating reporting QA program)

- 의료평가결과에서 발견된 문제는 이사회에 보고한다.
- 정기적으로 의료의 질 관리 활동을 평가하여 다음 내용을 확인한다.
- 프로그램의 목표 및 방침이 이루어 졌는가?
- 프로그램의 장점은 보존되고 문제점은 시정되었는가?
- 프로그램의 관련활동들이 기준, 규정 및 의학의 발달상황과 보조를 맞추어 최신성을 유지하는가?

2) 조직적인 의료의 질 관리 과정을 통한 기대효과

- 불필요한 진료를 제거하여 의료비를 절감한다.
- 해롭거나 안전하지 못한 진료를 제거한다.
- 유익하고 필요한 진료를 놓치지 않는다.
- 제한된 인적·물적 자원을 최대로 활용하여 진료의 효율을 높인다.

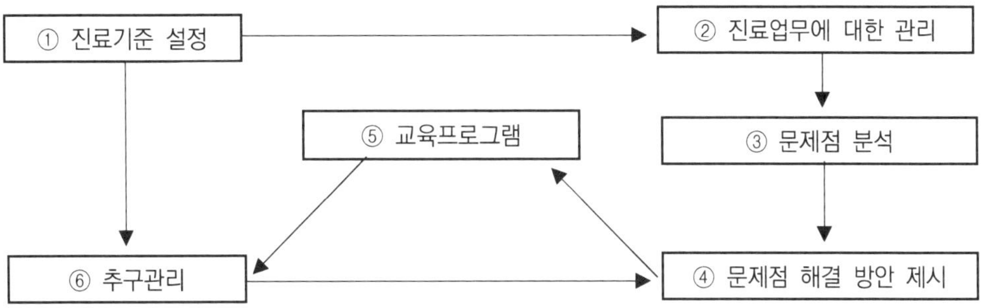

〈그림 2-2〉 의료의 질 관리(QA) 과정의 도식화 : ① → ⑥번 순서

3) 의료의 질 관리(QA) 위원회의 구성

QA 위원회, 감사위원회(Audit committee) 이외에 의사들로 조직된 몇몇 위원회에서는 의료의 질 관리활동으로 직접 또는 의무기록을 통하여 의료 전반에 걸친 정기적 검토, 평가를 하여 문제점을 찾아내고 이를 개선하여 환자들에게 최상의 의료를 제공하고자 노력하고 있다. 이들 과정에서 일반적으로 이용되는 도구는 의무기록이다. 정확하고 안전한 의무기록이 없이는 행해질 수 없다. QA 위원회 구성은 다음과 같다.

(1) 감염위원회(infection control committee)

① 구성

의사, 행정관리가, 미생물실험실 관계자, 간호사, 영양사, 살림운영(housekeeping and maintenance) 담당자 등이 있다.

② 기능

병원 내에서 발생하는 감염을 조사하여 통계를 산출한 후 원내 감염결과를 평가한다. 한편 감염발생을 예방하며, 이의 발생을 극소로 줄여서 환자와 병원종사자를 감염으로부터 보호하여 안전을 도모하는 것이다.

③ 보건의료정보관리사(의무기록사)와의 관계

보건의료정보관리(의무기록) 내용을 검토하여 원내감염이 의심되는 case를 감염위원회에 넘겨서 확실한 판단을 내리게 하며 감염 case의 발견과 보고에 있어서 효율적인 제도를 강구해야 한다.

(2) 약사위원회(pharmacy and therapeutic committee)

① 구성

의사, 약사, 구매과장

② 기능

안전한 약품사용과 효과, 약품의 선정과 투약에 대한 자문을 해 주어 치료효과를 최대로 높이고 약으로 인한 피해를 최소로 감소하는 것이다.

③ 보건의료정보관리사(의무기록사)와의 관계

약에 의한 부작용은 일차적으로 간호사와 의사에 의하여 발견되고 그 내용이 보건의료정보관리(의무기록)에 기록되어야 하지만 보건의료정보관리사는 의무기록을 검토하여 발견되지 않은 부작용이 있을 경우 이를 찾아내어 의사에게 알린다.

(3) 조직위원회(tissue committee)

① 구성

외과의사, 병리의사, 임상의사

② 기능

- 보건의료정보관리(의무기록)을 검토함으로써 외과적 치료의 질을 향상시키는 것이다.
  - 수술의 타당성 검토
  - 불필요한 수술 또는 적합하지 않은 수술여부를 검토하여 수술의 질적 향상을 추구한다.
  - 최신의 보다 나은 수술기법을 적용케 함으로써 계속적인 교육을 시키고 더 나은 진료를 베풀게 한다.

③ 접근방법

- 모든 수술 case의 기록을 검토하여 수술 전·후 진단명 및 병리학적 진단명의 일치여부를 검토한다.
  - 시행된 수술기법의 적합성 여부를 검토, 평가한다.

④ 보건의료정보관리사(의무기록사)의 역할

QA 위원회 위원들이 검토할 수 있도록 병원번호, 수술날짜, 수술명, 수술 전·후 진단명 및 병리학적 진단명 등 자료를 수집하여 기록한 일람표를 작성하여 자료를 제공한다. 한편 의료의 질 관리 보수교육에도 참가하며, 의료의 질 관리 활동에 이용되는 보건의료정보관리(의무기록)의 비밀을 유지하고 의료의 질 관리 관련 법규에 대한 지식을 확보한다.

(4) 보건의료정보관리위원회(Health care information management committee)

보건의료정보관리위원회(의무기록위원회)에서는 환자진료의 내용, 치료나 검사결과 등이 정확, 완전 및 신속하게 시간 내에 작성되었는가를 정기적으로 검토함으로써 양질의 의무기록이 작성되도록 노력하여야 한다. 미국의 병원신임합동위원회(JCAH)에서는 이러한 보건의료정보관리(의무기록) 검토에 간호부와 보건의료정보과(의무기록과)의 대표가 함께 참여할 것과 평가결과 및 시정행위 등의 보고서가 작성되어야 할 것을 권고하고 있다.

QA위원회의 위원으로 전문의, 보건의료정보관리(의무기록)과장(간사 또는 서기 역할), 간호과장, 총무과장 등이며 회의는 필요시 실시한다.

(5) 위험관리위원회(risk management committee)

위험관리(risk management, RM)란 인간의 실수 또는 기계로 인한 사고 등으로 인하여 의료기관이 책임져야 하는 사고 발생을 극소화하여 환자가 당하는 부상이나 병원이 겪는 손실을 경감시키기 위한 프로그램을 의미한다. 이것은 병원이 책임져야 할 일을 극소화시키는 이점 이외에 병원의 전반적인 의료의 질 관리를 위한 노력에도 큰 공헌을 하게 되었다.

위험관리 프로그램 역시 다른 의료의 질 관리 프로그램과 유사한 절차로 시행된다. 즉 의사, 기타 의료관계 전문직들 및 병원환경관리 담당 직원 등 병원 직원들이 관여되어 환경적 문제, 의료장비 및 의료서비스 등 모든 면에서 발생할 수 있는 위험한 사고에 관련된 자료를 수집·분석한다.

의료의 질 관리(QA) 위원회의 구성 및 중요내용

- 보건의료정보관리위원회(의무기록위원회) : 신속, 정확, 완전 및 작성시한 검토
- 감염위원회 : 병원 내에 발생하는 감염조사
- 조직위원회 : 수술의 타당성 검토, 불필요한 수술 여부 검토
- 약사위원회 : 안전 약품사용 및 효과
- 위험관리위원회 : ▶ 의료기관이 책임져야 할 사고발생 최소화
  ▶ 사고보고서 작성 → 보건의료정보(의무기록지) 첨부안함 : 별도작성

3.2. 총체적인 질 관리(Total Quality Management, TQM)

1) 총체적인 질 관리(TQM)의 개념

총체적인 질 관리(total quality management, TQM)는 현재 산업체에서 활발히 시행되고 있는 질관리 개념이다. 최근 들어 의료영역에서도 이를 도입하고 있다. 무엇보다 환자만족을 우선으로 하고, 질이 낮은 특정 서비스를 지목하여 향상시키기보다는 병원 전체의 체계(system)와 업무 흐름을 개혁하는 데 중점을 두는 기법이다. TQM에서는 소비자를 만족시키는 것이 성공의 열쇠이다.

그러나 미리 정해진 기준을 만족시키는 것만으로는 소비자를 만족시킬 수 없다. 소비자가 누구이고 어떤 기대를 갖고 있으며, 그 기대를 어떻게 부응할 수 있는지를 알아야 한다. TQM의 기본 개념은 결과측면의 질이 과정측면의 질에 의하여 결정되기 때문에 과정을 개선해야 결과가 개선된다고 생각한다.

"문제점 중 85%는 시스템의 오류에서 발생하며, 나머지 15%만이 시스템 속에서 일하는 직원의 잘못에서 기인한다."라고 하는 Deming의 주장은 TQM의 원칙을 집약한 표현이라고 하겠다. 따라서 질 개선을 위해서는 과정을 체계적으로 분석하고 개선책을 찾는 것부터 출발해야 한다. 한편 과정에 참여하는 모든 구성원이 개선에 대한 계획과 활동에 적극적으로 참여하여야 한다. 구성원의 참여가 TQM의 가장 중요한 요소 중의 하나이다.

2) TQM 및 CQI 용어

지속적 질 향상(continuous quality improvement, CQI)은 TQM과 동시에 사용되는 용어로 질 평가(quality assessment)와 질 향상(quality improvement)이 일

시적인 활동이 아니라 지속적으로 이루어져야 함을 강조한다. 최근에는 직접적인 업무수행의 향상(performance improvement)까지 강조하고 있다.

3) 총체적인 질 관리(TQM)의 구성요소

총체적인 질 관리(TQM)는 고객에게 초점을 두는 통합된 노력으로 조직의 목적과 성공은 조직과 외부의 고객에게 기초하고 있다. TQM은 리더십에 의해 영향을 받는 조직 내부 및 외부의 문화 속에서 고객에 초점을 맞춘 지속적인 개선을 수행하는 철학과 분석기술, 훈련 및 구조와 조직의 통합을 통해서 의료의 질을 향상시키는 것이다. TQM이 가지는 힘의 원천은 아래의 여러 요소들이 통합하고 균형을 이룰 때 발휘된다. 이들 요소들 중 특정요소를 지나치게 강조하다 보면 TQM을 실행하는데 오히려 역효과를 초래할 수 있다. TQM은 부분적 요소를 개별적으로 사용하는데 있는 것이 아니라 이러한 구성요소를 통합하고 조절하는데 있다.

(1) 고객에 초점을 맞춘 개선 철학

TQM은 소비자(고객)가 요구하는 내용을 충족시켜야 하며 이를 위해 지속적인 개선을 추구한다는 사고에서 출발한다. Deming은 TQM수행 시 지녀야 할 14가지 요소를 제시하면서 직원들이 최선을 다할 수 있는 분위기를 형성하여 질 향상 활동에 참여시켜야 함을 강조하고 있다. 그러기 위해서 경영진은 직원들이 최선을 다하는 데 방해가 되는 장애물의 제거에 집중해야 한다.

(2) 분석적 지식과 기술

자료와 분석적인 도구 및 기술을 이용하여 사업 수행에 필요한 의사결정을 하는 것은 매우 중요하다. 이를 위해 측정값, 그래프, 관리 차트, 통계치 및 기타 계량화 기법을 사용한다. 그러나 무엇보다 중요한 것은 효과적인 인간관계 기술이 함께 있어야 된다는 점이다.

(3) 대인관계 기술

조직원 전체의 작업 참여는 고도의 경쟁적 환경에서의 핵심적 성공 요인이다. 참여적 관리 기법, 모든 직원에 대한 지속적인 교육과 훈련 등 여러 형태의 인간 지향적 기술을 장려한다.

(4) 구조와 조직

모든 직원의 일상적인 질 향상까지 폭넓은 질 향상을 이루기 위해서는 지원 구조와 조직을 확립하여야 하며 조직의 리더들이 적극적으로 조직을 이끌어야 한다.

(5) 문화와 환경

TQM은 모든 조직의 내부 및 외부의 환경과 문화에 잘 맞도록 다듬어져야 한다. 조직의 질관리 활동은 다른 활동과 통합되어야 한다.

(6) 리더십

리더십은 조직 문화의 변화 과정을 유도하는 압력으로 작용하여 조직의 외부 문화의 변화에도 중요한 영향을 미친다.

4) 총체적인 질 관리(TQM)의 특징

(1) 지속적인 질 향상에 초점

고정된 목표의 달성이 아니라 지속적인 질 향상에 초점을 둔다. 이에 따라 끝없는 노력이 요구된다. TQM을 통해 가치관, 임무 및 목표를 달성하는 것이 조직의 목적이다. TQM은 목적 달성을 도와주는 접근과 방법을 제공한다.

(2) 총체적인 질 관리의 추구 필요

과거의 성공적인 질 관리가 향후 성공적일 수는 없으며 질 관리의 전환이 필요하다. 변화의 필요성을 인정하고 먼저 행동을 바꿈으로서 변화를 이끌어 내는 것이 보건의료의 리더쉽이다. 사소한 변화로는 인식의 변화를 가져오기 어려우며, 진료, 경영 및 재정 등 총체적으로 새로운 질 관리를 추구해야 한다. 즉 총체적 질 관리(TQM)은 모든 서비스, 생산품, 정보의 내외고객 뿐만 아니라 검사, 계획, 구성 및 예방 활동들을 포함하고 있다.

5) 총체적인 질 관리(TQM)의 방법론

(1) 팀의 조직

질 향상을 위하여 팀 단위로 접근하며 팀 구성원의 수는 6-7명 정도가 적당하다. 문제해결을 위해서 브레인스토밍(brainstorming), 투표, 명목집단 기법(nominal group technique) 등의 집단적 의사결정 방법을 도입한다.

(2) 자료의 활용

질 향상은 정보에 의해 가능하며 질 향상을 위한 팀은 개선방안을 생각하기 전에 현재의 과정에 대한 과학적인 분석을 시행하고 동시에 결과(outcome)의 변이를 이해하여야 한다.

(3) 문제해결 활용도구

효과적인 의사소통 방법으로 가급적이면 시각적인 도표를 제시한다. 흔히 사용되는 도구로는 인과관계도(cause and effect diagram), 파레토 도표(pareto diagram), 흐름도(flow chart), 런 차트(run chart), 관리도(control chart) 등이 있다.

<표 2-3> QA와 TQM의 특징적인 차이

분 류	의료의 질 관리(QA)	총체적인 질 관리(TQM)
특 징	· 전통적인 질 보장 접근 - 개인, 감독	· 최신의 TQM 접근 - 팀(team), 예방
목 적	· 환자 진료의 질 향상 · 문제해결 · 정해진 기준에 벗어난 결과 낸 개인 색출 - 특별 원인(special cause) 주목	· 환자 및 다른 고객들의 서비스와 진료결과의 질 개선 · 지속적인 질 향상 · 특별 및 공통원인 함께 문제제기 시 - 공통원인(common cause) 주목
영 역	· 임상의료과정 및 결과 · 조사대상자들에 대한 조치	· 모든 체계 및 과정들 - 임상 및 비임상을 포함한 과정(process) 개선 지향적 조치 행동들
리더쉽	· 의사 및 임상 리더들 - 임상간부직원, QA위원회	· 모든 임상 및 비임상의 리더들
초 점	· 부서 또는 임상 과정에 의해 수직적 초점인 동료평가 - 각 부서 개별적 의료의 질 관리 실시 · 수용할 수 없는 소수 또는 표준 미달자들 - 교육 또는 제거 · 검사(inspection) · 결과 지향성	· 수평적으로 결과에 영향을 끼치는 - 모든 과정 및 사람 초점 · 수용할 수 없는 소수 + 모든 사람 - 업무수행 개선 · 과정을 개선하기 위한 예방 및 계획 - 그 다음 과정을 감시하는 검사 · 과정 및 결과 지향성
고객 및 요구사항	· 고객은 전문의료인과 검사조직들 · 환자가 대상의 초점 · 전문의료인에 의해 설정된 척도 및 표준	· 고객은 환자, 전문의료인(모든 사람) · 소비자와 전문의료인에 의해 확립된 지속적으로 향상되는 표준
방 법	· 의무기록 감사/의료 감사 · 명목 집단기법 · 가설 검정 · 지표 모니터링	· Brainstorming(아이디어 짜내기) · Fish-bone diagram(인과관계도) · Flow chart(흐름도), 명목집단기법 · Pareto chart(파레토 챠트), · 지표의 모니터링과 자료이용 · Force field analysis
참여자	· 의료의 질 관리 프로그램과 위원회 회원 - 임명된 위원회에 의해 방안 결정 · 제한된 참여	· 과정에 관여하는 모든 사람 - 수행 과정에 익숙한 사람들의 팀이 결정 · 전(全) 병원적인 참여
결 과	· 측정과 모니터링 포함 · 지적된 소수개인의 업무수행 개선 · 방어적 자세 동일하게 만듦	· 측정과 감시 포함 · 과정에 참여한 모든 이의 수행 개선 · 과정개선에 중점 - 개인보다 팀 정신 강조
지속적 활동	· 표준에서 이탈한 것 감시 · 특별 원인 이탈 시 계속 실시	· 지속적인 표준 개선 · 특별 또는 공통원인 이탈 시 계속 실시

(4) 실천 지침(action guideline)

여러 부서가 관여되는 일에서 수직적 또는 수평적인 부서 간 장벽을 없애기 위하여 교육, 팀 훈련, 흐름도 작성, 소집단 접근 및 문제 발굴과 접근 등의 방법을 사용한다. 초기에는 참여를 위한 여러 유인책을 제시하고 병원의 진료진이 문제를 분석하고 해결하도록 자극하며 자료수집, 분석을 격려하고 결과를 긍정적으로 활용할 수 있다는 확신을 부여한다. 문제의 분석과 해결을 위해서는 의사소통, 기초 통계 및 도표 등에 대한 단기교육 등을 현실적인 시간계획 하에 실시한다.

4. 의료기관신임합동위원회(JCAHO)의 10단계 평가모델

1984년에 의료기관신임합동위원회(Joint Commission on Accreditation of Health care Organization, JCAHO)에서는 과거의 QA 개념에서 QI 개념으로 전환하면서 감시 및 평가 모델을 제시하였다.

미국 : JCAH → JCAHO

· 병원신임합동위원회(Joint Commission on Accreditation of Hospital, JCAH)
→ 의료기관신임합동위원회(Joint Commission on Accreditation of Health care Organization, JCAHO)

4.1. JCAHO(의료기관신임합동위원회)의 10단계 평가모델

1) 1단계 : 책임 부여

· 조직원 각자에게 그가 해야 하는 책임을 부여한다.
예) 보건의료정보관리사(의무기록사)는 암등록의 정확성에 대한 책임

2) 2단계: 진료/서비스의 범위 설정

· 부여된 책임의 범위를 설정하여 업무수행, 감사 및 평가 등을 명확히 할 수 있게 한다.
예) 보건의료정보관리사(의무기록사)는 KCD를 이용하여 질병분류를 한 후 부여한 번호를 전산에 입력

3) 3단계 : 진료/서비스의 주요 관리대상 결정

- 발생빈도가 높거나 문제의 심각도 또는 문제를 일으킬 확률이 높은 것 등 평가의 초점이 되는 주요 관리대상을 결정한다.
  예) 수술 시 뇌에서 발생한 사망

4) 4단계 : 측정지표(indicator)와 평가기준(criteria) 결정

- 진료와 관련하여 시행된 일들의 과정, 결과를 측정할 수 있는 지표나 기준을 결정한다.
- 측정지표는 객관적이고 측정가능해야 하며 타당성과 신뢰성이 있어야 하고 최신 지식과 임상적 경험에 근거한 것이어야 한다.

5) 5단계 : 평가하기 위한 기준점(thresholds) 결정

- 평가 기준점은 진료 및 관련된 일들에 대한 정밀검토 필요여부를 결정하는 시점으로 각각의 경우에 맞는 기준점이 정해져야 한다.
  예) 암등록 입력 시 실수율 〈 0.5%

6) 6단계 : 자료 수집의 체계화

- 자료를 수집하고 체계화하기 위하여 미리 결정된 측정지표에 해당하는 자료의 출처, 수집방법, 표본의 적합성 및 수집 빈도 등을 결정 및 확인한다.
  예) 질병분류 실수율을 확인하기 위해 과장이 매일 담당자가 처리한 보건의료정보관리(의무기록)를 무작위 추출을 통하여 평가하도록 준비함

7) 7단계 : 평가

- 수집되고 체계화된 자료를 조사하여 실수의 형태나 과정을 향상시킬 수 있는 방안 등을 확인한다.
  예) 질병분류 실수율 조사에서 보건의료정보관리사(의무기록사)의 실수율이 2%이었다면 → 평가기준점보다 훨씬 높은 것임

8) 8단계 : 진료 및 서비스 향상을 위한 시정조치

- 확인된 문제를 해결 · 시정하고 진료, 서비스 및 업무의 질 향상을 위하여 누가, 무엇을, 언제, 어떻게 할 것인가를 결정한다.

• 지식부족, 처리절차, 제도의 결함 또는 관련 직원의 태만이나 부주의 등이 원인으로 밝혀지면 이 원인을 제거할 수 있는 시정조치를 취한다.
  예) 보건의료정보과(의무기록과)에서 질병분류에 대한 교육 실시

9) 9단계 : 시정조치의 효과 검토, 평가 및 개선 유지

• 지속적인 감사를 통하여 확인되었던 문제점이 시정조치를 통하여 개선되었는지를 조사한다.
• 개선된 사항이 지속적으로 유지되도록 계속 감시 및 평가한다.

의료기관신임합동위원회(JCAHO) 10단계 모델

1. 책임부여(assign responsibility)
2. 진료/서비스 범위 설정(delineate scope of care)
3. 진료/서비스의 중요 측면 발견(identify important aspects of care)
4. 측정지표, 평가(identify indicators)
5. 평가를 위한 위험수준의 설정(establish thresholds for evaluation)
6. 자료수집 및 정리(collect and organize data)
7. 진료/서비스의 평가(evaluate care)
8. 발견된 문제해결을 위한 활동 수행(take actions to solve identified problems)
9. 개선활동의 평가 및 기록(assess the actions and document improvement)
10. 전반적 의료의 질 관리 프로그램과 관련된 정보의 교류
    (communicate relevant information to the organization)

10) 10단계 : 평가 결과 및 시정조치의 성과를 해당 직원 및 관련부서에 통보 및 의견 교환

• 관련자들이 평가활동의 시작부터 완료시점까지의 내용을 알게 함으로서 좀 더 긍지와 보람을 갖게 한다.
• 세심한 주의와 노력으로 높은 수준의 성과를 내도록 동기를 유발시키도록 한다.
  예) 평가결과 보고서를 질병분류 담당자 모임에 제시하며 보건의료정보과장
  (의무기록과장)에게 발송

5. 환자중심 진료체제(patient-focused care)

환자중심 진료체계란 모든 중심은 진료를 받으러 온 환자에게 있다. 그 목적은 직원을 최대한 효율적으로 이용하고 진료의 계속성을 유지한다는 것이다. 1980년대 초 선불상환제(prospective payment system)의 시행으로 미국 병원들의 운영이 점차 어렵게 되었다. 많은 병원들은 내부적으로 비용절감 및 진료의 질 향상에 관하여 다양한 전략적 노력에도 불구하고 여전히 비효율적인 면이 많다고 지적하고 있다. 그 결과 최근 대형병원들을 중심으로 새로운 전략을 시도하기 위한 움직임이 병원운영 조직을 환자중심으로 재편성하려는 것이다.

환자중심 진료체계는 1990년대 초 미국의 대학병원 등에서 새로운 병원조직형태로 시도된 후 미국이나 영국 등에서 급속히 확산되고 있는 경영전략이다. 구체적인 내용은 다음과 같다.

5.1. 환자 진료방식

1) 전통적 환자 진료체계

여러 검사나 치료를 받기 위하여 환자가 병원 내 여러 곳을 다니면서 많은 의료공급자를 만나야 한다.

2) 환자중심 진료체제

모든 활동의 중심은 환자라는 개념으로 거의 모든 처치들이 환자방에서 소치료팀에 의하여 실시되는 새로운 환자진료방식이다.

5.2. 환자중심 진료체제의 주요 요소

1) 분산화된 서비스

이 모델은 환자가 요구하는 모든 서비스는 설정된 각 층(floor)으로 보내어 진다. 즉 임상병리, 약국, 영상의학과 및 호흡치료실 등이 각각의 병동에 분산되어 있어 환자들의 대기시간을 줄이고 양호한 서비스를 제공한다.

2) 다기능 인력 활용

간호사와 검사요원들에게 검사, 처치 기술을 훈련시켜 다기능을 가진 인력으로 육성하여 환자가 너무 많은 의료요원을 만나야 하는 어려움을 감소시켜 준다.

3) 부서간의 협력

환자요구를 만족시킬 수 있도록 치료팀이 함께 협력하여 일하는 것을 교육 훈련시킨다.

4) 임상경로(Clinical pathway)

치료의 일관성을 유지하고 적절한 의료이용이 가능하도록 진단별로 표준화된 주 진료과정을 많이 사용한다.

5) 업무단순화 및 업무 재조정

모든 절차를 능률적으로 개선하고 능력수준별로 업무를 재조절하여 인력활용의 효율성을 극대화한다.

6) 환자참여

치료의 순응도를 높이기 위하여 환자를 치료과정에 참여시키며 이를 위한 환자 교육이 필요하다.

6. 의료의 질 관리 사업

6.1. 의료의 질 관리 사업 정의

의료질관리위원회는 병원 내에서 시행되는 모든 질 관리 사업들을 총괄하는 조직이며, 진료부문에서 질 관리를 총괄한다. 반면 질 관리 사업을 전담하는 조직인 질 관리부가 있다.

질 관리위원회가 비상근 조직으로 구성원들은 실제 진료를 담당하는 인력들이 겸직을 하고 있어 필요시 회합을 갖는다. 반면 이 질관리부는 질 관리업무만을 전담하는 상근직원들을 두고 있다. 실제적으로 병원 내 질 관리업무를 관장하고 있다(표 2-4).

미국의 경우 대부분 종합병원에는 최소 2~3명 이상 전담직원을 두고 있다. 이 전담부서는 개별 질 관리 사업을 모니터링 한다. 관련 정보를 수집, 관리 및 제공하며 질 관리위원회, 세부위원회, 개별 질 관리 사업에 대해 각종 행정직 지원을 담당하고 있다. 이들 질 관리 사업은 진료부문 뿐만 아니라 진료지원부문, 행정부문에서도 함께 시행되고 있다.

보건복지부가 실시하고 있는 의료기관 인증평가 내용 중 '의료의 질 향상 사업' 항목에는 질 향상 계획, 질 향상 교육, 병원사망률 및 재입원률 등을 평가하도록 되어 있다.

〈표 2-4〉 질 관리 담당자 업무 분담표의 예

책 임	시간 분배	담당업무
QI 사업 기획	2%	QI계획의 수립 및 유지·보완
	5%	각 부서별 관리자와 QI사업 협의 및 협력
QI 사업 활성화 및 조직화	15%	QI사업과 관련된 자료수집 및 분석
	10%	지속적인 QI사업의 평가기준 및 표준설정
부서별 위원회의 조언자로 기능	5%	질관리위원회 참여
	2%	QI와 관련된 위원회에 협조
QI 활동 보고서의 기록 유지 및 보관	5%	QI사업을 통한 개선사항을 기록 및 보관
	5%	자료를 추적하기 위한 시스템 개발 및 유지
QI에 대한 최신 경향 파악	2%	정책수립을 위한 프로그램 참여
	4%	QI 관련 전문가 회의 및 외부 workshop 참여
	2%	QI와 관련된 문헌조사
의료질향상위원회의 요구에 따른 업무 수행	13%	병원의 당면 과제에 따른 업무 수행
	2%	새로운 과제에 대한 업무조정
QI 교육	15%	전 직원 대상의 QI 교육
	3%	신입직원에 대한 QI 예비교육
QI 사업 결과사정 및 반영 계획 수립	5%	환자만족도 사정
	5%	환자 만족 증진을 위한 계획 수립 및 개발

* 자료 : 조성현

병원 내 감염위원회

▸병원 내에서 발생하는 감염을 조사, 통계, 예방
 - 이의 발생을 극소로 줄여 환자와 병원종사자의 안전 도모

6.2. 의료의 질 관리 사업의 분류

1) 전병원 의료의 질 관리사업

병원전체를 대상으로 의료의 질 관리 사업을 시행하는 것을 의미한다. 구체적인 내용은 다음과 같다.

(1) 의료의 질 관리위원회(quality assurance committee)

병원 내 의료의 질 관리사업 전반을 총괄하는 역할을 수행한다. 즉 병원전체 질 관리사업의 계획, 수행 및 평가에 관한 최고의사결정을 맡아본다. 구성은 의사 외에 약무, 간호 및 행정부서 등의 대표로 이루어진다.

의료 질 관리위원회 산하에는 동료검토위원회(peer review subcommittee), 법적보호위원회(legal defense subcommittee), 사고보고서 및 환자고충 위원회(incident report and patient complaint subcommittee) 및 위험관리 위원회 등의 소위원회를 두게 된다.

(2) 의료이용검토위원회(utilization review committee)

의료이용검토란 의료서비스가 의학적을 필요하고 타당할 뿐만 아니라 효율적인 방법으로 이용될 수 있도록 보장하기 위해 만들어진 질 관리사업이다.

(3) 신용위원회(credentials committee)

신용위원회는 의료인력의 질 관리사업을 위한 조직이다. 특히 의사인력의 질적 관리는 가장 기본 요소이다. 신용위원회의 업무는 의료인력의 임명, 임상적 권한의 부여, 재임명 및 재평가로 구성된다.

2) 부문별 의료의 질 관리사업

병원 중 일정 부문을 대상으로 의료의 질 관리사업을 수행하는 경우를 의미한다. 몇 가지 사업만 기술하면 다음과 같다.

(1) 보건의료정보관리(의무기록) 감사

보건의료정보관리(의무기록)은 의료의 질 관리에 있어 가장 중요한 정보원이다. 신뢰할 수 있는 포괄적인 의무기록 그 자체가 양질의 의료의 필요요소로 간주되기 때문이다.

보건의료정보관리(의무기록) 감사는 환자의 의무기록의 필요한 내용을 담고 있는지 제때에 기록되고 있는지를 조사·평가한다.

(2) 감염대책

감염대책은 병원 내 감염의 감시, 예방 및 조절을 위한 질 관리사업이다. 즉 병원 내 감염의 발생현황을 조사하며 그 위험요인을 분석하고 이를 개선해 나가는 일을 수행한다.

(3) 약품사용 평가

약품사용 평가는 예방적, 치료적, 실험적 약품사용이 적정, 안전 및 효과적이었는지를 조사하고 평가한다.

의사들 외에 약제부, 간호부 및 행정부서가 함께 참여하여 시행한다. 평가결과는 의료진의 재임명, 임상적 권한조정에 사용하도록 한다.

(4) 급식영양부문 질 관리

급식 및 영양서비스를 조사·평가하고 발견된 문제점을 해결한다. 환자들의 영양 필요성, 영양계획 및 목표를 개발, 영양치료의 효과를 주기적으로 분석, 환자 또는 가족의 상담과 교육 등이 포함된다.

(5) 간호부문 질 관리

간호부문 질 관리는 관련된 간호서비스의 질과 적정성을 평가하고 그 문제점을 개선하는 활동이다.

국외의 경우 병원 내 의료의 질 관리사업 중 간호부문의 질 관리사업이 타 부문에 비해 먼저 시작되고 활발한 활동을 벌이는 경우가 많다.

(6) 혈액사용 평가

혈액사용 평가는 전혈(whole blood)을 포함한 각종 혈액제재가 적정하게 사용되었는지를 평가한다. 즉 수혈에 의해 나타나는 반응들을 평가하고 혈액제재의 관리, 취급지침을 개발하며, 의사들의 혈액제재에 관한 처방(order)이 적절한지를 감사한다.

(7) 응급실 질 관리

응급실 질 관리는 응급실에서는 적절하고도 정확한 치료가 즉시에 이루어지는 것이 환자의 생명유지에 필수적이기 때문이다. 이런 점에서 응급실에서의 환자관리는 단순한 질병관리 차원을 지나 병원의 위험관리(risk management)로 까지 인식되고 있다. 적절한 응급의료서비스의 제공을 위해 국가단위 응급의료체계의 효율적인 운용과 함께 병원단위 내에서의 응급실의 내부관리 또한 효율적으로 운용되어야 한다.

(8) 과별 질 관리사업

과별 질 관리사업은 병원 내 임상, 비 임상 각과별 단위 또는 과간 합동으로 시행되는 의료의 질 관리 사업을 말한다. 각 과별로 시행되는 평가모임, 자체교육(세미나, 연수 등), 몇 개과의 협동평가모임 등이 포함된다. 현재 임상부문의 각과에서 실행하는 자체 질 관리사업이 주를 이루고 있다.

6.3. 보건의료정보관리사(의무기록사)의 역할

보건의료정보관리사(의무기록사)는 병원 전체 의료의 질 관리 프로그램에 대한 책임을 지거나 한 분야를 조종하거나 또는 제한된 역할로서 의료의 질 관리 프로그램 여러 분야에서 자료관리의 역할을 할 수 있다. 세부적인 내용은 다음과 같다.

1) 의료의 질 관리(QA) 위원회의 서기 : 간사 역할(Committee assistant)

보건의료정보관리사(의무기록사)는 의료의 질 관리 위원회에서 보조역할로 서기이다. 심의의 준비, 대상기록의 검토, 적합여부 판정 및 보고서 작성 등 위원회 전체에서 전문가가 판정할 있는 경우를 제외하고는 모든 실무를 담당한다.

2) 의무기록 자료수집

질 평가의 1차적 자료원은 보건의료정보(의무기록)이고 보건의료정보관리사(의무기록사)는 모든 환자의 보건의료정보(의무기록)을 분석한다. 보건의료정보관리사의 보건의료정보관리(의무기록) 평가 사항은 다음과 같다.

- 기록되지 않은 진단명, 서비스나 자원의 과잉·과소이용
- 합병증 또는 부적절한 환자치료, 부적절한 문서화, 처방과 투약 실수
- 사고관리와 관련된 환자호소, 환자사고, 장비하자, 동의서를 받지 않은 경우

3) 서식의 고안

보건의료정보관리사(의무기록사)의 기록관리에 관한 지식은 의료의 질 관리의 문제 해결에서 중요한 역할을 할 수 있다. 서식 자체의 문제가 있으면 새로운 서식의 고안에 참여하며 의료의 질 관리 과정을 문서화하기 위한 각종 보고서를 고안해야 한다. 한편 보건의료정보(의무기록) 작성상의 문제가 발생하였다면 보건의료정보(의무기록) 작성에 관한 병원 내 교육프로그램을 실시할 수 있다.

4) 자료의 보안 유지

의료의 질 관리의 대상이 된 의사 또는 기타 의료관계자들의 비밀을 보장해 줄 수 있는 방안이나 체제를 유지하기 위한 보고서의 보고체계를 갖추어야 한다. 전자정보 보안유지에 관한 문제로 의료의 질 관리 관련 자료가 컴퓨터에 입력되었을 경우 자료이용의 보안문제를 보장할 수 있는 체계를 유지해야 한다.

5) 추후관리

보건의료정보관리사(의무기록사)는 문제해결의 추후관리에 있어 중요한 역할을 수행할 수 있다. 환자치료에 문제가 발생되면 만족할 만한 문제 해결이 이루어졌는가를 확인하기 위한 감시과정에 참여할 수 있다.

6.4. 한국 의료의 질 관리 사업의 현황

1) 병원규모별 및 진료기관 수준별 의료의 질 관리 전담부서 설치율

표 2-5(A)에 제시된 바와 같이 병원 규모별 의료의 질 관리 전담부서 설치율을 보면 설치율이 가장 높은 병원군은 1,000병상 이상의 대형병원이다. 8개 병원 중 7개 병원이 의료의 질 관리 전담부서를 설치하여 87.5%의 높은 설치율을 보였다. 다른 병원군에서도 병원 규모가 클수록 전담부서의 설치율이 높은 것으로 나타났다.

의료전달체계상의 의료기관 구분별 의료의 질 관리 전담부서의 설치율을 보면 2차 진료기관의 설치율은 11.7%이다. 반면 3차 진료기관의 설치율은 52.5%로 나타났다. 진료기관의 수준에 따라 의료의 질 관리 전담부서의 설치율에 차이가 있음을 알 수 있다.

<표 2-5 (A)> 병원규모별 및 진료기관 수준별 의료의 질 관리 전담부서 설치율

구 분	병원 수(개)	전담부서 설치병원(개)	전담부서 설치율(%)
병상 수			
400-599	62	7	11.3
600-799	18	7	38.9
800-999	12	7	58.3
1,000 이상	8	7	87.5
계	100	28	28.0
진료기관 구분			
3차 진료기관	40	21	52,5
2차 진료기관	60	7	11.7
계	100	28	28.0

2) 병원단위 의료의 질 관리 사업의 현황

표 2-5(B)에 제시된 바와 같이 국내 의료기관들 중 의료의 질 관리 전담자 및 전담부서를 두고 있는 병원은 1997년 현재 28개 기관으로 주로 400병상 이상의 종합병원들이다. 23개 병원은 독립된 형태로 전담부서를 설치하고 있으며, 72개 병원은 별도의 의료의 질 관리 전담부서를 설치하지 않고 의료의 질 관리 팀이나 QA위원회 등의 질 관리 관련 위원회를 운영하고 있다. 의료의 질 관리 전담부서의 설치시기 및 활동기간을 보면 28개 병원 중 19개 병원(67.9%)이 '96년도 이후에 설치'되었으며, 95년도 이전에 설치된 병원은 9개 병원으로 나타났다. 해마다 신설되는 전담부서가 증가하고 있음을 알 수 있다.

의료의 질 관리 사업의 계획수립 및 의사결정을 수행하는 위원회는 모든 의료기관에서 운영하고 있으며, 명칭도 다양하게 사용되고 있다. 의료의 질 관리 전담조직의 구성을 보면 10개 병원(38.5%)이 원장 직속으로 전담부서를 설치하였다. 기획실 직속으로 전담부서를 설치한 병원은 8개 병원(30.8%)으로 의료의 질 관리 전담부서가 병원 내 중요한 위치에서 관리되고 있는 것을 알 수 있다.

<표 2-5 (B)> 병원단위 의료의 질 관리 사업의 현황

구 분	병원수(개)	백분율(%)
의료의 질 관리 전담부서/전담자 설치된 병원		
전담부서가 독립된 경우	23	28.0
독립된 전담부서 없이 의료의 질 관리 전담자가 있는 경우	5	
전담자 부재인 병원		
전담부서/전담자없는 QA 또는 QA 관련위원회 운영하는 경우	72	72.0
계	100	100.0
설치시기 및 활동기간/년도		
1993	1	3.6
1994	2	7.1
1995	6	21.4
1996	8	28.6
1997	11	39.3
계	28	100.0
QA위원회 명칭		
QA위원회	6	30.8
QA소위원회	1	
QA 및 이용도 조사위원회	1	
QI위원회 명칭		
QI위원회	4	42.3
의료질향상위원회	3	
질향상실무위원회	1	
질향상위원회	1	
QI 실행위원회	1	
QI 추진위원회	1	
적정진료위원회 명칭		
적정진료평가위원회	1	23.1
적정진료보장 및 이용도 조사위원회	2	
적정진료 및 QA위원회	1	
적정진료관리위원회	1	
적정진료보장위원회	1	
의료질관리위원회	1	3.8
계	26	100.0
조직형태		
병원장 직속	10	38.5
진료부원장 또는 진료처장 직속	7	26.9
기획조정실 또는 기획실 직속	8	30.8
공식적인 직제 부재	1	3.8
계	26	100.0

3) 의료의 질 관리 위원회 및 직종별 구성

표 2-5(C)에 제시된 바와 같이 의료의 질 관리 사업을 수행하는 위원회는 주로 의사, 간호사, 행정부서, 의무기록사, 약사, 영양사, 임상병리사 및 방사선사로 구성되어 있다. 기타 의료관리학, 예방의학 교수 및 사회복지사가 포함되어 있는 병원도 있다.

<표 2-5(C)> QA 위원회 및 직종별 구성

구 분	병원수(개)	백분율(%)
위원구성		
진료	24	100.0
간호	22	91.7
행정	21	87.5
보건의료정보관리(의무기록)	13	54.2
약제	11	45.8
영양	5	20.8
기타 진료지원 (임상병리사, 방사선사 등)	6	25.0
기초의학 교수 (의료관리학, 예방의학 등)	3	12.5
사회복지사	1	4.2
계	106	100.0
직종별 구성		
의사	194	61.6
행정직	47	14.9
간호사	31	9.9
보건의료정보관리사(의무기록사)	13	4.1
약사	12	3.8
기타 진료지원	12	3.8
영양사	5	1.6
사회복지사	1	0.3
계	315	100.0

4) 의료의 질 관리 전담자의 직종

표 2-5(D)와 같이 의료의 질 관리 전담자의 직종별로 보면 주로 간호사가 56.5%로 가장 많으며 그 다음은 기타 행정직, 보건의료정보관리사 및 의사 등의 순이다. 의료의 질 관리 전담자수는 의료기관의 규모에 따라 주로 1~2명을 두고 있으며, 5명까지 두고 있는 병원도 있다.

〈표 2-5(D)〉 의료의 질 관리 전담자의 직종

의료의 질 관리 전담자의 직종별	전담자수(개)	백분율(%)
간호사	26	56.5
행정직	13	28.2
보건의료정보관리사	5	10.9
의사	1	2.2
의료의 질 관리자	1	2.2
계	46	100.0

5) 의료의 질 관리 운영방식

표 2-5(E)에 제시된 바와 같이 의료의 질 관리 위원회를 주기적으로 운영하는 병원은 42.3%였으며, 연평균 10.5회 회의를 개최하는 것으로 나타났다. 57.7%의 병원은 비주기적으로 운영하고 있었으며, 연평균 7.1회 회의를 개최한 것으로 나타났다.

〈표 2-5(E)〉 QA 위원회 구성 및 운영 형태

운영방식	병원수(개)	백분율(%)	평균 개최횟수
주기적	11	42.3	10.5회/년
비주기적	15	57.7	7.1회/년
계	26	100.0	-

6.5. 양질의 의료관리를 위한 조직적 노력

양질의 의료관리를 위해서는 조직적인 노력이 필요하다. 이에 대한 세부적인 내용은 다음과 같다.

1) 의료 전문인 / 전문적 능력 (의료의 질 향상 시 우선적 고려)

- 의사 자신의 연구 : 최신지식, 기술, 시설, 약품
- 의사단체나 의과대학 : 연수교육 프로그램

2) 정부

- 국가시험, 면허
- 의료법이나 기타 관계법령에 따른 시설기준

3) 건강보험자

- 병원이용억제, 진료지침(입원 진료지침 자료)

4) 국민

- 건강보험 가입 : 가입자의 만족도

7. 의료의 질 관리와 관련된 핵심 용어

한국에서 QA개념을 도입하여 실제 질 관리 활동과 연계하여 활성화된 시기는 1990년대 이후라고 할 수 있다. QA개념으로 의료의 질 보장, 적정진료보장, 질 향상, 총체적 질 관리 및 지속적 질 향상 등의 용어를 혼용하여 사용하고 있다. QA활동과 관련하여 핵심용어는 다음과 같다.

7.1. 의료의 질(Quality)

- 특별한 서비스, 치료절차, 진단 및 임상문제에 따른 예기된 결과에 대하여 현존 수용 가능한 성취 정도이다.

7.2. 품질관리(Quality Control, QC)

- 산업체에서 품질관리 초기에 많이 사용한 용어
- 질의 일정 수준을 표준(standard)으로 선정한 후 특정 의료서비스가 표준에 도달했는지를 평가하고 감사하는 것을 말한다.
- 의료인에 대한 외부통제를 연상시키기 때문에 의료계에서는 QC 용어를 거의 사용하지 않고 질 평가(quality assessment)라는 용어를 대신 사용할 수 있다.

7.3. 의료의 질 관리(Quality assurance, QA)

- 의료의 질을 평가하는 일이다.
- 통합적인 의료평가 활동이다.
- 초기에는 질 보장, 적정진료보장, 최근에는 질 관리란 용어로 사용되어 왔다.
- 의료의 질 관리의 최종 목적은 환자 만족(건강 회복, 기능 복구 및 생존) 및 병원경영의 효율화이다.

7.4. 의료의 질 향상(Quality improvement, QI)

- 의료의 질을 평가하는 활동과 이 평가를 기반으로 교정이 필요한 부분을 개선시키는 관리기법을 의미한다.
- 1990년 이후 미국에서는 의료의 질 관리(QA)를 거의 사용하지 않고 있으며, 의료의 질 향상(QI)을 많이 사용하고 있다.

7.5. 총체적인 질 관리(Total quality management, TQM)

: 지속적인 질 향상(continuous quality improvement, CQI)

1) 총체적인 질 관리(TQM)

- 과정, 결과 및 서비스 전반에 지속적인 향상을 추구하는 질 관리 기법이다.
- 질 향상 추구 시 조직 내 각 계층의 전 직원의 참여, 변화 및 관리를 강조하며 의료이용자 중심의 서비스를 제공하는 것이다.

2) 지속적인 질 향상(CQI)

- 총체적인 질관리(TQM)와 함께 사용되는 용어이다.
- 질 평가와 질 향상이 일시적인 활동이 아니라 지속적으로 시행해야 함을 강조한다.
- 최근에는 직접적인 업무수행 향상(PI : performance improvement)까지 강조하고 있다.

7.6. 의료이용검토(Utilization review, UR)

- 재정, 사람, 건물, 공간, 시간 및 기기 등 자원의 적절성과 활용도를 평가하는 활동이다.

7.7. 평가항목(subcriteria), 세부기준

- 의료의 질 평가를 위한 대상이 설정된 후에는 구체적인 평가항목 즉, 기준(criteria)을 설정하고 자료수집을 통하여 질을 측정한다.
- 진료의 질을 재는 자(측정도구)이다.
- 현존 지식과 경험을 토대로 지표를 평가할 수 있는 객관적이고 측정가능하며, 표준을 설정한 의도를 반영할 수 있어야 한다.
- 의료서비스의 수준을 구조, 과정 및 결과로 세분하여 명확히 기술한 것이다.

7.8. 변이(Variation)

- 설정된 표준에 못 미치지만 그 사유를 인정할 수 있는 상황임을 의미한다.
- 일정 수준에서 벗어난 경우로 정밀검토를 시작할 것인지의 여부를 판단하는 기준점
- 측정결과는 대개 측정항목별로 대상자간에 차이가 있음을 보여준다. 즉 어느 정도의 변이(variation)가 나타나게 된다.
- 설정된 표준에 못 미치지만 그 사유를 인정할 수 있는 상황임을 의미한다.

7.9. 기준(Standard)

- 의료의 질과 적정성을 포함하여 설정된 세부기준을 기초로 한 달성 가능한 성과의 기대수준
- 표준은 정량화(quantification)가 가능한 형태로 표시하는 것이 바람직하다.
  예) 외과 입원환자의 원내 감염율은 2% 이하이어야 한다.

7.10. 효능(Efficacy)

- 기준을 설정하는데 있어서 절대적인 판단 근거는 의료 행위가 실제로 건강 수준에 대하여 기여를 할 수 있느냐 하는 것이다.

7.11. 효과(Effectiveness)

- 효능과 그것이 실제에 적용되었을 때의 효과를 의미한다.

7.12. 평가지표(Indicator)

- 진료서비스가 표준에 부응하는지 여부를 평가하고 관찰할 수 있는 측정 가능한 변수(variable)나 특성을 의미한다.

7.13. 임상지표(Clinical indicators)

- 진료의 기술적 수준을 나타내는 지표이다.
- 최근 유럽, 호주 등에서 널리 사용되고 있는 방법이다.
- 일부는 과정, 일부는 결과(outcome)에 대한 평가이다.

7.14. 역치(Threshold)

- 지표를 통하여 모니터링과 결과가 일정 수준 이상 또는 이하일 때에는 집중검토(focused review)가 필요하다.
- 이때 집중검토를 시작할 것인지의 여부를 판단하는 기준점을 의미한다.

중요어휘

1. 의료의 질 관리의 필요성

- 국민총생산(GNP) 중 의료비의 지출 증가
- 의과학의 발전과 의료기술의 발달
- 낮은 수준의 의료서비스
- 의료에 대한 국민 의식수준 변화
- 의료기관 관리에 대한 압박

2. 의료의 질 관리의 개념과 관련된 분야

1) 기업의 품질관리(Quality Control, QC)

- 1950년 : 대량생산으로 인한 품질관리
- 1962년 : 무결점 운동(Zero Defect Movement, ZD)

2) 의료분야에서의 의료의 질 관리

- 간호분야의 질 평가
- 임상병리의 정도관리
- 우수의약품 제조관리

3. 의료의 질 관리 프로그램의 시행절차

- 문제의 확인 : 의무기록 검토 - 양질의 의료제공 방해요인 유무 파악
- 우선순위 결정 : 활동계획 수립
- 문제점의 평가 : 보건의료정보관리(의무기록 : 가장 유용)
- 문제점의 원인확인 및 시정을 위한 목표와 방안 제시 : 진료의 질적 효과
- 문제 해결 상태의 평가와 조절
- 문서화

- 의료의 질 관리 프로그램의 평가 또는 보고
- 의료평가 결과로 발견된 문제 : 이사회 보고

4. 의료의 질 관리 과정

- 진료기준 설정 ⇨ 진료업무에 대한 관리 ⇨ 문제점 분석 ⇨ 문제점 해결방안 제시 ⇨ 교육프로그램 ⇨ 추구관리

5. 의료의 질 관리 위원회의 구성

1) 감염위원회(Infection control committee)

- 병원 내에서 발생하는 감염 조사

2) 약사위원회(Pharmacy and therapeutic committee)

- 안전한 약품사용, 약품치료효과, 약의 부작용, 약품의 선정 및 투약의 자문

3) 조직위원회(Tissue committee)

- 수술의 타당성, 불필요한 수술 또는 부적합한 수술 : 의무기록 검토

4) 보건의료정보관리위원회 (의무기록위원회 Healthcare information management committee)

- 환자진료의 내용, 치료나 검사결과 등의 정확, 완전 및 신속

5) 위험관리위원회

- 3인간의 실수 또는 기계로 인한 사고로 의료기관의 책임 : 사고발생 최소화

6. QA와 TQM의 비교

1) QA(Quality Assurance) : 의료의 질 관리

- 특징 : 개인, 감독, 환자초점

- 목적 : 환자진료의 질 향상 (가장 우선적 고려 → 전문적인 능력)
- 리더쉽 : 의사 및 임상의 리더들(임상간부직원, QA 위원회)
- 초점 : 수직적, 결과 지향성
- 고객 : 환자
- 방법 : 의료감사, 명목집단기법, 가설검정, 지표 모니터링
- 참여자 : 한정된 참여
- 지속적인 활동 : 표준에서 이탈한 것 감시

2) TQM(Total Quality Management) 총체적인 질 관리

- 특징 : 팀(team) 강조, 예방, 소비자 중심
- 목적 : 지속적인 표준개선
- 리더쉽 : 모든 임상 및 비임상의 리더들
- 초점 : 수평적, 과정 및 결과 지향성
- 고객 : 환자 및 전문인들
- 방법 : 브레인스토밍, 명목집단기법, 원인과 효과도표, 런챠트, 지표 모니터링
- 참여자 : 전 병원적인 참여
- 지속적인 활동 : 기준에서 이탈한 과정 감시(QA), 지속적으로 개선(QI)

7. JCAHO(의료기관 신임 합동위원회) 10단계 모델

- 책임부여
- 진료/서비스 범위 설정
- 진료/서비스의 중요 측면 발견
- 측정지표, 평가
- 평가를 위한 위험수준의 설정
- 자료수집 및 정리
- 진료/서비스의 평가
- 발견된 문제의 해결을 위한 활동의 수행
- 개선활동의 평가 및 기록
- 전반적인 의료의 질 관리 프로그램과 관련된 정보의 교류

8. 의료기관에서 질 향상 활동의 미약한 원인

- 교육 및 홍보 부족
- 병원 경영자의 인식결여
- 많은 비용

9. 환자중심 진료체제(Patient-focused care)

- 모든 중심은 내원한 환자
- 직원의 효율적 이용과 진료의 계속성 유지

10. 환자진료 체제의 주요 요소

1) 분산화 된 서비스

- 환자가 요구하는 서비스(임상병리, 방사선검사실 등) 각 층으로 보내어 짐

2) 다기능 인력 활용

- 간호사 및 검사요원의 검사, 처치 기술 훈련 - 다기능 인력 활용

3) 부서간 협력

- 환자요구를 만족시킬 수 있도록 치료팀 함께 협력, 교육 및 훈련

4) 임상경로(Clinical pathway)

- 치료의 일관성, 적절한 의료이용 가능하도록 진단별로 표준화된 주진료과정 사용

5) 업무단순화 및 업무 재조정

- 모든 절차 능률적 개선, 능력수준별로 업무 재조절, 인력 활용의 효율성 극대화

6) 환자참여

- 치료 순응도 향상을 위해 환자 치료과정 시 참여 : 환자 교육의 필요

11. 의료의 질 관리 사업

1) 의료질관리위원회(Quality assurance committee)

- 병원 내 시행되는 모든 질 관리 사업들을 총괄하는 조직
- 진료부문의 질 관리 총괄

2) 질 관리부(Quality assurance department)

- 질 관리사업을 전담하는 조직

12. 의료의 질 관리사업 분류

1) 전 병원 의료의 질 관리사업 : 병원전체 대상

- 의료 질 관리위원회 : 병원 내 의료 질 관리사업 전반을 총괄하는 역할수행
- 의료이용 검토위원회 : 의료서비스의 필요성, 타당성 및 효율성이용
- 신용위원회 : 의료 인력의 질 관리사업을 위한 조직

2) 부문별 의료의 질 관리사업 : 병원 중 일정 부문을 대상

- 보건의료정보관리(의무기록) 감사
  - 보건의료정보관리(의무기록)는 의료의 질 관리의 중요한 정보원
  - 신뢰성, 완결성 및 적시성 평가 → 양질의 의료의 필요요소
- 감염대책 : 병원 내 감염의 감시, 예방 및 조절을 위한 질 관리사업
- 약품사용 평가 : 약품사용의 적정, 안전 및 효과적 여부 조사 · 평가
- 급식영양부문 질 관리 : 급식 및 영양서비스 조사와 발견된 문제점 해결
- 간호부문 질 관리 : 간호서비스의 질과 적정성 평가 및 그 문제점 개선
- 혈액사용 평가 : 전혈을 포함한 각종 혈액제재의 적정 사용여부의 평가
- 응급실 질 관리 : 응급실에서의 적절성 및 정확한 치료 시행여부
- 과별 질 관리사업 : 병원내 임상 · 비임상 각과별 단위 및 과간 합동으로 시행되는 질 관리 사업 → 현재 임상과 시행

13. 의료의 질 관리 사업에서 보건의료정보관리사의 역할

- QA 위원회의 서기/간사 역할(Committee assistant) : 실무 담당
- 보건의료정보관리(의무기록) 자료수집 : 의무기록은 질 평가 1차 자료원
- 서식의 고안 : 서식의 문제, 새로운 서식 고안의 참여, 각종 보고서 고안
- 자료의 보안(비밀) 유지 : 의료의 질 관리 대상 의료관계자들이 비밀보장 및 자료이용의 보안
- 추후관리 : 환자치료의 문제발생시 문제해결 여부의 확인을 위한 감시과정 참여

제2장 필수문제

*** 가장 맞는 것에 번호를 기재하시오.**

01 TQM(총체적인 질 관리)에 대한 내용으로 옳지 않은 것은?

① 한정된 참여　② 팀(team) 강조　③ 예방
④ 지속적인 표준개선　⑤ 고객 중심

02 의료의 질 관리의 개념과 관련성이 가장 적은 것은?

① 정도관리　② 품질관리　③ 참여관리
④ 무결점운동　⑤ 간호의 질 평가

03 의료의 질 관리(QA)의 구성위원회가 아닌 것은?

① 조직위원회　② 위험관리위원회　③ 수술위원회
④ 감염위원회　⑤ 보건의료정보관리위원회

04 의료의 질 관리 프로그램의 시행 절차로 맞는 것은?

① 우선순위 결정 - 문제 확인 - 문제점 평가 - 문제점의 원인 확인 및 시정 - 문서화
② 우선순위 결정 - 문제 확인 - 문제점의 원인 확인 및 시정 - 문서화 - 문제점 평가
③ 문제 확인 - 우선순위 결정 - 문제점 평가 - 문제점의 원인 확인 및 시정 - 문서화
④ 문제 확인 - 우선순위 결정 - 문제점의 원인 확인 및 시정 - 문제점 평가 - 문서화
⑤ 문제 확인 - 우선순위 결정 - 문제 원인 확인 및 시정 - 문서화 - 문제점 평가

05 다음 의료의 질 관리 과정 중 괄호 안에 해당되는 내용으로 맞는 것은?

> 진료기준 설정 ⇨ (　　　) ⇨ 문제점 분석 ⇨ 문제점 해결방안 제시
> ⇨ 교육프로그램 ⇨ 추구관리

① 진단업무에 대한 관리　② 문제 확인
③ 우선순위 결정　④ 진료업무에 대한 관리
⑤ 문제 원인 시정

06 의료의 질 관리의 필요성이 아닌 것은?

① 의료비의 지출 증가　② 의료기관 관리에 대한 압박
③ 의료기술의 발달　④ 높은 수준의 의료서비스
⑤ 의료에 대한 국민 의식수준의 변화

정답
1. ①　2. ③　3. ③　4. ③　5. ④　6. ④

07 조직위원회에 대한 내용으로 옳지 않은 것은?

① 조직의 타당성 검토
② 외과의사, 병리의사, 임상의사로 구성
③ 수술의 타당성 검토
④ 보건의료정보(의무기록) 검토
⑤ 부적합한 수술여부 검토

08 의료의 질을 향상하는데 가장 우선적으로 고려해야 할 것은 무엇인가?

① 의사의 수
② 전문적인 능력
③ 의료기술
④ 의료인의 교육
⑤ 병원의 증가

09 의료의 질 향상이 대두되기 시작한 원인으로 틀린 것은?

① 시민단체의 영향력 증대
② 의료에 대한 인식 향상
③ 소비자운동 확대
④ 의료비용의 증대
⑤ 의료의 접근성 증대

10 의료기관에서 질 향상 관련활동이 미약한 원인이 아닌 것은?

① 교육 부족
② 병원 경영자의 인식결여
③ 비용이 많이 듬
④ 홍보부족
⑤ 의료의 질보다 양의 우선시

11 약사위원회의 기능이 아닌 것은?

① 약품부작용에 대한 자문
② 의약품의 구매
③ 약품치료효과에 대한 자문
④ 약품사용에 대한 자문
⑤ 약품의 선정과 투약에 대한 자문

12 의료의 질 관리의 도입 배경이 아닌 것은?

① 의료분쟁 증가
② 국민의 양질의 의료 요구
③ 의료비 상승 억제
④ 국민 의료의 수요 증가
⑤ 의료기관의 의료정보화

13 의료평가결과에서 발견된 문제는 누구에게 보고되어야 하는가?

① 보건의료정보관리(의무기록)위원회
② 이사회
③ 이사장
④ 병원장
⑤ 적정진료위원회

14 의료의 질 관리 시행 시 문제점을 발견해 내기 위한 자료로 가장 좋은 것은?

① 보건의료정보관리(의무기록)위원회 회의록
② 보건의료정보관리(의무기록)
③ 진료비청구명세서
④ 고충처리
⑤ 의료감사

정답

7. ① 8. ② 9. ① 10. ⑤ 11. ② 12. ⑤ 13. ② 14. ②

15 일명 평가항목으로 진료의 질을 측정하는 도구를 무엇이라고 하는가?

① standard ② criteria
③ utilization review ④ indicator ⑤ threshold

16 의료기관 신임합동위원회(JCAHO)의 10단계 모델이 아닌 것은?

① 측정지표 ② 책임부여
③ 진료/서비스 범위 설정 ④ 자료수집
⑤ 우선순위 결정

17 의료의 질 관리의 최종 목적으로 가장 맞는 것은?

① 환자의 건강증진 ② 의료 개선
③ 대기시간 단축 ④ 병원경영 개선
⑤ 환자 만족 및 병원경영 효율화

18 보건의료정보관리위원회에서 보건의료정보관리사의 역할이 아닌 것은?

① 보건의료정보관리(의무기록) 자료수집 ② 의무기록 적합여부 판정 ③ 서식 고안
④ 자료 보안 유지 ⑤ 추후관리

19 환자중심 진료체제의 주요 요소가 아닌 것은?

① 전 직원의 참여 ② 다기능 인력 활용 ③ 업무 단순화
④ 표준화된 주진료과정 사용 ⑤ 분산화된 서비스

20 지표를 통하여 모니터링과 결과가 일정수준 이상 또는 이하일 때에 정밀검토가 필요하다. 이때 정밀검토를 시작할 것인지 여부를 판단하는 기준점을 무엇이라고 하는가?

① 기준(criteria) ② 지표(indicator) ③ 역치(threshold)
④ 표준(standard) ⑤ 변이(variation)

21 의료의 질 관리의 문제점을 확인하고 시정하는데 있어 결과에 대한 가장 큰 기대효과는?

① 환자진료의 질적 효과 ② 감염률 감소
③ 병원의 수익성 증대 ④ 환자수 증가 ⑤ 외래환자 증가

22 의료의 질 관리 프로그램의 시행절차에서 문제점을 확인하는 가장 큰 이유는?

① 병원 자체의 감사 ② 병원 내 직원의 자질향상
③ 병원 내 자체 비용분석 ④ 양질의 의료제공 방해요인 유무파악
⑤ 병원 내 통계 분석

정답
15. ② 16. ⑤ 17. ⑤ 18. ② 19. ① 20. ③ 21. ① 22. ④

제3장 의료이용도 관리 (Utilization management)

■ 학습목표 ■

- 의료이용도 관리(UM)의 개념 및 필요성
- 의료이용도 관리의 발전과정
- 의료이용도 관리의 범위
- 의료이용도 검토의 종류 및 업무
- 의료감사(Medical Audit)
- 의료감사 시 사용되는 평가기준
- 동료의사에 의한 심사(Peer review)
- 위험관리(Risk management, RM)

Chapter

3 의료이용도 관리 (Utilization management, UM)

1. 의료이용도 관리의 개념 및 필요성

1.1. 의료이용도 관리(UM)의 개념

의료이용도 관리(UM)의 전신은 의료이용도 조사(utilization review, UR)이다.

의료이용도 관리(UM)는 넓은 의미에서 의료의 질 향상(QI)의 한 부분으로 인식되고 있으나, QA가 의료의 질적인 면을 강조한다면 의료이용도 관리(UM)는 진료의 질적 수준은 유지하면서 인적·물적 의료자원을 효율적으로 활용하도록 조절하는 활동을 의미한다. 즉 의료자원의 부적절한 이용을 통제하여 의료비 절감을 강조한다는 점이 다르다.

1.2. 의료이용도 관리(UM)의 필요성

의료이용도 관리(UM)의 필요성은 대상에 따라 다르다. 첫째, 병원의 입장에서는 병상이용의 효율성을 증가시키며, 의료를 제공하는 자에게는 의학적으로 타당한 적정 진료에 대한 제공여부의 평가를 가능하게 한다. 둘째, 환자 입장에서는 불필요한 의료비 지출을 감소시키게 된다. 셋째, 정부와 보험자 입장에서는 전체 국민이 의료비를 절감할 수 있다는데 UM의 필요성은 크다고 볼 수 있다.

QA와 UM의 차이

- QA(의료의 질 관리) : 의료의 질적인 면
- UM(의료이용도 관리) : 의료자원의 부적절한 이용 통제 → 의료비 절감
- UR(의료이용도 조사) → UM(의료이용도 관리)

〈표 3-1〉 의료이용도 관리(UM)의 필요성

대 상	필요성
병원 및 의료제공자	· 의학적으로 타당한 적정진료에 대한 제공여부의 평가 가능 · 병상이용의 효율성 증가
환자	· 불필요한 의료비 지출 감소
정부 및 보험자	· 전국민 의료비 절감

2. 의료이용도 관리(UM)의 발전과정

2.1. 1950년 : 의료이용도 조사(UR)시작 - 입원의 타당성 검토

의료이용도 조사(UR)는 1950년대에 시작되었으며 초기에는 병상이 부족한 상황에서 입원치료가 반드시 필요한 환자를 우선적으로 입원시키기 위하여 입원위원회로 하여금 입원의 타당성을 검토하게 하였다.

UR은 의료의 질과 진료비라는 양면에 초점을 맞춘 첫 노력이었다. 대부분의 병원에서 의료이용도 조사(UR)가 실시됨에 따라 UR에 필요한 기준의 설정을 위한 연구와 자료의 분석이 있었다.

2.2. 1953년 : 진료활동연구(PAS)

1953년경부터 미국에서 실시된 진료활동연구(professional activity study, PAS)는 가입병원들로부터 모든 환자들의 퇴원요약자료(discharge abstract)를 수집하여 체계적으로 질병별 재원기간을 종합·분석하여 각 병원에 다시 보내 주었다. 한편 이들 정보를 이용하여 의료계의 여러 정책을 연구한 프로그램이다.

2.3. 1955년 : 의료활동위원단(CPAH) - 진료활동연구(PAS)

1955년에 설립된 의료활동위원단(commission on professional and hospital activities, CPHA)은 내과학회, 외과학회 및 병원협회 등의 공동참여로 환자 진료수준 향상을 위하여 비영리로 조직된 단체이다. 이 의료활동위원단(CPHA)은 진료활동 연구(professional activity study, PAS)를 주사업으로 하였다. 참여병원들로부터 자료를 수집하여 진료의 질을 평가하고 진료형태에 관한 연구를 하여 병원과 의료의 발전을 위하여 기여해 왔다.

2.4. 1965년 : 사회보장제도(medicare, medicaid) 실시

미국에서 대학이나 의료단체가 중심이 되어 QA활동을 하던 것이 1965년부터 정부를 주축으로 사회보장제도(Medicare와 Medicaid)가 시작되었다. 연방정부는 의료에 대한 재정지출이 증가되고 의료비가 국민 총생산(Gross National Product, GNP)에서 차지하는 비중이 10% 가까이 되자 의료비의 절감이 국가적인 과제로 대두되게 되었다. 따라서 의료비를 절감하기 위한 방편으로 의료이용의 적합성과 필요성을 검토하는 UR활동이 강제적으로 시행되었다. 모든 병원들이 의료이용 심사위원회를 두고 의료이용도 조사(UR)를 실시하도록 의무화하였다. 구성은 주로 의사와 간호사로 이루어져 있으며 입원의 필요성, 의료서비스의 적합성 및 재원기간의 적절성 여부 등을 검토함으로써 의료서비스의 이용절차 및 시설의 이용에 있어 필요성, 적합성 및 효율성을 평가하는 것이다.

2.5. 1972년 : 의료수준검토기구(PSRO) 설립 - 재원기간의 초점

의료수준검도기구(professional standard review organization, PSRO)는 1972년에 설립된 이후 미국에서 활성화되었다. Medicare와 Medicaid 환자들의 의료이용의 적합성, 필요성 및 경제성을 증진시키기 위하여 주로 입원환자를 대상으로 한다.

첫째, 입원과 재원기간의 필요성을 검토하고 둘째, 의료의 질적인 면에서 부족한 부분을 찾아내며, 셋째, 의료이용과 관련된 자료들을 분석하는 것을 목표로 하였다. 의료수준검토기구(PSRO)에서는 진료 중 검토(concurrent review), 퇴원환자에 대한 진료의 평가 또는 의료감사(medical audit) 및 퇴원요약지를 이용한 의료이용에 대한 분석을 실시하였다. 특히 의료수준검토기구(PSRO)는 입원 사유가 적절하지 않거나 불필요하게 연장된 재원기간에 대해 진료비 상환을 거부할 수 있는 권한이 있었다. 이때 UR은 특히 재원기간(length of stay, LOS)에 관한 것이 관심의 초점이었다.

2.6. 1984년 : 의료수준검토기구(PSRO) → 동료검토기구(PRO)

진료비 선불제도(prospective payment system, PPS) 실시와 의료수준검토기구(PSRO)가 해산되면서 1984년부터 동료검토기구(peer review organization, PRO)가 그러한 심사자의 역할을 대신하게 되었다. 동료검토기구(PRO)는 의료자원이용심사(UR), 적정진료보장(QA) 및 진단명별 환자군(Diagnosis Related Groups, DRG) 등 3가지 관점에서 검토를 한다.

진료비 선불제도(PPS)하에서는 재원기간이 진료비 상환금액에 거의 영향을 주지 않게 되었으므로 의료기관 자체적으로 재원기간을 단축시키기 위한 노력을 하게 되었다. 따라서 의료수준검토기구(PSRO)가 재원기간에 중점을 두었던 것에 반해 동료검토기구(PRO)는 입원 전 심사를 통한 입원의 적합성 검토를 주요 활동으로 실시한다. 한편 수술이나 처치 등 외래에서 실시 가능한 것을 입원시키지 않았나 등 수술의 적합성을 주로 심사하게 되었다. 즉 동료의사의 의견을 수용하여 수술의 필요성을 검토하는 제도로 불필요한 수술을 제거하고 의사의 진료행태에 변화를 가져와 가급적 통원수술을 시행하게 유도함으로써 비용절감효과를 가져오게 하는 제도이다. 1991년부터 모든 medicare 환자에게 적용되고 있다. 대부분 동료검토기구(PRO)가 직접 의료이용을 검토하여 부적절한 의료이용에 대해 의료비 지불을 제재할 수 있는 권한을 가짐으로서 의료수준검토기구(PSRO)보다 더 적극적인 의료이용도 조사(UR) 활동을 하게 되었다.

3. 의료이용도 관리(UM)의 범위

3.1. 입원의 타당성 검토

- 입원진료가 반드시 필요한가의 여부 : 입원 전 심사(PRO, 동료검토기구)
- 외래에서 치료가 가능하지는 않은가의 여부

표 3-2. UR활동의 발전과정

년 도	명 칭	내 용
1950	의료이용도 조사(UR)	· 의료이용도 조사(UR) 시작 - 입원의 타당성 검토 - 의료의 질과 진료비 초점
1953	진료활동연구(PAS)	· 가입병원들의 퇴원요약 자료수집 - 질병별 재원기간의 분석
1955	의료활동위원단(CPAH)	· 진료활동연구(PAS) : 주사업 - 참여병원들의 자료수집 - 진료의 질 평가 - 진료형태 연구
1965	의료보호제도 (Medicare/Medicaid)	· 사회보장제도(Medicare와 Medicaid) 시작 · 의료이용도 조사 실시 의무화 - 모든 병원에 의료이용 심사위원회 설치
1972	의료수준 검토기구(PSRO)	· 재원기간의 초점 - 입원 및 재원기간의 필요성 검토 · 의료의 질적인 면 중 부족한 부분 검토 · 퇴원요약지 이용한 분석 · 퇴원환자에 대한 진료의 평가 : 의료감사
1984	동료검토기구(PRO)	· PSRO → PRO 대체 · 3가지 관점에서 검토 - 의료이용도조사(UR), 의료의 질 관리(QA) DRG · 진료비 선불제도(PPS) · 입원 전 심사 : 입원 · 수술의 적합성 · PSRO보다 더 적극적인 의료이용도 조사 활동

3.2. 재원기간의 타당성 검토 : 재원일수(LOS) → UM 중 가장 중요

- 재원기간의 적절성 : 의료수준검토기구(PSRO)
- 불필요한 재원기간의 단축 : 재원 중 검토
- 입원기간 단축 : 검사와 처치일정 등 조정

3.3. 과잉 또는 과소진료 검토

- 진료비 지불자의 입장
  - 행위별 수가제 : 과잉진료, 포괄수가제 : 과소진료

· 병원 경영자의 입장
  - 진료비 선불제도(PPS) 하에서 의료진의 과잉진료 : 병원의 경제적 손실
· 의료이용도 관리(UM)의 기대효과
  - 진료의 필요성 검토
  - 진료의 수준이 진료비와 견주어 적절성 여부
  - 과잉 또는 과소진료 배제 : 적절한 진료 제공
  - 입원기간 단축, 진료비 절감의 기여 및 환자 만족도 향상

3.4. 퇴원계획조정

1) 정의

· 퇴원이라 함은 환자가 자신의 집으로 가거나 계속 진료받을 수 있는 타 의료기관으로 가는 등 한 의료기관에서 입원을 종결짓는 상황을 의미

2) 전원(transfer to hospital)

· 3차 진료기관에서 진료 후 2차 진료기관으로 전원
· 환자의 거주지 의료기관으로 전원
· 재활병원 등 특수기관으로 전원

3) 지속적 진료

· 집으로 퇴원하여 가정간호제도를 이용하는 것
· 환자의 집으로 퇴원하여 통원치료를 받는 것

4) 퇴원계획 조정

· 선택한 방법에 필요한 사항 미리 통보하여 준비
· 여러 가지 방법 중 그 환자에게 가장 적합한 방법을 택하여 적시에 퇴원

3.5. 진료지원 업무의 지연여부 조사

· 장비의 고장, 부족, 준비 불충분, 의사의 개인적 사정 및 스케줄상의 문제 등
· 지연요인 파악 후 개선

4. 이용도 검토의 종류 및 업무

4.1. 이용도 검토의 종류

1) 전향적 검토(prospective review) : 입원 전

응급을 제외한 입원의 경우 입원 전에 입원의 타당성을 검토, 승인한다. 그 병원 또는 지역의 경험이나 자료에 근거하여 진단에 따라 재원기간을 결정해 준다. 입원 전에 시행 가능한 검사를 하게 하여 재원기간을 단축시키게 한다.

2) 재원중 검토, 현행검토(concurrent review) : 입원 중

재원환자들에 대하여 병상과 기타 병원시설 이용의 적절성을 검토하고 모든 입원자들의 재원기간 및 재원기간 연장의 타당성을 검토하여 연장을 승인해 준다. 의사가 개별환자를 대상으로 적절성 여부에 대한 심층적 판단에 이용할 수 있다.

3) 후향적 검토(retrospective review) : 퇴원 후

환자가 퇴원 후에 의료서비스의 필요성과 적절성을 검토한다. 의무기록을 통하여 치료의 필요성, 재원기간 및 제공된 의료서비스의 내용 등을 검토하여 과잉 또는 과소 이용 여부를 검토한다.

후향적 검토는 병원에서 이행된 치료의 질을 측정하는데 가장 좋은 방법이다. 시행이 가장 쉽고 다수의 환자를 대상으로 적용이 가능하다. 의학적 처치에 대한 불확실성에 의한 모호함이 없고, 검토 결과가 환자에 직접적인 영향을 미치지 않으므로 검토자가 보다 객관적일 수 있다는 장점이 있다.

4) 선별적 중점검토(focused review)

검토가 필요한 중요사항을 선택하여 의료서비스와 시설 등의 이용실태를 집중적으로 검토한다.

이용도 검토의 종류

- **전향적 검토** : 입원 전 입원의 타당성 검토
- **재원중 검토** : 재원기간(입원 중)의 타당성 및 재원기간 연장의 타당성 검토
- **후향적 검토** : 퇴원 후 의료서비스의 필요성 및 적절성 검토
- **선별적 중점검토** : 검토가 필요한 중요사항을 선택하여 집중적으로 이용실태 검토

4.2. 이용도 조사의 업무

1) 진료행위 검토 : 임상병리검사(Lab 등) 지연요인 파악

- 장비 고장
- 불충분한 처치
- 의사의 개인적 사정
- 예약제도의 문제점

2) 비진료 대상에 대한 통고(Hospital Notice of Non-Coverage)

- 부적합한 입원 또는 부적합한 재원
- 입원 전 부적합성 판단

3) 진료수준 검토(Level of Care)

- 급성/아급성·만성
- 재활치료 의뢰
- 전문 간호시설 이송
- 가정 간호·말기환자 치료

4) 증례 관리(Case Management)

- 효과적인 비용과 적절한 방법으로 진료가 적시에 행해지고 있는가를 확인하는 것이 목적
- 실제 이루어진 진료행위의 최종 결과가 미리 설정되어 있는 진료 전달체계 및 예상결과와 얼마만큼 일치하는가를 평가
- 증례 관리의 장점 : 입원기간 단축, 진료비 절감, 환자만족도 향상

5) 단계별 진료과정 파악(Clinical Progression)

- '흐름도'로서 특정 진단에 대한 환자진료과정의 주요단계와 내용을 파악한다.
- 공통 진단군 환자에 대한 진료 결과의 기대치를 보여주게 된다.

6) 진료비 내용의 포괄적 검토(Cost Containment)

- 진료행위자의 능력과 진료의 효율성 추적
- 검사와 처치 일정을 조정함으로서 입원기간 단축
- 보조적 진료행위를 감소
- 물자, 장비 및 인건비로 지불된 내용을 검토

7) 병원운영체계의 개선 모색(Necessary Organization Changes)

- 의무기록과 원무체계의 개선
- 의사들의 협조 모색
- 입원기간 단축 모색
- 경비 절감 방안 모색
- 보조 진료행위 감소
- 수익 증가를 위한 진료의 특수화 추진
- 수익대 경비 비율개선을 위해 의사들 간의 경쟁 유도
- 외래 진료 활용 촉구

이용도관리(UM)의 범위

- 입원의 타당성 검토
- 재원기간의 타당성 검토
- 과잉 또는 과소진료 관리
- 퇴원계획 조정
- 진료지원 업무 검토 : 지연여부 조사

5. 의료감사(Medical Audit)

5.1. 정의

의료감사란 1972년에 미국의 의료기관 신임합동위원회(JCAHO)가 개발한 의료의 질 평가방법이다. 즉 의사들이 의무기록을 정기적으로 검토하여 환자치료의 질을 평가하고 문제점을 확인하여 해결하도록 조치함으로써 진료의 질적 향상을 가져오도록 하는 프로그램이다. 의사들이 환자의 보건의료정보관리(의무기록)을 소급하여 검토하는 PEP(performance evaluation procedure for audit and improving patient care)를 개발하여 병원들이 객관적으로 의료의 질을 검토하고 평가하도록 하였다.

이 업무는 보건의료정보관리(의무기록)위원회 또는 의료감사위원회(medical audit committee)에서 주관하였으며 실행방법이 실용적이고 객관적이어서 평가기준이 잘 선정되면 신뢰성이 높은 방법이다. 이 시기에는 audit(감사)란 용어가 patient care evaluation(환자진료평가), quality assessment activity(질 평가 활동)와 동의어로 사용되었다.

5.2. 특징

의료감사는 1972년 이후 미국에서 강조되어 1974년 미국 병원협회에서는 병원의 주요 진료부서에서 연 2회의 의료감사(medical audit)를 실시하라는 규정을 병원심사규정에 만든 후 의무화되었다. 1979년 병원신임합동위원회(JCAH)는 의료감사의 수적인 요구사항을 삭제하고 포괄적인 새로운 인가기준을 제시하였다. 양적인 감사기준을 제외하고 모든 질 평가 작업을 총괄할 수 있는 전병원적 사업을 개발하도록 하고 있다. 이 기준은 병원이 어떤 구심점(central coordination)이 없이 분절된 개인적인 검토 활동보다는 위원회 활동을 통하여 통합된 의료활동의 모든 질을 조정하도록 감시체계를 요구하였다. 1979년경까지 미국에서 활발히 진행되었다.

1979년 이후 QA 체계가 문제지향(problem-focused) 접근방법에서 병원지향체계(facility-oriented system)로 변하게 되었다. 의료감사의 내용으로는 환자진료의 진단 및 결과에 대한 평가 등 전문가들의 의료행위 평가, 동료간 심사 등이 있다.

의료감사과정의 반복으로 문제점을 찾아 개선하고 수련의들의 치료경향을 파악할 수 있다. 이를 통해 최신의 효과적 치료법을 수련의들에게 교육할 수 있어 치료의 질을 향상시킴으로 양질의 의료를 제공할 수 있다.

5.3. 의료감사에서 보건의료정보관리사(의무기록사)의 역할

의료감사에서 보건의료정보관리사는 주제 선정의 보조 역할로서 자료를 수집, 정리 및 요약한다. 즉 의료감사 과정에서 보건의료정보관리사(의무기록사)는 평가위원회의 보조원인 간사로 첫 단계부터 종료 시까지 실무적 업무를 맡게 된다. 의료감사의 목적, 내용, 처리방법 및 평가기준에 맞추어 보건의료정보관리(의무기록)를 검토하는 기술이 필요하다.

5.4. 의료감사(Medical Audit)의 시행과정

Illinosis Hospital Association의 Richard E. Thompson, M.D.의 저서 「Patient Care Audit」에서 의료감사의 시행과정은 아래의 15단계와 같다.

의료감사(medical audit)의 15단계 시행과정

1. 주제 선정
   예) 당뇨병
   · 혼수(coma) 동반한 당뇨병, 인슐린 의존성 당뇨병, 백내장(cataract) 동반한 당뇨병, 케토산증(ketoacidosis) 동반한 당뇨병
2. 표본의 수 결정
3. 감사목적 결정
4. 평가기준 설정 : 의료감사위원회 위원, 의료평가 시 사용되는 기준 - 병원협회
5. 감사대상 챠트 검토 및 감사자료 작성
6. 검토결과 정리 및 위원회 상성
7. 위원회의 자료 검토
   · 의료감사 업무 주관
   - 보건의료정보관리(의무기록)위원회, 약사위원회, 감염위원회, 조직위원회
   · 사고위원회
8. 평가기준에 맞지 않는 변이사항(variance) 이유 확인
9. 타당성이 인정되지 않은 변이사항 정리 및 요약
   예) 환자가 응급실 도착 시 사망(dead on arrival, DOA)
10. 발견된 문제점 성격별로 정리
11. 발견된 문제 해결을 위한 시정조치 시행
12. 1~11까지의 내용 총정리
13. 문제 관련 부분에 관한 보고서 접수 및 재감사
14. 상기 모든 내용을 요약, 이사회, 병원장 및 임상 의사회에 보고
15. 의료감사 장부에 기록, 평가기준 검토 및 수정

6. 의료감사 시 사용되는 평가기준

의료감사의 평가기준은 의료감사위원회 위원이 설정한다. 평가항목의 기준설정시 참조대상은 전문가의 의견, 참고문헌, 타 병원과의 비교자료 및 합의사항 등이다. 의료감사에서 사용되는 평가기준은 일반적으로 묵시적인 평가기준과 명시적인 평가기준으로 분류할 수 있다.

표 3-3. 의료감사에서 사용되는 평가기준

분류	묵시적 평가기준(implicit criteria)	명시적 평가기준(explicit criteria)
특징	· 전문가(주로 의사)가 의무기록 검토 · 의료과정 적절성 평가	· 의사가 아닌 열람자가 의무기록 검토 · 사전에 적절한 진료에 대한 기준 설정
방법	· 검토자의 선정, 훈련 및 검토과정의 구조화 · 검토자간 차이의 체계적인 해결방법에 따라 성공여부 좌우	· 특정진단, 증상 및 증후를 가진 환자의 범주에 적용할 지침 사전에 명확히 설정 · 이 평가기준에 따라 의료이용의 적절성 평가 · 과다이용 보다는 과소이용의 평가가 더 적절한 방법
문제점	· 검토자간의 일치율 낮음 · 검토의 많은 비용 소요 · 명시적 방법으로 보완	· 의사/ 병원간 비교 위해 많은 수의 사례 필요 · 특정 진단명군 분석에 국한

7. 동료의사에 의한 심사(Peer review)

의료자원이용심사는 진료비와 관련하여 병원시설과 의료서비스의 이용에 관한 평가에 초점을 둔다. 반면 동료의사에 의한 심사는 의료서비스의 질과 효율성을 확인하기 위하여 의료의 질적 내용을 분석하는 데 중점을 둔다. 즉 동등한 자격을 갖춘 동료로부터 평가를 받게 하여 자신의 의료행위가 동료들에 비해 어떤 수준인가를 알 수 있게 함으로써 적정 의료의 수준을 보장하는 방법이다. 대표적인 경우가 미국의 동료심사기구(PRO)에서 수행하는 평가체계이다. 적용사례로는 사례/사망사례검토, 임상-병리 집담회 및 임상의사의 성과 평가 등이 있다.

Physician Peer Review (의사 동료검토)

Medical Record Number 의무기록 번호 __________ Service ____________

Attending date 입원일 __________ D/C(discharge) Date 퇴원일 ____________

Appropriate evaluation indicator (적절성 평가지표)

1. None 해당 무
2. AMA(against medical advice) discharge 자의퇴원
   = DAMA(discharge against medical advice), DAA(Discharge against advice)
3. Death 사망
4. Nosocomial infection 병원감염
5. Caridac/respiratory arrest 심장/호흡 정지
6. Complication from surgery 수술로 인한 합병증
7. Myocardial infarction during hospitalization 재원기간(= 입원 중) 심근경색
8. Myocardial infarction within 48 hours of surgery 수술 48시간 이내 심근경색
9. Neurologic deficit 신경학적 결손
10. Pulmonary embolism 폐 색전증
11. Organ failure 장기 부전
12. Unplanned/partial removal or repair of normal organ body part during operative procedure 수술 동안 정상 장기의 비계획적/부분적 제거 또는 수복
13. Apgar score less than 7 at 5 minutes 5분의 7(=7/5 min) 미만의 아프가점수
14. OB(obestrics) hemorrhage requiring transfusion 수혈을 요하는 산과 출혈
15. OB laceration 3rd and 4th degree 3~4도 산과 열상
16. Newborn injury 신생아 손상
17. Stillborn (more than 20 weeks) 20주 이상/사산(=fetal death)
18. Pregnancy terminated at less than 20 weeks 20주 미만의 유산
19. Primary cesarean section 첫 제왕절개
20. Admission within 7 days of emergency department visit 응급실 방문 7일 이내 입원
21. Unplanned hospitalization following ambulatory surgery 통원수술 후 비계획적인 입원
22. Readmission to hospital within 7 days 7일 이내 재입원
23. Transfer to ICU(intensive care unit) 중환자실로 전과
24. Preoperative and postoperative diagnosis differ 수술 전·후 진단명의 상이

8. 위험관리(Risk management, RM)

8.1. 배경

약 B.C 400년경 그리스시대 의학의 아버지인 히포크라테스와 B.C. 4000년 전의 함무라비법전(Code of Hamurabi)에 환자에게 상처를 입힐 수 있는 손상에 대해 의사의 책임을 정의하였다. "의사가 사람의 몸에 깊은 절개를 가하여 죽게 하거나, 눈의 고름을 제거하다가 눈을 멀게 하면 수술한 의사의 손가락을 절단할 것이다." 이로부터 의사에 의인성(iatrogenic, 의사의 활동에 의해 생김) 손상에 대해 의사가 책임을 져야 한다는 원칙이 인식되어졌다. 1965년 Darling이 Charleston Community Memorial Hospital을 대상으로 한 소송사건에서 법정은 의사와 병원의 의료과실에 대한 보상을 받을 환자의 권리를 시인하였다. 그 후 1970년대의 의료과실 위기(malpractice crisis)로부터 병원의 위험관리 프로그램으로 발전되었다.

8.2. 정의

위험관리란 인간의 실수나 기계로 인한 사고 등으로 인하여 의료기관이 책임져야 하는 사고 발생을 극소화하여 환자가 당하는 부상이나 병원이 겪는 손실을 경감시키기 위한 프로그램을 말한다. 즉 위험관리는 의료서비스 중에 발생하는 위험상황이나 사고의 결과로 빚어지는 경제적 손실로부터 의료기관을 보호하기 위한 프로그램이다.

8.3. 목적

위험관리의 목적은 사고를 조기에 찾아내어 발생 초기나 직후에 수습이나 보상이 가능하도록 하는데 그 일차적 목적이 있다.

▸ 구체적인 목적은 다음과 같다.

- 병원의 문제점을 파악하고 대처하며 후유증을 감소하거나 극소화한다.
- 의료상 또는 비 의료상의 원내사고와 그로 인한 손실을 극소화한다.
- 안전하고 건강한 환경을 유지함으로써 의료의 질을 증진시킨다.
- 재정적 손해를 최소화하기 위한 비용과 효율적인 기법을 제시한다.

8.4. 위험관리(RM)의 시행과정

1) 위험요인 확인

사고보고서는 잠재적 또는 실제 손실이 있는 부분이 확인되어야 한다. 사고관리에서는 기관에 책임이 돌아올 수 있는 문제와 어떤 사고로 인하여 그 기관에 돌아오는 경제적 영향 등을 파악해야 한다. 사고 위험요인의 절차는 다음과 같다.

- 사고발견
- 사고 경위 확인
- 발생한 상황에 대처할 수 있는 방안 검토
- 최선의 대처 방안 선택
- 선택한 대처방안을 신속히 실행
- 선택한 대처방안의 효과 검토

2) 사고보고서(Incident report) 작성

사고보고서는 사고를 목격했거나 증인이 될 수 있는 직원, 사고 발견자 또는 사고 발생에 관하여 직접적으로 알고 있는 사람이 보고서를 작성한다. 사고를 즉시 간호부 책임자에게 보고하고 작성한 보고서를 의무기록에 함께 정리하지 않고 별도 보관한다. 다만 간호기록지에 사고내용을 기록한다. 사고로 인하여 손상을 받은 자(성명, 등록번호/환자의 경우, 성, 연령, 사고발생 일시, 발생장소, 병동, 사고의 종류, 관련된 사람수, 원인 및 발생경위, 손상의 종류 및 정도)와 보고서 자성자(소속, 직위, 성명, 서명, 보고서 작성일시, 보고서 접수일 등)의 보고서를 작성하고 제출하게 한다.

► 사고보고서 작성이 필요한 사항

(1) 의료행위 중 위험상황 발생

- 병원자산의 파괴 또는 손상
- 병원자산 손상에 따른 진료 중단, 그에 따른 책임과 손해
- 의료분쟁에 따른 소송과 고발

(2) 사고보고서에 해당하는 사항

- 병원의 기능 정지 사고
- 공공의 안전과 건강에 위배되는 사항

- 통상적인 환자 진료 내용과 상반되는 사고
- 정책과 조치에 위배되는 사항
- 안전사고
- 예기치 못했던 좋지 않은 치료결과
- 병원시설물의 하자 발생
- 생물학적 장비, 기계의 고장 또는 이로 인한 문제발생
- 환자, 방문자 또는 가족들로부터의 적개심 어린 언성 높은 불만

위험관리의 해당사항

· 병상에서 추락	· 미끄러짐	· 자퇴	· 탈원	· 도난	· 자살
· 자살기도	· 사고사	· 살인	· 자해	· 폭행	· 환자들 간의 싸움
· 사고로 인한 손상	· 약의 부작용	· 투약착오	· 약의 남용	· 약의 과용	· 재산상의 손상
· 화재(사고/고의)	· 장비불량으로 인한 손상 (예: 면회방문객이 계단에서 굴러 골절상을 입은 경우)				

3) 위험관리의 대처방안

위험관리는 사고를 예방하고 기관이 책임져야 할 사고를 최소화할 수 있어야 한다. 우선 사고경위를 확인하고 발생한 상황에 대처할 수 있는 여러 방안을 고안 및 검토한다. 처해있는 상황에서 최적의 방안을 선택하고 선택한 방안을 실시한다. 최종적으로 모든 상황이 종결된 시점에서 선택하여 실시한 방안의 효과를 검토한다. 이들 내용은 차후에 유용한 참고자료로 사용할 수 있다.

(1) 의료분쟁 관리

① 소송건의 주요 원인

- 오진 또는 진단을 내리지 못하는 경우
- 부적절한 치료
- 치료제에 의한 손상
- 병원 장비에 의한 외상
- 원내에서 발생한 외상
- 동의서를 받지 않았거나 불충분한 동의서
- 입원 실태 또는 부적절한 퇴원

② 소송에서 승소할 수 있는 경우

- 과실이 없는 경우 : 적절한 치료를 정해진 기준에 맞추어 행한 경우
- 소송기간이 만료되는 경우 : 보통 3년
- 진료행위 중 선의에 의한 우발적 사고
  예) 심폐소생술 중의 늑골골절
- 환자 자신의 과실이 있는 경우
  예) 의사의 지시나 권고를 거부했을 경우
- 위험 발생의 가능성을 예고했던 경우
- 충분한 설명이 기록된 동의서 또는 승낙서가 있는 경우

(2) 위험관리

- 일반 안전 관리
- 안전 교육
- 비상계획 관리 : 재난, 화재
- 위험물질 및 쓰레기 관리
- 안전장치 관리

4) 위험관리 업무의 기능

- 사고 발생 빈도의 억제 및 조절
- 의료 분쟁 관리
- 병원정책입안, 자격심사안, 계약조건안 심사, 병원내부 및 외부에 대한 보고서 작성 및 교육 등의 임상적, 행정적 책임 부담
- 안전관리과의 협조
- 의료진 및 환자의 준수 사항 규정 및 단속
- 사고관리 계획 수립

사고 보고서

1. 사고발생일시　　　　　　　　　　　　오전
   20　년　월　일　시　분　　　오후

2. 사고발생장소 ____

3. 사고의 종류
   [ ] 진단과정 ________________________________
   [ ] 검사과정 ________________________________
   [ ] 치료과정 ________________________________
   [ ] 투약, 주사, 수혈 ________________________________
   [ ] 추락 또는 미끄러짐 ________________________________
   [ ] 중 독 ________________________________
   [ ] 기 타 ________________________________

4. 사고발생경위
   * 별지를 첨부하여 자세히 기록할 것

5. 사고로 영향을 받은 환자 및 상태

병실 또는 외래 진료과	진찰권 번호	환자명	연 령	성 별	입원 진료과	환자의 상태

6. 환자 외에 사고로 영향을 받은 사람들

소 속	성 명	연 령	성 별	상 태

7. 사고수습대책 및 해결 상태 (환자의 상태 포함)
   * 별지를 첨부하여 자세히 기록할 것

8. 향후 상기 사고 예방대책 및 관련 진료향상을 위하여 병원에 건의 및 협조 의뢰할 사항
   * 별지를 첨부하여 자세히 기록할 것

작성자 : 소속 ____________________

성명　　　　　　　　　㊞

작성일 : 20 .　　.　　.

8.5. 특정상황 발생 스크린(Occurrence Screening)

특정상황 발생 스크린(Occurrence Screening)이란 환자진료상 바람직하지 못한 어떤 상황이 발생되었나를 확인하는 것이다. 즉 질병의 결과로 발생하는 문제가 아닌 부적절한 질 관리 과정에서 비롯되는 바람직하지 못한 사건(adverse event)을 찾기 위해 보건의료정보관리(의무기록)를 조사하는 프로그램이다. 잘 훈련된 보건의료정보관리(의무기록) 조사자가 사전에 정의된 screening criteria(선별 기준)를 가지고 모든 보건의료정보관리(의무기록)를 조사한다. 선별기준에서 벗어난 행위를 찾아내어 임상 의사들로 하여금 분석하도록 하는 일련의 과정을 의미한다.

특정상황 발생 스크린(Occurrence Screening)
(임상과에 공통으로 적용되는 QI 기준)

가. 지난번 입원의 부족한 치료 또는 합병증으로 인한 입원
(readmission for complication/incomplete management on previous hospitalization)
나. 외래치료의 부작용 또는 합병증으로 인한 입원
(admission for adverse results of outpatient management)
다. 처치 중 장기의 천공, 열상 또는 기타 손상인 경우
(perforation, laceration, tear or injury of an organ incurred in or during an invasive procedure)
라. 입원 중 수술실 또는 분만실로 계획에 없이 되돌아 온 경우
(unplanned return to operating or delivery room on this admission)
마. 약물 또는 수혈에 대한 합병증, 부적합한 사용
(drug/transfusion reaction, complication or improper utilization)
바. 수술/분만 중 과도한 출혈(실혈)이 있는 경우
(excessive blood loss at/after delivery or surgery)
사. 수술 48시간 이내에 심정지 또는 심근경색이 있는 경우
(cardiac arrest or myocardial infarction during or within 48 hours of a surgical procedure)
아. 병원감염(nosocomial infection)
자. 사망을 제외한 심정지 또는 호흡정지 (cardiac or respiratory arrest except death)
차. 병원 내 환자사고/원내 (hospital-incurred patient incident)
카. 예기치 못한 사망(unpredicted death)
타. 기타(others)
- 환자 불만 신고서, 의사 모임의 회의록, 삼념 관리 보고서
- 의료의 질 향상(quality improvement, QI) 활동 결과

중요어휘

1. QA와 UM 개념의 비교

- QA(의료의 질 관리) : 의료의 질적인 면
- UM(의료이용도 관리)
  - 의료자원의 부적절한 이용 통제
  - 시설의 필요성, 효율성, 입원의 타당성, 필요성 여부
  - 재원기간의 적절성 여부
- UR(의료이용도 조사, 의료자원 이용검토) → UM(의료이용도 관리)

2. 의료이용도 관리(UM)의 발전과정

1) 진료활동연구(PAS)

- 각 병원들로부터 퇴원요약 수집하여 재원기간 분석

2) 의료수준 검토기구(PSRO)

- 입원 및 재원기간의 필요성 검토
- 의료의 질적인 면 중 부족한 부분 검토
- 진료 중 검토(concurrent review)
- 퇴원환자에 대한 진료의 평가/의료감사(medical audit)
- 퇴원 요약지 이용한 의료이용 분석

3) 동료검토기구(PRO) : PSRO → PRO

- 진료비 선불제도(PPS) : 진단관련집단(DRG)
- 입원의 타당성, 의료의 질
- 의료수준 검토기구(PSRO)보다 더 적극적 UR 활동

3. 이용도 관리(UM)의 범위

- 입원의 타당성 검토 : 입원진료의 필요성, 외래치료의 가능성
- 재원기간의 타당성 검토 : 재원기간의 적절성, 불필요한 재원기간의 단축,
- 과잉 또는 과소진료 관리 : 행위별 수가제 - 과잉진료, 포괄 수가제 - 과소진료
- 기타 : - 진료의 질적 문제 관리, 진료상의 책임소재 판단
  - 진료비에 관한 사항 의료진 및 병원 간부의 교육, 퇴원계획조정

4. 이용도 검토의 종류

1) 전향적 검토(prospective review) : 입원 전 → 입원의 타당성 검토
2) 재원중 검토(concurrent review) : 입원 중 → 재원기간의 타당성
3) 후향적 검토(retrospective review) : 퇴원 후 → 의료서비스의 필요성 및 적절성 검토
4) 선별적 집중검토(focused review) : 검토가 필요한 사항 선택 후 집중적으로 이용실태 검토

5. 동료의사에 의한 심사(peer review)

- 의료서비스의 질과 효율성 확인하기 위해 의료의 질적 내용 분석
- 동등한 자격을 갖춘 동료로부터 평가를 받음
- 의료의 질 평가는 대부분 동료에 의한 심사형태를 취함

6. 의료감사(medical audit)

1) 정의 : · 의료기관 신임합동위원회(JCAHO)가 개발한 의료의 질 평가방법
   · 진단명별로 기준 설정하여 점검표 작성한 후 진료내역 이에 준하여 검토
2) 내용 : · 환자진료의 진단, 결과 평가(치료결과)
   - 전문가들의 의료행위평가, 동료간 심사
3) 보건의료정보관리사(의무기록사) 역할
   - 간사(committee assistant), 표본크기 제안
   - 주제에 맞는 의무기록 제공, 회의록 작성 후 보고
4) 의료감사 효시 : 미국, 병원표준화사업(외과학회 주관) - QA의 선각자 역할 수행

7. 의료감사(medical audit) 15단계 시행과정

1) 주제 선정
2) 표본수 결정
3) 감사목적 결정
4) 평가기준 설정 : 의료감사위원회위원, 의료평가 시 사용되는 기준 : 병원협회
5) 감사대상 챠트 검토 및 감사
6) 자료 작성
7) 검토결과 정리 및 상정 위원회 자료 검토
8) 평가기준에 맞지 않는 변이사항(variance) 이유 확인
9) 타당성이 미인정되는 변이사항 정리 : 도착 시 사망(DOA)
10) 발견된 문제점 성격별로 정리
11) 발견된 문제점해결을 위한 시정조치 시행
12) 전 단계까지 내용 총 정리
13) 문제 관련 부분에 관한 보고서 접수 및 재감사
14) 상기 모든 내용을 요약, 이사회, 병원장 및 임상의사회에 보고
    - 추후 관리보고서 제출
15) 의료감사 장부에 기록, 평가기준 검토 및 수정

8. 위험관리(Risk management, RM)

- 인간의 실수 또는 기계로 인한 사고 등 의료기관이 책임지며, 사고발생 최소화
- 사고보고서(incident report) 작성
  - 사고 즉시 간호부 책임자에게 보고, 작성한 보고서는 보건의료정보관리(의무기록)와 별도 보관
  - 간호기록지에 사고내용 기록

    예) · 병상 추락, 미끄러짐, 자살, 환자사고, 약의 부작용, 장비하자

    · 동의서 받지 않음

9. 진료과오(Malpractice)

- 의료행위 시 부주의로 잘못한 일
- 한 의사의 진료내용이 그 지역의 설정된 기준에 미달된 진료행위

제3장 필수문제

*** 가장 맞는 것에 번호를 기재하시오.**

01 환자들의 재원기간 연장의 타당성을 입원 중에 검토하는데 유용한 것은?

① 선별적 집중검토(focused review) ② 현행검토(concurrent review)
③ 전향적 검토(prospective review) ④ 후향적 검토(retrospective review)
⑤ 의료의 질 평가(quality assessment)

02 의료감사의 효시라고 할 수 있는 사업은 무엇인가?

① 의료수준 검토기구의 활동 ② JCAHO
③ 병원표준화사업 ④ 동료검토
⑤ 진단명별 환자군 시행

03 개업의의 진료내역을 동료의사가 검토하는 것은?

① 의료감사(medical audit) ② 동료검토(peer review)
③ 진료비 청구 심사(claims review) ④ 현행검토(concurrent review)
⑤ 의사검토(physician's review)

04 의료자원 이용도 심사와 관련이 없는 것은?

① 시설의 필요성 ② 시설의 효율성
③ 입원의 타당성 및 필요성 ④ 시설의 규모
⑤ 재원기간의 적절성

05 의료감사의 내용과 상이한 것은?

① 의료자원 이용에 관한 분석 ② 환자진료의 결과에 대한 평가
③ 추구관리보고서 제출 ④ 동료간 심사도 포함
⑤ 전문가들의 의료행위에 대한 평가

06 의료감사의 내용에 해당되지 않는 것은?

① 환자진료의 진단에 대한 평가 ② 환자진료의 결과에 대한 평가
③ 동료간 심사 ④ 의료자원 이용도 검토
⑤ 전문가들의 의료행위 평가

정답

1. ② 2. ③ 3. ② 4. ④ 5. ① 6. ④

07 보건의료정보관리사가 의료감사에서 할 수 있는 역할로 틀린 것은?

① 전문가의 진료행위 평가 ② 간사 ③ 회의기록 기재
④ 자료수집 및 요약 ⑤ 주제선정의 보조

08 결과에 대한 의료감사에 가장 중요한 것은?

① 퇴원시 상태 ② 수술여부 ③ 감염여부
④ 최종 진단명 ⑤ 사망여부

09 의료의 질 관리에 해당되지 않는 것은?

① 위험관리 ② 보험청구 검토 ③ 의료감사
④ 진단명별 환자군(DRG) ⑤ 의료자원 이용 검토

10 의료감사 과정의 순서이다. 맞게 열거된 것은?

① 평가기준 설정 - 주제선정 - 미인정되는 타당성 변이사항 정리 - 추적관리보고서
② 주제 선정 - 표본수 결정 - 평가기준 설정 - 미인정되는 타당성 변이사항 정리 - 추적관리보고서
③ 주제 선정 - 표본수 결정 - 평가기준 설정 - 인정되는 타당성 변이사항 정리- 추적 관리보고서
④ 평가기준 설정 - 주제 선정 - 표본수 결정 - 미인정되는 타당성 변이사항 정리 - 추적관리보고서
⑤ 주제 선정 - 표본수 결정 - 미인정되는 타당성 변이사항 정리 - 평가기준 설정 - 추적관리보고서

11 의료의 질 관리 활동이 미국에서 의료단체가 중심에서 정부 중심으로 전환된 배경은?

① 예일대학 의과대학 창설 ② 사회보장제도(Medicare, Medicaid) 실시
③ 병원표준화사업 실시 ④ 의료감사
⑤ 병원신임합동위원회의 신임제도

12 의료감사 실시 중에 타당성을 인정하지 않는 변이(variation)사항은?

① 환자가 병원 도착시 사망(DOA) ② 평가기준 선정의 실수
③ 평가기준의 제한성 ④ 위원회 보조의 실수
⑤ 의무기록 기록시 문제

13 의료감사(medical audit)의 주제로 적당하지 않는 것은?

① 문제(problem) ② 진단(diagnosis) ③ 처치(procedure)
④ 마취(anesthesia) ⑤ 관리(management)

정답

7. ① 8. ① 9. ④ 10. ② 11. ② 12. ① 13. ⑤

14 백내장(cataract)에 대한 의료감사의 주제로 부적절한 것은?

① 합병성 백내장　② 첫 진단으로 백내장이 확진된 환자
③ 당뇨병성 백내장　④ 선천성 백내장　⑤ 노인성 백내장

15 위험관리(risk management)의 대상은?

① 산모가 병원에서 미끄러져 유산　② 농양중독
③ 수술 후 10일 이내 사망　④ 병원 도착 시 사망
⑤ 입원 후 48시간 이내 사망

16 의료이용도 조사(UR)의 발전과정에 대한 설명으로 옳지 않은 것은?

① PSRO에서 PRO로 대체되었다.
② PSRO(의료수준 검토기구)는 주로 재원일수에 초점을 두었다.
③ PAS(진료활동연구)는 퇴원자료를 수집해 질병별 재원기간을 분석하였다.
④ Medicare와 Medicaid 실시로 의료이용도 조사 실시가 의무화되었다.
⑤ PSRO는 PPS(진료비 선불제도)에 기초를 두었다.

17 의무기록이 위험관리(Risk management)와의 관계에 있어 가장 거리가 먼 것은?

① 동의서를 받지 않은 경우　② 장비불량
③ 서비스나 자원의 과잉이용　④ 환자사고　⑤ 약의 부작용

18 각 진단명에 따라 일정기준을 설정 후 이를 토대로 진료내역을 검토하는 것은?

① 진료수준 검토기구(PSRO)　② 의료감사(Medical audit)
③ 진단명별 환자군(DRG)　④ 의료자원이용검토(UR)
⑤ 진료활동위원단(CPHA)

19 의료감사(medical audit)에서 맞게 연결된 내용은?

① 방법론이 서로 다르더라도 대상이 동일하면 결과는 같다.
② 동일 제목은 접근방법이 서로 다르더라도 결과는 같다.
③ 동일한 대상과 제목이면 방법론이 다르더라도 결과는 같다.
④ 동일한 대상과 제목이라도 방법론이 다르면 결과도 다르다.
⑤ 동일 제목은 접근방법과 관계없이 항상 결과는 같다.

20 진료활동연구가 가장 큰 사업인 것은?

① 진단명별 환자군(DRG)　② 의료감사(medical audit)
③ 의료기관 신임합동위원회(JCAHO)　④ 의료수준 검토기구(PSRO)
⑤ 의료활동위원단(CPHA)

정답

14. ②　15. ①　16. ⑤　17. ③　18. ②　19. ④　20. ⑤

제4장 의료의 질 향상(QI) 방법

■ 학습목표 ■

• **의료의 질 향상(QI) 모델**

- D*A*T model
- Ishikawa의 원인과 효과도표/인과관계도
- Deming의 PDCA
- Juran의 질의 3요소
- Crosby의 14단계
- Shewhart의 관리도
- Feigenbaum의 3가지 질 기능 통합

• **QI의 사용 도구(tools)**

- Brainstorming(아이디어 짜내기)
- Run chart(런챠트)
- Flow Chart(흐름도)
- Scatter Plot(산점도)
- Prioritization Matrix(우선순위 매트릭스)
- Pareto Chart(파레토 챠트)
- Nominal Group Technique(명목집단기법)
- Affinity Diagram(유사성 다이아그램)

Chapter

4 의료의 질 향상(QI) 방법

1. 의료의 질 향상(QI) 모델

TQM(총체적인 질 관리) 또는 CQI(지속적 질 향상) 모델은 품질관리 활동부문의 W.E. Deming을 시작으로 Joseph M. Juran과 Philip B. Crosby, Ishikawa로 계속 사용되어온 과학적 공정관리 활동으로 대체하고 있다.

1.1. D*A*T model

1992년에 Joseph G. van matre가 제시한 D*A*T 모델은 QI 철학에서 핵심 개념과 중요한 관계를 평가하기 위한 기본적인 틀을 제공한다. 자료(data), 태도(attitude), 도구(tool)의 3가지 요소가 상호작용을 하여 지속적인 질 향상(CQI)이 이루어진다는 것이다. 「*」 표시는 곱하기 표시이다. 즉 한 가지 요소라도 누락되면 값이 O이 되기 때문에 지속적 질 향상 운동은 무의미하게 된다(그림 4-1).

1.2. 원인과 효과도표(Cause and Effect Diagram)

Kaoru Ishikawa는 일본의 질 관리 개념과 방법, 기술을 개발하여 어떤 문제에 대한 광범위한 정보를 조직적이고도 압축된 형태로 제시하는데 사용되는 인과관계도를 제시하였다(그림 4-2). 즉 어떤 결과를 가져오게 한 요인들을 파악함으로써 문제 해결방안을 찾을 수 있다고 주장하였다. 이것을 "원인과 효과도표" 또는 어골도(Fish bone diagram)라고 한다.

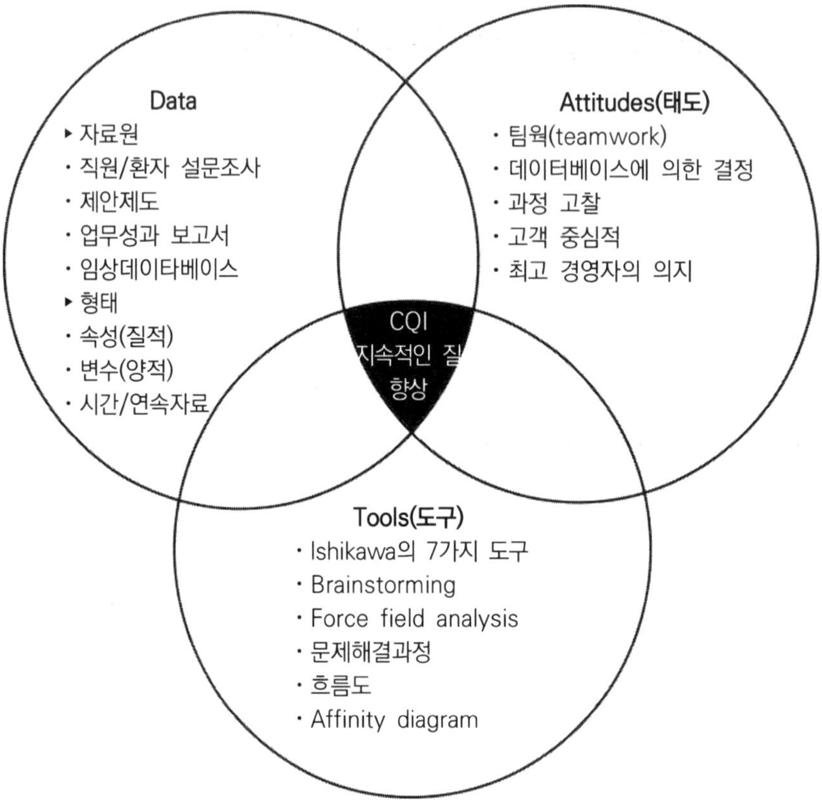

〈그림 4-1〉 D*A*T model

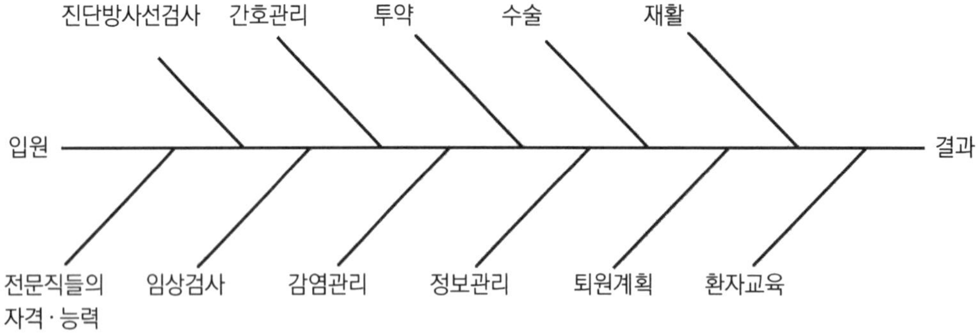

〈그림 4-2〉 Ishikawa의 원인 및 효과도표 / 인과관계도
(진료결과에 영향을 줄 수 있는 요인)

〈표 4-1〉 D*A*T model†

D*A*T의 상호작용	D*A*T model	내 용
지속적 질 향상 (CQI)	자료(data)	· 자료원 - 직원/환자 설문조사 - 제안제도 - 업무성과 보고서 - 임상 데이터베이스 · 형태 - 속성(질적) - 변수(양적) - 시간/연속자료
	태도(Attitudes)	· 팀웍(teamwork) · 데이터베이스에 의한 의사결정 · 과정에 대한 고찰 · 고객 중심적 · 최고경영자의 의지
	도구(Tools)	· Ishikawa의 7가지 도구 · 아이디어 짜내기(Brainstorming) · 영향력 분야 분석(Force Field Analysis) · 문제해결과정 · 흐름도(Flow chart) · 유사도(Affinity diagram)

† : * 곱하기(X)

1.3. Edward Deming : PDCA Cycle

PDCA Cycle은 원래 1920년대 벨 전화연구소에 근무하던 Walter A. Shewhart에 의해 고안되어 'Shewhart Cycle'로 불렸으나 Deming이 일본에 이를 소개하면서 'Deming Cycle'이라고 불리게 되었다. Deming은 질 향상을 위한 과정으로서 PDCA(계획-실행-확인-조치) Cycle을 그림으로 나타내었다(그림 4-3). 그는 조직의 구조보다는 과정을 위한 계속적인 순환 및 객관적인 자료의 통계적 분석을 강조하였다.

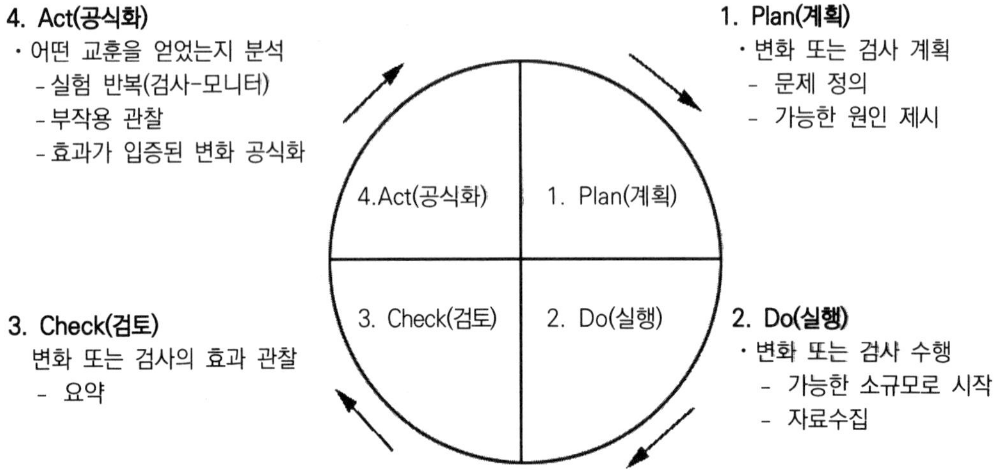

〈그림 4-3〉 PDCA Cycle

1.4. Joseph M. Juran

Juran은 Deming과 같이 1950년대 일본 산업계의 질 관리 활동에 관여하였다. 그는 총체적인 질 관리(TQM)의 이론적 구조를 제공하였다. 계획(planning), 관리(control), 개선(improvement)은 Juran이 주장한 '질의 3요소(Qulity Triology)'이다(그림 4-4).

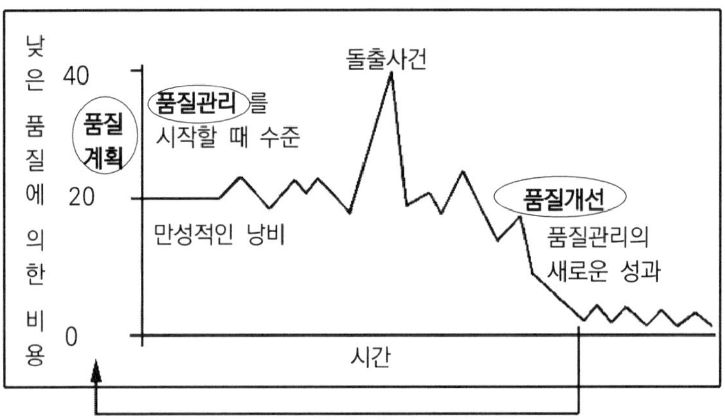

〈그림 4-4〉 Juran의 질 관리 3요소
계획(planning), 관리(control), 개선(improvement)

1.5. Crosby

1980년대 활동하였던 Philip Crosby는 질 증진에 있어 통계적 방법보다는 조직과 경영이론을 강조하여 무결점(Zero Defect)의 새로운 개념을 도입하였다. 무결점이란 완벽한 것이 아니라 표준과 규격에 맞는 것을 의미한다. 그는 이러한 궁극적인 목적을 달성하기 위하여 14단계(step)를 제시하였다. 14단계 과정의 수행이 조직의 문화와 태도에 있어서 변화를 강조하였다.

Crosby's 의 14단계

1. Management commitment	관리위원회
2. Quality improvement	질 향상
3. Quality measurement	질 조치
4. Cost of quality evaluation	질평가 비용
5. Quality awareness	질 인식
6. Correction action	시정 조치
7. Establish an adhoc committee for zero defects program	무결점 프로그램을 위한 특별위원회 설정
8. Supervisor training	관리자 교육
9. Zero defects day	무결점일
10. Goal setting	목표 설정
11. Error cause removal	실수원인 제거
12. Recognition of success	성공인시
13. Quality councils	질 회의
14. Do it over again	재시도

1.6. Shewhart Cycle : 관리도(Control chart)

W.A. Shewhart는 1920년대와 1930년대 미국의 벨연구소(Bell Laboratory)에서 근무한 통계학자이다. 그가 창안한 관리도는 품질관리기능에다 통계적 기법을 접목시킨 통계적 질 관리 방법의 시초이다. 그는 완성된 제품 중에서 불량품 제거는 사후약 처방격의 품질검사로 제품의 질을 향상시킨다거나 불량품을 예방하기는 어렵다고 주장하였다. 즉 예방 원칙에 입각해서 합리성과 경제성을 추구하였다.

1) 관리도 개념

① 개념

- 품질차이가 평균에서 3 표준편차 이내 : 시스템상 발생 변이 → 시스템 변경
- 품질차이가 평균에서 3 표준편차 이상 : 이상원인 → 개별 원인규명

관리도의 계산 방법

(연속변수 일회 측정에 대한 상·하한 관리 한계 계산방법)

- 관리 상한(UCL : Upper Control Limit) = 평균 + 표준편차 × 3.0 과정이 안정적인 경우
  - 측정값이 관리 상한을 초과할 가능성이 0.1% 정도
- 관리 하한(LCL : Lower Control Limit) = 평균 - 표준편차 × 3.0보다 적어서는 안 됨
  - 과정이 안정적인 경우
  - 측정값이 하한보다 적을 가능성이 0.1% 정도

② 방법

- 관리도 개념에서는 모든 문제 중 80~85% 정도
  - 경영자/관리자가 과정이나 시스템 변경
- 15~20% 정도의 이상원인
  - 개인적 원인으로 현장에서 관리 가능

③ 목표

- 과정이나 시스템상의 변화를 통해 80~85% 정도 문제 해결

2) 도표를 통한 관리도 개념

- 입원환자의 대기시간 제시(그림 4-5)
- 상위한계(UCL)와 하위한계(LCL)는 평균치에서 3 표준편차만큼 떨어져 있음
- 상위한계(UCL)와 하위한계(LCL)내에 들어 있는 부분에 대하여 시스템상의 변화로 향상을 가져온 새로운 상한선(UCL')
- 상한선(UCL)을 새로운 상한선(UCL')으로 낮추어 시스템상의 변이의 폭을 좁혀 나가는 것이 지속적인 질 향상

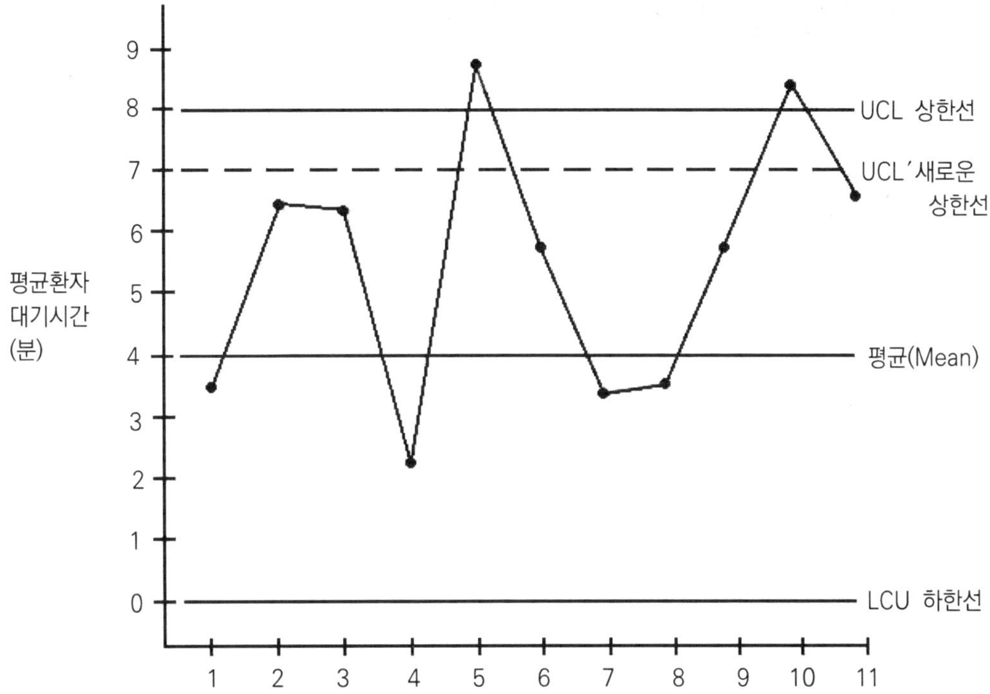

그림 4-5. 관리도(Control Chart)

1.7. Feigenbaum

Mitchell Feigenbaum은 총체적 질 관리(TQM)의 이론적 구조를 제공하였다. 그는 TQM을 다음 3가지 기능이 통합되는 체계로 정의하였다.

- Quality management(질 관리) : 개념, 계획, 설계, 구성
- Quality maintenance(질 유지) : 생산, 분배, 서비스
- Quality improvement(질 향상) : 교육, 자료분석, 사용자 환류

2. 의료의 질 향상(QI)의 사용 도구(tools)

의료의 질 향상(QI) 업무에 사용되는 도구로는 적은 자료로부터 가능한한 신뢰성이 높은 객관적 정보를 얻는데 가장 유효한 수단이다. 여러 가지 도구들은 그래프화 하는 쉬운 기법에서부터 컴퓨터를 이용하지 않으면 계산할 수 없는 고도의 기법에 이르기까지 다양하게 있다.

2.1. Brainstorming(브레인스토밍, 아이디어 짜내기)

브레인스토밍의 목적은 어떤 주제나 문제에 관한 아이디어, 관심, 문제점 혹은 대안을 창출해 내는 것이다. 그룹 또는 개개인별로 시행할 수 있으며, 비판을 삼가하고 자유로운 분위기에서 격려하며 최대한의 아이디어와 창의력을 발휘하도록 고취시켜 준다.

1) 준비단계

팀원들에게 브레인스토밍 회의의 목적을 설명하고 제기된 질문에 대해 1-2분 생각할 시간을 준다. 모든 참여자가 확인할 수 있도록 플립챠트에 브레인스토밍 회의의 목적을 넣는 것도 좋은 생각이다.

2) 산출단계

팀원들이 1가지씩 생각을 내놓을 수 있게 순서를 정한다. 다른 사람들에게 보여주고 나중을 위해 오버헤드(overhead), 플립챠트 등으로 기록해 두어야 한다. 기록을 담당하는 사람은 순서도 기록해야 한다.

산출단계동안 아이디어는 설명, 판단 혹은 토론 없이 제안해서 기록한다. 참석자들은 자기 차례에 아이디어가 없으면 '통과'할 수 있다. 통과가 여러 번 나올 때까지 순서를 계속한다. 그 다음은 아이디어를 제시할 팀원이 더 있는지를 확인해야 한다.

3) 명료화 단계

기록된 아이디어들을 이해하기 위해 목록을 검토한다. 이 단계에서는 아이디어를 비판하거나 논평하는 것이 아니라 이해하는 것이 목적이다.

4) 평가단계

최종단계에서는 관계가 없거나 중복 또는 문제 영역 밖의 생각을 정리하기 위해 완성된 목록을 검토한다. 중복된 생각들은 조정할 수도 있다. 최종목록은 팀이 산출할 수 있는 모든 아이디어를 담고 있어야 한다.

2.2. 런 챠트(Run chart) : 추세표(Trend Chart)

런 챠트, 추세표 또는 꺽은 선 그래프는 시간의 변화에 따른 과정의 변이들을 그림으로 나타내는 것이다(그림 4-6). 결과 측면에서 대표적으로 질적 수준을 나타내는 특성들을 장기간 관찰하여 표시하는 것이다. 만약 측정으로 나타나는 과정(process)의 변화가 없으면 통계학적으로 안정한 것으로 정의한다.

런 챠트는 개선조치를 취하기 전의 상태를 파악할 수 있다. 대부분의 경우 자료 획득에는 비용과 시간이 소요되므로 전 챠트를 만드는 경우에는 환자의 관점에서 가장 중요하고 질의 변이를 가장 잘 나타낼 수 있는 항목들, 즉 월별 민원접수 건수, 잘못된 투약의 비율, 흉부방사선의 재촬영률 등을 선정하여야 한다.

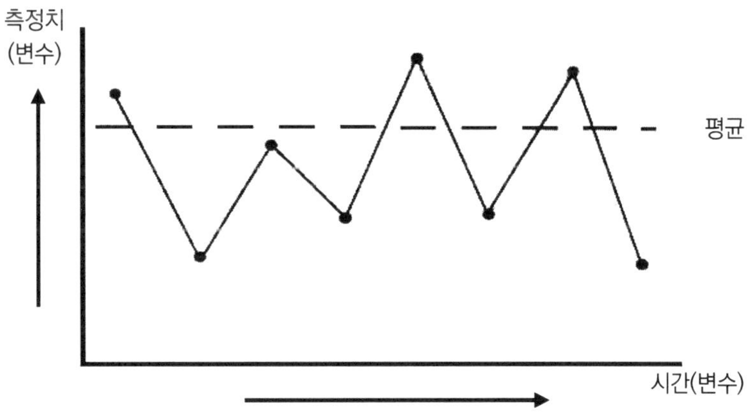

그림 4-6. 런 챠트(Run Chart) : 추세표(Trend Chart)

2.3. 흐름도(Flow Chart) : 과정을 단계적으로 제시하는 기법

흐름도는 업무과정을 개선하고자 할 때 사용하는 경우가 많다. 즉 업무수행과정의 각 단계인 행위, 의사결정, 대기기간 및 문서화 등의 과정을 도식화한 것이다(그림

4-7). 관련된 모든 사람이 과정을 이해하고 동의하지 않으면 과정은 개선될 수 없다.

이런 과정에서 흐름도는 현재 어떤 일이 일어나고 있는지 파악하는데 유용한 방법이다. 진행되는 실제의 과정을 일목요연하게 파악하게 하여 병목현상이 발생하는 부분을 확인하고 개선의 방안을 알게 해 준다.

1) 장점

- 현재, 대체 또는 계획된 과정(process)을 놓고 비교할 수 있다.
- 세부화 정도를 여러 가지로 검토해 볼 수 있다.
- 의사소통을 개선한다.
- 과정(process)상의 업무 담당자간의 상호 존중이 높아진다.
- 모든 사람들이 자신이 프로세스를 충분히 이해하지 못하고 있음을 깨달으면 명확한 흐름 파악과 팀워크를 강화한다.
- 과정(process)의 절차별로 공급자와 고객을 확인한다.
- 피드백이나 재작업 경로, 명확한 활동이 없는 결정, 중복 행위, 중복 승인을 집중 조명하여 업무수행 단계별 목적, 가치 및 결과를 검토하는데 유용한 접근법을 제시한다.

흐름도(Flow Chart)의 이용 부호

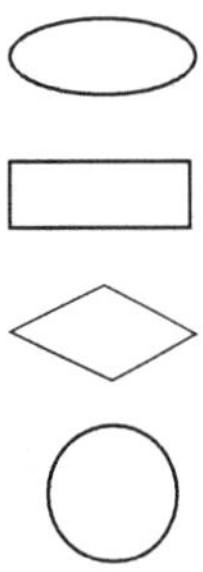

타원형 : 출발과 멈춤치

직사각형 : 과정(process) 또는 조치(수행활동/업무)

다이아몬드형 : 의사결정점(2가지 이상의 의사결정도 가능)

원형 : 두 부분 사이의 연결, 관련사항 표시 → 숫자 또는 글자 삽입

2) 효과

- 모든 사람들이 전체 과정에 대해 파악하고 각자의 업무가 어떻게 전체에 맞추어지는 지를 배운다.
- 모든 사람들이 팀의 다른 일원들이 본인보다 업무의 특정 측면을 더 잘 알고 있음을 깨닫는다.

- 모든 사람들이 자신이 업무과정을 완전히 이해하지 못하고 있는 사실을 배운다
- 팀의 계획 영역에서 벗어난 아이디어가 파악되고 몇몇 팀의 일원들은 다른 팀에게 개선을 추구할 것이다.
- 불필요하거나 중복, 실수, 개정 및 소모 등을 발생시키는 과정의 단계들을 확인한다.

3) 기호

- 흐름도를 그릴 때 기호를 사용하는 것은 필수적인 것은 아니지만 유용하다.
- 흐름도는 방향을 표시하는 화살표에 따라 연결된 짧은 어구들로 만들어진다.

흐름도(Flow chart)

- **정의** : - 일의 진행과정을 단계적으로 그림으로 표시
  - 진료나 처치의 실제 과정을 일목요연하게 파악
- **작성방법** : 시작(start) → 과정단계(process step) → 결정(decision) → 종료(stop)
- **작성과정** : - 어느 과정의 흐름을 파악할 것인지 결정
  - 그 과정의 실제 단계들 분류
  - 분류한 단계들 순서대로 배열
  - 적절한 상징(symbol)을 이용해서 그 단계들 도표로 그림

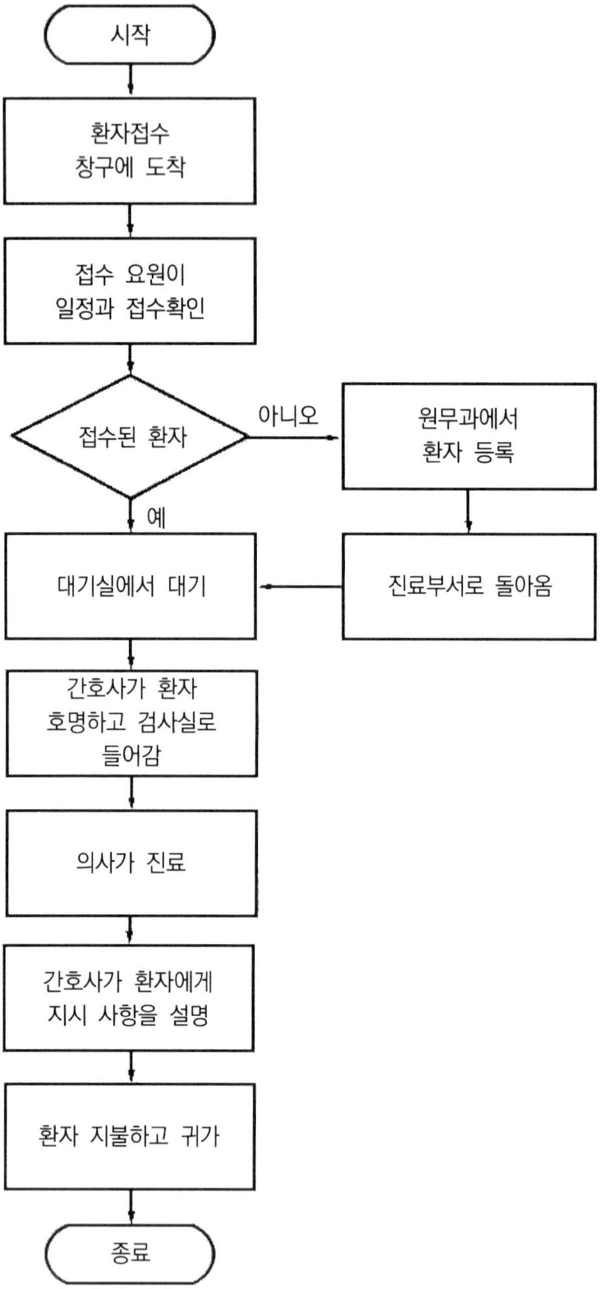

〈그림 4-7〉 흐름도(Flow chart)

2.4. 산점도(Scatter Plot) : 두 요인간의 인과관계 정도 제시

산점도는 2개의 연속적인 변수간의 관계를 그래프로 표시한 것으로 결과와 원인사이에 어느 정도 관계가 있는지를 검토하는데 사용된다. 즉 두 요인간의 인과관계의 정도와 유형을 보여주는 기법이다. 산점도는 한 변수가 취할 수 있는 값을 가로축(X)에, 다른 한 변수가 취할 수 있는 값을 세로축(Y)에 눈금으로 나타낸 뒤 각 변수 값이 교차하는 지점에 해당 측정값을 점으로 표시한 것이다. 이 산점도는 한 변수의 값으로 다른 변수의 상태, 분포 또는 변화에 대한 설명을 할 수 있는 관계로 두 변수간의 관계를 시각적으로 이해하는데 좋은 방법이다. X축과 Y축에 독립변수와 종속변수를 두어 흩어지는 양상을 보고 변수들의 상관관계를 본다(그림 4-8). 두 변수간의 관계는 양의 관계, 음의 관계, 곡선관계, 수직관계, 일정한 관계가 없는 것 등이 있다. 예를 들어 연령과 혈압, 사람의 키와 몸무게, 영양과 체중과의 관계 등이 있다.

예) X축 = 독립변수/원인변수/설명변수 : 연령

Y축 = 종속변수/결과변수 : 혈압

→ 강한 상관관계 → 양의 관계 →점선이 직선인 경우

→ X축이 증가함에 따라 Y축도 증가. 즉, 연령이 증가함에 따라 혈압도 증가

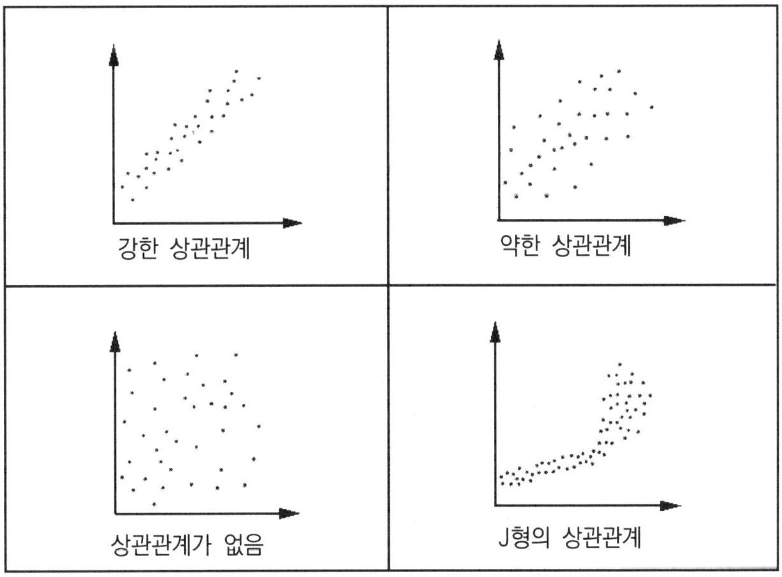

<그림 4-8> 산점도(Scatter Plot)

1) 상관분석방법 : 통계학

- 두 변수 혹은 그 이상의 변수들이 일련의 수학적 관계를 가지고 있다
- 그 관계의 정도가 얼마나 되는가를 알아볼 필요가 있을 경우에 사용한다.

2) 연관성 척도로 설명되는 두 변수 : 종속관계와 독립관계

- 어느 한 변수의 변동(X)에 따라 다른 한 변수(Y)가 변화하는 경우
  예) 신생아의 체중(Y=종속변수)과 생후 월령(X=독립변수)의 경우
    - 체중은 생후 월령에 따라 변함

2.5. 우선순위 매트릭스(Prioritization Matrix)

우선순위 매트릭스는 질 향상 또는 제안된 해결책을 위한 기회들간의 우선순위, 문제 및 쟁점(issue) 등을 부여하기 위하여 사용되는 일반적인 방법이다. 구조화된 접근법을 이용하여 어떤 제안이 가장 큰 주의를 필요로 하는가를 평가하는 데 그 목적이 있다.

이 방법은 고려 대상 안건의 수를 감소하기 위한 집중적 사고의 한 형태이다. 질 향상의 기본접근은 일차적으로 개선에 관한 일반적 주제를 파악하고 우선순위를 정한 후, 그 우선순위 안에서 세부 주제로 들어가는 것이다. 각 주제(세로축)에 대한 기준점수는 적용기준(가로축)에 대한 가치를 곱하여 계산한다(표 4-2).

1) 우선순위 기준

안건의 우선순위를 결정하는데 사용되는 기준은 가로축에 표시되어 있다. 우선순위 기준의 몇 가지 예는 다음과 같다.

- 고객 영향, 핵심고객의 관심
- 질 향상의 필요성, 안건의 긴급성
- 발생빈도, 성공확률, 재정적 영향

2) 쟁점(issue)

여러 가지 쟁점 또는 주제가 고려되고 어느 것이 우선순위가 있는지 본다. 우선순위를 결정하기 위해서 다음과 같은 형태의 매트릭스를 사용한다.

- 일반적 쟁점 또는 주제
- 특정 질의 차이, 문제 또는 향상 기회
- 질 향상을 위한 선택안이나 제안된 해결책

3) 점수

각각의 주제는 기준에 따라 판단되는 상대적 장점과 팀의 합의에 근거하여 점수가 부여된다. 경우에 따라서는 다른 기준을 적용하고 싶을 수도 있다. 이때는 유사한 척도를 가지고 비교해야 하고 다른 기준에 대한 상대적 크기를 비율화하는 것이 필요하다.

4) 합계

합계는 다양한 방법으로 측정될 수 있다. 일반적인 방법은 다음과 같다.

- 각각의 우선순위 기준에 점수를 곱한 후 각 안건별로 전체 점수를 산출한다.
- 각 안건에 우선순위 기준의 점수를 합한다.
- 기준의 가중치 합계를 이용한다. 이 경우 각 안건의 점수와 기준의 상대적인 가중치를 곱하고, 그 점수에 해당되는 매트릭스에 기입한다. 이 가중된 점수는 각 안건의 행별로 더해서 합계를 낸다.

〈표 4-2〉 우선순위 매트릭스

	우선순위 기준				
쟁점(issue)	기준 A	기준 B	…	기준 N	합 계
					A*B*…*N

- 점수 : 1~5점 · 1=없음, 2=약간, 3=중간, 4=높음, 5=매우 높음

5) 접근

상대적인 우선순위를 설정하기 위하여 우선순위 매트릭스를 사용하는 접근법은 다음과 같다.

- 주제, 질의 차이 및 선택안의 목록을 작성한다.
- 각 안건을 평가하기 위하여 기준들을 브레인스토밍 한다.
- 그 다음 중복되는지, 요구되는 가중치의 차이가 있는지를 파악하기 위하여 기준을 평가해야 한다. 각 기준을 매트릭스의 첫 줄에 기입한다.
- 점수부여 방법과 척도를 선택한다. 5점 또는 3점 척도를 사용한다.
- 각 안건의 기준에 따른 상대 가치로 점수화한다.
- 질의 차이나 개선의 기회는 기준에 대한 상대치로 평가한다.
- 합계를 구한다.
- 예에서는 합계가 각 질의 차이에 대한 3가지 기준치에 의해 구한다.

2.6. 파레토 챠트(Pareto Chart) : 측정치의 상대적 중요도 제시

파레토 챠트(Pareto Chart)는 측정치의 상대적 중요도를 제시하는 도식화 기법이다. 이 도표는 순위를 매긴 막대그래프(histogram)와 함께 항목별 누적 백분율을 동시에 표시한다(그림 4-9). 동일 항목을 가지고 일정기간 후 파레토 도표를 다시 그려보면 그 기간동안 수행된 개선 활동이 얼마나 효과적이었지를 알 수 있게 된다. 이 도표는 두 가지 추가적인 특성이 있다. 첫째는 왼쪽에서 오른쪽으로 갈수록 빈도가 감소한다. 따라서 최빈수가 왼쪽에 위치한다. 둘째는 누적 빈도를 표시하는 점들이 있고 선으로 연결된다.

파레토 챠트(pareto chart)

▸ 파레토 챠트의 개념

- 측정치의 상대적 중요도 제시
- QI 도구에서 순위를 매긴 막대그림표와 항목별 누적 백분율을 동시에 표시하는 기법

▸ 파레토 챠트의 작성순서

- 문제점 선정 → 기준점 설정 → 기간설정 → 데이터 수집 → 빈도/비용 비교 → 일반적 순서(좌측 → 우측)나열 → 그림/막대그래프

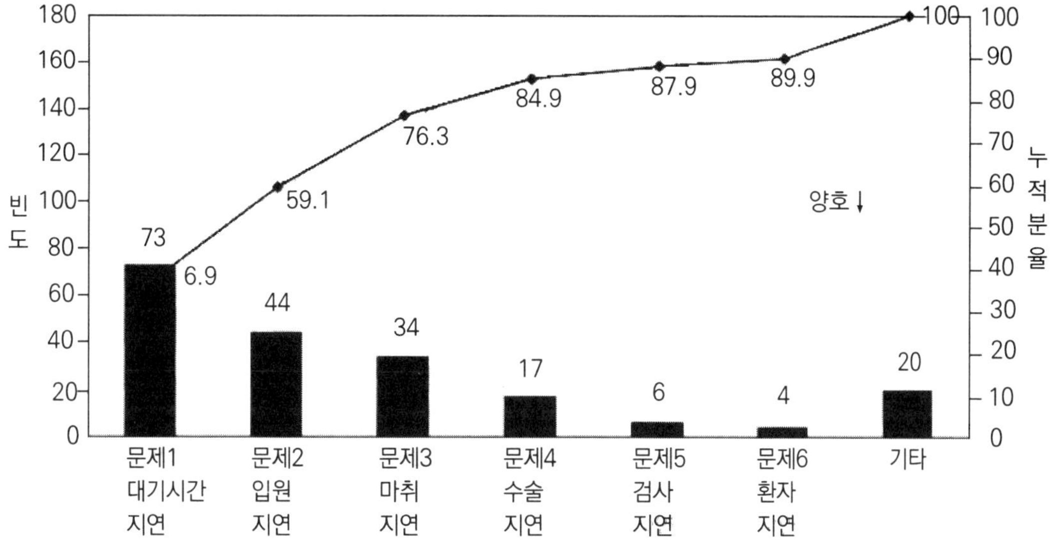

<그림 4-9> 파레토 도표(Pareto Chart)

2.7. 명목집단 기법(Nominal Group Technique)

명목집단 기법(Nominal Group Technique, NGT)은 의사결정에 있어 집단 간의 의견과 가치가 보다 체계적으로 이용할 수 있는 과정이다. 의사결정 주체의 배경, 전문분야와 인식이 다양한 사람들로 구성되어 있다는 것으로 전제로 하며 명목집단 기법을 잘 수행하면 참여자의 다양한 견해를 조정하여 의사결정에 있어 합의를 도출할 수 있다.

이 기법은 우선순위를 결정하는데 사용되는 여러 가지 방법에서 수학적 방법보다는 집단 토론과 정보교환에 더 중점을 두고 있다. 특히 팀이 영향력 있는 소수와 나머지 다수로 구성되어 있을 때 의사결정이 소수에 의해 독점되는 것을 막는 방법이 될 수 있다.

1) 적용분야

- 문제의 탐색
- 지식의 탐색
- 우선순위 개발
- 프로그램 개발
- 프로그램 평가

2) 명목집단의 단계

(1) 제 1단계 : 의사결정 집단의 구조 설정

우선 다루어야 할 문제의 성격에 따라 그룹의 크기를 결정하고 소그룹으로의 분할 여부를 결정하여야 한다. 그룹의 구성방법은 기존의 위원회를 이용할 수도 있으며, 배경과 전문분야를 고려하여 무작위로 선정할 수 있다. 최소한의 그룹의 크기는 6~10명 정도가 적절한 것으로 알려져 있다.

(2) 제 2단계 : 의사결정할 문제 정의

각 그룹은 사회자(coordinator)가 운영한다. 각 그룹의 사회자는 그룹이 합의를 도출해야 하는 탐색적 질문을 명시한 "명목집단 임무기술 양식"을 배부한다. 양식에는 2가지 종류가 있다. 첫째. 의료의 질에 영향을 미치는 것으로 생각되는 문제를 열거하기 위한 것이다. 둘째, 문제의 중요성을 판단하는 기준을 나열하기 위한 것이다. 참여자들은 각자 토론 없이 독립적으로 "명목 임무 기술 양식" 2종류를 사전에 정해진 시간 내에 작성한다. 정해진 시간이 경과하면 사회자는 이 단계가 종료되었음을 참여자에게 알리고 전체 목록을 준비된 챠트에 기록한다.

(3) 제 3단계 : 의사결정할 문제 토론

전 단계에서 모든 문제가 기록되고 나면 사회자는 나열된 항목의 아이디어에 대한 그룹의 토론을 진행한다. 이 토론의 목적은 제시된 항목에 대하여 반대 의견을 제시하거나 지지하는 의견을 제시함으로써 아이디어를 명확하게 하기 위한 것이다. 이 과정 중에서 새로운 항목을 추가하거나 제시된 기존 항목을 삭제할 수도 있다. 이 토론은 모든 항목에 대하여 참여자가 만족할 때까지, 한 번에 한 항목씩 차례대로 진행한다.

(4) 제 4단계 : 문제의 평가

나열된 기존에 근거하여 문제의 목록을 검토하여 재평가하는 단계이다. 참여자들은 자신의 판단이나 앞에서 진행된 토론을 참고로 하여 문제를 재평가하는 기준을 재선택할 수 있다. 다른 방법으로는 그룹 내에서 투표를 거쳐서 일정한 기준을 마련하고 이 기준에 따라 참여자들이 검토와 평가를 할 수도 있다.

(5) 제 5단계 : 문제 순위 나열

참여자들은 각자가 평가하기에 가장 중요하다고 생각하는 5개의 문제를 선택하여 등수를 부여한 목록을 작성한다. 5개의 문제를 각각에 대하여 별도의 카드에 문제명과 번호를 기록하되, 가장 중요한 문제는 5점, 그 다음으로 중요한 문제는 4점 순으로 1점까지 등수를 부여한다. 참여자들은 등수부여가 끝나면, 각자의 투표결과를 별도의 양식의 집계표에 기록한다.

(6) 제 6단계 : 순위에 대한 토론

사회자는 참여자들의 투표결과를 기록하고 합계를 낸 후 이 결과에 대한 토론을 진행한다. 이때 참여자들은 이 예비투표결과에 대하여 반대하는 의견이나 지지하는 의견을 제시할 수 있다. 이 토론을 통하여 제시된 문제에 대한 아이디어를 더 명확하게 할 수 있다.

(7) 제 7단계 : 최종순위 결정

예비투표결과에 대한 토론이 끝나면, 사회자는 참여자에게 5개의 우선순위 항목을 검토하여 원하는 경우에는 우선순위를 변경할 수 있음을 알린다. 참여자들은 문제 항목간의 상대적인 중요성을 고려하여 가장 우선순위가 높은 항목에 5점을 부여하고, 다른 4개의 항목에는 1~4까지의 값을 부여한다. 사회자가 별도의 양식을 이용하여 항목의 우선순위 평가에 대한 점수를 합한다. 이 과정을 통하여 병원 내에서 의료의 질에 관하여 해결하여야 할 가장 중요한 문제에 대하여 그룹의 합의를 도출한다.

명목집단기법(Norminal Group Technique)

- 문제의 우선순위 결정효과, 집단토론과 정보교환에 중점을 두고 있음
- 참여자이 다양한 견해를 조정하여 의사결정에 합의를 도출할 수 있는 기법

2.8. 유사성 다이아그램(Affinity Diagram)

유사성 다이아그램은 아이디어를 유사그룹으로 묶기 위한 접근법이다. 팀원들이 여러 주제에 관하여 brainstorming(브레인스토밍)이나 다른 접근법을 통해 많은 아이디어를 생각해 내고 평가하는 것이다.

참여자들은 항목을 재배열하고 항목은 테이블 위에 있는 카드에 기록되거나 벽 챠트에 떼었다 붙일 수 있는 형태로 기록된다. 그룹의 아이디어가 만족스러운 수준에 도달할 때까지 누구나 개별적으로 참여하고 이동이 계속된다.

〈표 4-3〉 QI 모델과 QI 도구의 종류

TQM 모델	QI 도구
• **D*A*T** : 자료, 태도, 도구 상호작용 • **Ishikawa** : 원인과 효과도표/인관관계도 - 어골도(Fish bone diagram) • **Deming** : PDCA Cycle - 계획, 실행, 검토, 공식화 • **Juran** : 질의 3요소 - 계획, 관리, 개선 • **Crosby** : 무결점 개념 - 14단계 - 조직 및 경영이론 강조 • **Shewhart** : 관리도(control chart) - 예방 원칙, 합리성 경제성 추구 - 통계적 질 관리 방법 원조 • **Feigenbaum** : 3기능 통합 - 질의 관리, 유지, 향상	• **Brainstorming(아이디어 짜내기)** • **Run chart(런챠트)** : 추세도표 - 장기간 관찰 • **Flow Chart(흐름도)** : 과정 단계적 제시 • **Scatter Plot(산점도)** - 두 요인간의 인과 관계의 정도 제시 - 독립변수, 종속변수 • **Prioritization Matrix(우선순위 매트릭스)** • **Pareto Chart(파레토 챠트)** - 측정치의 상대적 중요도 제시 - 순위 매긴 막대그림프와 함께 항목별 누적 백분율 동시 표시 • **NGT(명목집단기법)** - 문제 우선순위 결정 효과 • **Affinity Diagram(유사성 다이아그램)** - 아이디어를 유사그룹으로 묶음

중요어휘

1. 의료의 질 향상(QI) 모델

· TQM(총체적인 질 관리) 또는 CQI(지속적 질 향상) 모델
 - 품질관리 활동부문(Deming) ~ 과학적 공정관리 활동으로 대체(Juran, Crosby, Ishikawa 등)

1) D*A*T

· * 표시 = 곱하기
· D*A*T 중 한 요소라도 누락 시 값 = O(지속적 질 향상 운동 무의미)
· QI 철학의 핵심개념 및 중요한 관계 평가위한 기본적인 틀 제공
· 3요소(자료, 태도, 도구)가 상호 작용하여 지속적인 질 향상(CQI) 형성
▸ 자료(data) : - 자료원(직원/환자 설문조사, 업무성과 보고서, 임상 데이터베이스)
 - 형태(속성/질적, 변수/양적, 시간/연속자료)
▸ 태도(attitude) : - 팀웍, 의사결정, 과정의 고찰, 고객 중심
 - 최고경영자의 의지
▸ 도구(Tools) : - Ishikawa의 7가지 도구, Brainstorming(아이디어짜내기)
 - 흐름도(Flow chart), 유사도(Affinity diagram), 문제해결 과정

2) Ishikawa : 원인과 효과도표

· 일명 어골도(Fish bone diagram)
· 인과관계도 제시
 - 어떤 결과를 가져오게 한 요인 파악하여 문제 해결방안 모색

3) Deming : PDCA Cycle

▸ Plan(계획) : 문제점의 해결방안을 제시할 수 있도록 자료수집·분석
 - 계획을 세우고 진행
 - 어떤 변화가 질을 향상시킬지 결정

▶ Do(시행) : 제시된 해결방안 시행
  - 실험하거나 변화를 일으키는 단계
  - 변화는 소규모로 시작
▶ Check(검토) : 시행결과의 효율성을 일정기간 동안 검토
  - 결과 관찰
  - 시간경과에 따라 제시된 해결책이 가져온 효과 모니터링
▶ Act(공식화) : 확인된 효율성을 공식화
  - 어떤 교육을 얻었는지 분석, 필요시 환경을 변경하여 실험 반복
  - 부작용 관찰

4) Juran : 질의 3요소

- 일본 산업계의 질 관리 활동에 관여
- 총체적인 질 관리(TQM)의 이론적 구조 제공

▶ 질의 3요소 : 계획(planning), 관리(control), 개선(improvement)

5) Crosby

- 질 증진에 있어 통계적 방법보다 조직과 경영이론 강조
- 무결점(Zero Defect)의 새로운 개념 도입
  - 무결점이란 완벽한 것이 아니라 표준과 규격에 맞는 것을 의미
- 14단계 제시
  - 14단계 과정의 수행이 조직의 문화와 태도에 있어서 변화 강조

6) Shewhart : 관리도(control chart)

- 예방 원칙에 입각해서 합리성과 경제성 추구

7) Feigenbaum의 TQM 이론적 구조

- 총체적 질관리(TQM) = 3가지 기능의 통합(질의 관리, 유지 및 향상)
  - Quality management(질 관리) : 개념, 계획, 설계, 구성
  - Quality maintenance(질 유지) : 생산, 분배, 서비스
  - Quality improvement(질 향상) : 교육, 자료분석, 사용자 환류

2. 의료의 질 향상(QI)의 사용 도구(tools)

- 업무사용되는 QI 도구
  - 적은 자료부터 신뢰성이 높은 객관적 정보 획득에 유용한 수단

1) Brainstorming(브레인스토밍, 아이디어 짜내기)

- 어떤 주제에 관해 새로운 아이디어 창출하는 기법
- 그룹 또는 개개인별로 시행

2) 런챠트(Run chart) : 추세도표(Trend Chart) : 꺽은선 그래프

- 시간의 변화에 따른 과정의 변이들을 장기간 동안 관찰하여 그림으로 제시
- 결과 측면에서 대표적으로 질적 수준을 나타내는 특성들을 장기간 관찰하여 표시
- 측정으로 나타나는 과정(process)의 변화가 없으면 통계학적으로 안정한 것으로 정의

3) 흐름도(Flow Chart)

- 과정을 단계적으로 제시하는 기법
- 업무과정 개선 시 흐름도 그리는 것에서 시작하는 경우 많음
- 업무수행과정의 각 단계인 행위, 의사결정, 대기기간 및 문서화 등의 과정 도식화
- 관련된 모든 사람이 과정을 이해하고 동의하지 않으면 과정의 개선 불가능
- 흐름도는 현재 어떤 일이 일어나고 있는지 파악하는데 유용한 방법
- 진행되는 과정 일목요연하게 파악
- 병목현상 발생한 부분의 개선방안 제시

4) 산점도(Scatter Plot)

- 두 요인 간의 인과관계의 정도 및 유형을 보여주는 기법
- 2개의 연속적인 변수 간의 관계를 그래프로 표시
- 결과와 원인 사이에 어느 정도 관계가 있는지를 검토하는데 사용
- X축(독립변수)과 Y축(종속변수)을 두어 산발적인 양상으로 변수들의 상관관계 파악
- 두 변수 간의 관계는 양의 관계, 음의 관계, 곡선관계, 일정한 관계가 없는 것 등

5) 우선순위 매트릭스(Prioritization Matrix)

- 질 향상 또는 제안된 해결책을 위한 기회들간의 우선순위, 문제 및 쟁점 등을 부여하기 위해 사용되는 방법
- 구조화된 접근법을 이용하여 어떤 제안이 가장 큰 주의를 필요로 하는가를 평가
- 우선순위 기준
  - 고객 영향, 핵심 고객의 관심, 질 향상의 필요성, 안건의 긴급성, 발생빈도, 성공확률, 재정적 영향

6) 파레토 챠트(Pareto Chart)

- 측정치의 상대적 중요도 제시하는 도식화 기법
- 순위를 매긴 막대그림표와 함께 항목별 누적 백분율을 동시에 표시
- 주어진 자료에서 변수들의 상대적 중요성 신속히 파악
- 동일 항목으로 일정기간 후 도표를 다시 그릴 경우 그 기간동안 수행된 개선 활동의 효과정도 파악 가능

7) 명목집단 기법(Nominal Group Technique, NGT)

- 문제의 우선순위 결정 효과
- 의사결정에 있어 집단 간의 의견과 가치가 체계적으로 이용할 수 있는 과정
- 이 기법은 우선순위를 결정하는데 사용되는 방법 중에서 수학적 방법보다는 집단 토론과 정보교환에 더 중점

8) 유사성 다이그램(Affinity Diagram)

- 아이디어를 유사그룹으로 묶기 위한 접근법
- 팀원들이 여러 주제에 관해 브레인스토밍이나 다른 접근법을 통해 아이디어 창출 및 평가

제4장 필수문제

*** 가장 맞는 것에 번호를 기재하시오.**

01 의료의 질 향상(QI) 모델과 그것을 주장한 사람과 맞게 연결된 것은?

① Feigenbaum : D*A*T 모델
② Crosby : 결점 개념
③ Juran : 질의 관리, 유지, 향상
④ Ishikawa : 측정치의 상대적 중요도
⑤ Shewhart : 통계적 질 관리 방법

02 의료의 질 관리에서 발견된 문제점 분석 시 문제의 원인을 생선뼈 모양으로 도식화한 것은?

① run chart
② cause-effect diagram
③ nominal group techniques
④ affinity diagram
⑤ pie graph

03 TQM 모델에 속하지 않는 인물은?

① Feigenbaum
② Juran
③ Crosby
④ Huffman
⑤ Shewhart

04 순위를 매긴 막대그림표와 항목별 누적 백분율을 동시에 표시하는 도식화 기법은?

① Run chart(런 챠트)
② Pareto chart(파레토 도표)
③ Flow chart(흐름도)
④ Prioritization Matrix(우신순위 메트릭스)
⑤ Nominal Group Technique(명목집단기법)

05 Trend chart라고도 하며, 시간의 변화에 따른 과정의 변이들을 장기간 관찰하여 그림으로 나타내는 것은?

① Prioritization Matrix(우선순위 매트릭스)
② Scatter Plot(산점도)
③ Pareto chart(파레토 챠트)
④ Flow chart(흐름도)
⑤ Run chart(런 챠트)

06 D*A*T의 모델에 대한 설명으로 틀린 것은?

① D는 자료를 의미하며 변수, 환자설문조사, 업무성과보고서 등이 해당된다.
② *는 곱하기 표시로 한 요소라도 누락 시 지속적인 질 향상 운동은 무의미하다.
③ QI 핵심개념으로 중요한 관계를 평가하기 위한 기본적인 틀을 제공한다.
④ A는 affinity diagram으로 팀웍, 의사결정, 최고경영사의 의지 등을 의미한다.
⑤ 3가지 요소가 상호 작용하여 지속적인 질 향상을 이룬다.

정답
1. ⑤ 2. ② 3. ④ 4. ② 5. ⑤ 6. ④

07 PDCA에 대한 의미로 옳게 연결된 것은?

① 계획 - 시행 - 검토 - 공식화
② 계획 - 지속 - 검토 - 공식화
③ 투입 - 시행 - 지속 - 확인
④ 투입 - 시행 - 지속 - 확인
⑤ 계획 - 시행 - 지속 - 공식화

08 Shewhart에 대한 설명으로 옳은 것은?

① 적정진료보장의 이론적 구조 제공
② 미국 산업계의 질 관리 활동에 관여
③ 자료, 태도, 도구의 3요소 주장
④ 질 증진에 있어 조직과 경영이론 강조
⑤ 예방 원칙에 입각해서 합리성과 경제성 추구

09 Crosby의 14단계에 속하지 않는 것은?

① 약사위원회
② 관리자 교육
③ 특별위원회 설정
④ 실수원인 제거
⑤ 질 평가 비용

10 어떤 주제에 관한 관심, 문제점, 대안을 창출해 내는 것을 무엇이라고 하는가?

① Brainstorming
② Flow chart
③ Affinity diagram
④ Pareto chart
⑤ Scatter Plot

11 Deming의 질 향상을 위한 과정으로 실험을 하거나 변화를 일으키는 단계는?

① 1단계 ② 2단계 ③ 3단계 ④ 4단계 ⑤ 5단계

12 의료의 질 향상(QI)의 사용도구로 옳지 않은 것은?

① 관리도
② 명목집단기법
③ 산점도
④ 흐름도
⑤ 서열집단기법

13 산점도에 대한 설명으로 옳지 않은 것은?

① 두 요인간의 인과관계의 정도와 유형을 보여주는 기법이다.
② 2개의 연속적인 변수간의 관계를 그래프로 표시한다.
③ 결과와 원인사이에 어느 정도 관계가 있는지를 검토하는데 사용된다.
④ 흩어진 양상으로 변수들의 수직관계를 파악한다.
⑤ X축과 Y축을 두어 흩어진 양상으로 변수들의 상관관계를 파악한다.

정답

7. ① 8. ⑤ 9. ① 10. ① 11. ② 12. ⑤ 13. ④

14 명목집단기법의 단계가 맞게 연결된 것은?

① 의사결정 집단 설정 - 문제 정의 - 문제 토론 - 문제 순위 나열 - 순위 토론
② 의사결정 집단 설정 - 문제 토론 - 문제 정의 - 문제 순위 나열 - 순위 토론
③ 문제 정의 - 문제 토론 - 문제 순위 나열 - 순위 토론 - 의사결정 집단 결정
④ 문제 정의 - 문제 토론 - 문제 순위 나열 - 순위 토론 - 의사결정 집단 결정
⑤ 문제 정의 - 문제 토론 - 문제 순위 나열 - 의사결정 집단 설정 - 순위 토론

15 흐름도(Flow chart)에서 이용되는 부호에 대한 의미로 옳지 않은 것은?

① 다이아몬드형은 의사결정
② 타원형은 출발과 멈춤
③ 직사각형은 과정의 절차나 조치
④ 원형은 거리에 의해 분리되는 두분사이의 연결
⑤ 세모형은 시작과 진행

16 Feigenbaum이 주장하는 TQM의 3가지 기능 통합에 대해 맞는 것은?

① 질 유지 : 생산, 분배, 만족
② 질 관리 : 개념, 계획, 결과
③ 질 향상 : 교육, 자료분석, 사용자 환류
④ 질 보장 : 개념, 분석, 결과
⑤ 질 관리 : 계획, 교육, 사용자 환류

17 우선순위 매트릭스(Prioritization Matrix)에서 우선순위 기준이 아닌 것은?

① 고객의 영향
② 성공확률
③ 모든 고객의 관심
④ 재정적 영향
⑤ 질 향상의 필요성

정답 14. ① 15. ⑤ 16. ③ 17. ③

제5장 병원신임제도 및 의료기관 평가제도

■ 학습목표 ■

- 한국 병원신임제도(전, 표준화사업)
- 병원신임평가 요강 현황 개정
- 의료기관 평가제도(전, 의료기관 서비스 평가제도)
- 의료기간 인증제도로 변경
- 상급종합병원(전, 종합전문요양기관/전문요양기관)
- 외국의 의료기관 신임제도

Chapter

5 병원신임제도 및 의료기관 평가제도

1. 병원신임제도

1.1. 병원신임제도(병원표준화사업)의 배경

1) 소득증대 및 의료보장 확대 : 의료수요 증가 및 생활수준 향상

지난 20년간 소득증대와 의료보장의 확대 실시로 인해 의료이용의 장애요인이 완화되자 이에 따른 잠재적 의료수요의 급격한 표출로 인해 의료수요가 급속히 증가하였으며 아울러 의료기관도 급격하게 양적으로 증대되었다.

한편 생활수준의 향상에 따라 지금까지 시혜(施惠)로서 인식되었던 의료서비스가 국민이 당연히 누려야 할 사회복지의 일환이라는 인식이 보편화되면서 양질의 의료서비스를 받고자 하는 국민적 요구도 증가하고 있다.

2) 의료기관의 증가 : 의료기관간 시설격차 및 의료제공자 개선 미비

의료기관이 갖추어야 할 요건에 대한 규정이 미비된 상태에서 수요의 우선적인 충족 필요성에 따라 단기간 내 이루어진 의료기관의 급속한 증가는 필연적으로 의료기관간의 현격한 시설격차를 초래하게 되었다. 이러한 격차는 병원 경영 환경의 악화 등에 따른 제공자 자체의 개선능력의 미비로 인해 해소되기가 곤란한 실정이다.

3) 의료서비스 수준 적정화 방안 : 병원 신임제도의 필요성 제기

의료기관간 시설격차와 의료제공자 개선의 미비 등에 대한 문제점을 해결하기 위한 방안으로 의료기관이 제공하는 의료서비스 수준을 우리나라가 감당할 수 있는 경제적인 범위 내에서 적정화하는 것을 고려하게 되었다.

즉 양질의 의료서비스를 제공할 수 있도록 의료기관이 제공하는 의료서비스의 수준을 적정화하는 방안들이 광범위하게 활용되었다. 역사적으로 가장 먼저 사용된 방안은 병원 신임제도이다. 이 제도는 양질의 의료서비스를 제공하는 의료기관을 국가적, 전문적인 측면에서 인정하는 것으로 의료기관이 적정한 능력을 갖춘 전문인력과 적정한 수준의 서비스를 제공할 것이라는 전제하에 서비스가 제공되는 구조와 내용을 평가하여 적정 서비스의 수준을 보장하는 것이다.

국내 병원계에서 병원의 윤리성을 제고하고 환자에 대한 적정진료를 보장하기 위한 대책방안으로 병원신임제도의 도입에 대한 필요성이 제기되었다. 한국 질 관리 사업 중 의료기관 신임제도와 유사한 성격을 지닌 사업은 병원표준화심사와 의료기관서비스 평가제도이다.

1.2. 병원 신임평가제도의 발전과정

국내에서 시행되고 있는 병원 신임제도(Hospital Accreditation Program)의 효시는 1963년 국립보건원에서 실시한 수련병원 인정제도(당시 대한의학협회가 관장)이다. 1965년에 보건사회부(보건복지부의 전신)는 병원신임업무를 대한병원협회로 이관 위임하였다. 이는 전공의 수련에 대한 병원운영권을 가지고 있는 병원장의 책임하에 수행되고 있기 때문에 병원급 의료기관을 회원으로 갖고 있는 대한병원협회가 병원신임업무를 관장하는 것이 업무의 성격상 타당하며 효율적인데에 기인하였다.

수련병원실태조사업무에 소요되는 방대한 예산을 자체적으로 해결할 능력이 없어 문제점을 해결할 수 있는 방안으로 이 업무를 자체적으로 수행해 나갈 수 있는 대한병원협회에 위임하지 않을 수 없었다. 따라서 전문의 수련기관 실태조사 및 정원책정에 관한 업무일체를 1967년 1월 1일부터 위임한다는 공문을 시달함으로써 대한병원협회는 병원신임업무를 관장하게 되었다.

국내에서는 1977년 의료보험제도가 시행되면서 의료수요가 급격히 증가됨에 따라 의료기관이 증설되는 현상이 나타났다. 이런 환경하에서 의료기관으로서의 적정한 요건을 구비하지 못한 의료기관도 있어 의료의 질이 저하되고 그 피해가 전체 의료계로 파급될 수 있다는 우려와 함께 자구를 위해 의료계 스스로 자율적인 관리가 필요하다는 의견이 대두되었다. 따라서 1981년에 118개 병원을 대상으로 대한 병원협회 주관으로 병원표준화심사를 실시하였는데 이는 대표적인 질 관리활동에 해당된다. 2003년부터 병원신임평가로 명칭이 변경하여 실시하였다.

표 5-1. 한국 병원신임평가(병원표준화심사)의 발전과정

년 도	내 용
1963	· 수련병원 지정을 위한 심사 : 수련병원 인정제도 - 한국 신임제도의 효시 - 대한의학협회 주관
1967	· 수련병원 인정제도 → 대한병원협회로 이관 - 보건사회부(보건복지부의 전신) 시행 - 전문의 수련기관실태조사 및 정원책정에 관한 업무일체
1977	· 의료보험제도 시행 - 의료수요 급증 - 의료기관 증설 현상 - 의료계 자율적 관리 필요
1981	· 118개 병원 대상으로 병원표준화심사 실시 : 구조적 측면 - 대표적인 질 관리 활동
1995	· 의료기관서비스 평가제도 실시 : 보건복지부 주관
2003	· 병원신임평가로 명칭 변경하여 실시 - 병원표준화심사 → 병원신임평가
2007	· 병원신임평가(Joint commission, JC) 형태로 변경되어 실시
2011	· 의료기관 서비스 평가제도 → 의료기관인증평가

1.3. 병원신임평가의 목적

병원신임평가의 목적은 의료의 질을 구조적 측면에서 평가하는 방법으로 최소기준을 적용하여 충족여부를 평가하는데 있다.

① 기준 : 병원의 최소 일정 기준 설정
- 병원의 진료윤리, 건물 및 기능의 안전도, 의사업무의 조직화
- 진료수준, 시설장비 및 경영관리

② 동기부여 : 모든 병원이 도달할 수 있도록 동기부여

③ 수준향상 : 병원수준 향상·발전시킴

④ 최선의 의료서비스 : 환자에게 최선의 진료 제공 → 궁극적 목표

⑤ 올바른 병원상 정립 : 국민의 신뢰 및 존경 받는 병원상 정립

⑥ 의료의 질 관리 활동 : 병원계의 자율적인 질 관리 활동

한국 병원신임관련 제도의 변경 중요사항

▸ 병원표준화심사(1981년, 대한병원협회) → 병원신임제도(2003년)
▸ 의료기관 서비스평가제도(1995년, 보건복지부) → 의료기관 인증평가(2011년)
▸ 종합전문요양기관 주기평가제(1995년) → 상급종합병원지정평가
▸ 의료기관 적정성 평가 : 건강보험심사평가원

1.4. 병원신임평가사업의 목적

병원신임평가사업의 목적은 5가지로 세부적인 내용은 아래와 같다.

- 의료의 질 관리(적정진료보장 QA)
- 최신 진료수준의 수용성 증대
- 병원 경영관리의 효율성 제고
- 회원병원 권익향상을 위한 정보체계확립
- 수련병원 및 전공의 교육수련의 질 관리 및 향상

1) 의료의 질 관리(QA) : 병원신임평가사업의 핵심

- 정도관리의 향상
- 진료환경의 개선 : 건물 및 대지시설물
- 진료체계의 개선 : 서비스제도 및 적정진료 평가업무
- 진료기능의 적정관리 : 의료의 질 관리(QA) 체계 및 직무교육
- 진료장비의 적정화
- 진료조직의 합리화 : 운영체계 및 인사관리
- 병원 진료능력의 향상 발전
- 의료전달체계의 정착화
- 진료윤리의 보장

2) 최신 진료수준의 수용성 증대

- 교육 및 훈련기회의 확대
- 연구기능의 진작

한국 병원신임제도

◐ **시행년도**
- ▸병원표준화심사 : 1918년 → 구조적 측면
- ▸병원신임합동위원회 : 1952년
  - 병원신임합동위원회(JCAH) → 의료기관신임합동위원회(JCAHO)

◐ **병원신임평가사업의 목적**
- ▸적정진료보장 → 핵심
- ▸최신 진료수준의 수용성 증대
- ▸병원 경영관리의 효율성 제고
- ▸회원병원 권익향상을 위한 정보체계확립
- ▸수련병원 및 전공의 교육수련의 질 관리 및 향상

◐ **병원신임평가의 목적 : 의료의 질 → 구조적 측면의 평가**
- ▸병원의 최소 일정 기준 설정
  - 병원의 진료윤리/건물 및 기능의 안전도/의사업무의 조직화
  - 진료수준/시설장비 및 경영관리
- ▸모든 병원 기준에 도달할 수 있도록 동기부여
- ▸병원수준 향상
- ▸최선의 의료서비스 : 최선의 진료 제공 → 궁극적 목표
- ▸국민의 신뢰 및 존경 받는 병원상 정립
- ▸병원계의 자율적인 질 관리 활동

3) 병원 경영관리의 효율성 제고

- 병원운영조직의 합리화
- 병원인사관리의 효율화 . 후생복리 등
- 병원정보관리의 정립
- 물품재고관리, 병원재무관리, 원무관리
- 시설 : 안전, 폐기, 청소, 위생 등
- 의료자원 이용도 심사체계 : 평가
- 진료지원업무의 체계화 : 급식, 세탁, 사회사업 등

4) 회원병원 권익향상을 위한 정보체계 확립

- 의료보험통계 : 수가, 점유율, 삭감 등

- 의료인력의 생산성 : 인건비 등
- 병원사업통계 : 진료통계
- 재무구조에 관한 정보
- 병원계의 정책 자료

5) 수련병원 및 전공의 교육수련의 질 관리 및 향상

- 수련병원 질 관리 및 향상
- 전공의 교육수련의 질 관리 및 향상

2. 병원신임평가 요강 현황 개정

2.1. 병원신임평가 요강 현황 및 의무기록부문

1) 병원신임평가 요강 현황

과거에 적용하였던 병원표준화심사 요강은 1980년 미국 의료기관신임합동위원회(JCAHO)의 병원조사표(Hospital Survey Profile)에 기초를 두었다.

수정 · 보완을 거쳐 2000년 표준화심사 요강은 학회별 심사, 수련병원심사, 병원표준화심사, 의료서비스평가(보건복지부)를 통합하여 실시하는 방안과 의료의 질 관리 위주로 개정되었다. 병원표준화 심사문항은 기존의 7개 부서, 57개 부문이 2000년부터는 5개 부서, 51개 부문으로 구성되었다. 1999년도 표준화심사 우수기관 10개 병원을 선정하여 2000년 1월 18일부터 1월 21일까지 개정에 따른 시범평가를 실시하였으며 이를 토대로 수정·보완하여 최종안을 개정하였다. 2000년 병원표준화심사부터 개정요강을 적용하되 병원의 적응기간을 감안하여 기존 병원은 2년간 유예기간을 두고 신규병원은 심사 후 평균을 산출하여 적정수준으로 적용키로 하였다.

2013년에 병원신임평가는 평가영역이 3개 체계(병원운영체계, 수련지원체계, 지원부서체계), 57개 부분으로 개정되었다. 병원운영체계는 심폐소생술관리, 수술실, 의료폐기물 부문으로 신설되었다. 소독 및 세탁 부분은 중앙공급실, 직물과 세탁, 청소 및 소독 부문과 통합되었다. 화상치료실은 중환자실 부문으로 통합되었다. 현장 평가 강화와 전공의 수련활동 및 근무환경 개선을 위한 문항 개발 및 추가되었다(표 5-2).

2) 병원신임평가의 보건의료정보관리(의무기록) 부문

(1) 진료부서체계 : 보건의료정보관리 충실성의 평가 문항

- 내과계, 외과계 각 5개 의무기록 확인
- 과목별 의무기록 충실성 평가

(2) 평가 보건의료정보관리 선정 기준

- 퇴원환자 명부 및 수술 대상 : 평가 전년도 1년간
- 제시한 대장에서 재원일수 10-20일(양입법)인 내과계, 외과계(수술환자)
  - 5명의 보건의료정보관리(의무기록)를 임의 선정

(3) 보건의료정보관리(의무기록) 부문 작성 지침 및 평가기준

- 주진단 기재의 적절성
  - 주진단명의 분류기호 일치 여부
- 퇴원요약정보의 충실성
  - 환자정보(성명/등록번호/성별/연령/입원일/퇴원일), 주호소
  - 진단명 수술 또는 처치명, 합병증, 검사결과, 퇴원약, 추후계획
  - 의사서명기재 여부 확인
- 수술정보의 충실성
  - 환자정보/수술일/수술의/수술진진단명/수술후진단명/수술명
  - 수술소견/수술절차/집도의 서명
- 경과정보의 충실성
  - 1일 1회 기재 원칙

병원신임평가의 주요 개정내용

- ▸ 평가영역
  - 3개 체계(병원운영체계, 수련지원체계, 지원부서체계), 57개 부분
- ▸ 병원운영체계
  - 심폐소생술관리, 수술실, 의료폐기물 부문 신설
- ▸ 소독 및 세탁 부분
  - 중앙공급실, 직물과 세탁, 청소 및 소독 부문과 통합
- ▸ 화상치료실 : 중환자실 부분으로 통합
- ▸ 현장 평가 강화
- ▸ 전공의 수련활동 및 근무환경 개선을 위한 문항 개발 및 추가

〈표 5-2〉 병원신임평가 주요 내용

평가 영역	문항 구성	평가 부문	
병원운영체계	11%	A. 조직관리	▸ 병원현황 ▸ 조직경영 ▸ 인적자원 ▸ 고객만족 ▸ 의료사회사업 ▸ 재난관리
		B. 시설안전	▸ 시설안전 ▸ 설비시스템 ▸ 소독세탁 ▸ 의료폐기물
		C. 환자안전관리	▸ 질관리 ▸ 감염관리 ▸ 심폐소생술
		D. 진료지원	▸ 간호 ▸ 약제 ▸ 영양 ▸ 보건의료정보관리(의무기록)
수련지원체계	15%	E. 특수진료지원	▸ 분만실 ▸ 신생아실 ▸ 인공투석실 ▸ 수술실 ▸ 중환자실(ICU, CCU)* ▸ 재활의학 - 핵의학
		F. 수련행정	▸ 의학도서실 ▸ 수련교육
진료부서체계	74%	26개 전문 과목	▸ 수련기관평가 ▸ 수련교육프로그램평가 ▸ 전문의 평가 ▸ 보건의료정보관리(의무기록) 충실성 평가 ▸ 기타(과목별 특수 문항)

* ICU(intensive care unit), CCU(coronary care unit)

<표 5-3 (A)> 병원표준화 심사 부문

부 서	개 정		작성 책임자
	부 문	문항 수	
A. 병원개요 및 행정부서	01. 병원현황* (진료통계 포함) 02. 병원행정* 03. 시설 및 기능 안전성	14 48	· 사무장, 기획실장 보건의료정보관리(의무기록) 실장 · 사무장, 기획실장 · 관리과장, 방화책임자 의공학실장
B. 진료부서편	04. 내과	IM	· 내과장
	05. 소아과	PED	· 소아과장
	06. 신경과	NR	· 신경과장
	07. 정신과	NP	· 정신과장
	08. 피부과	DM	· 피부과장
	09. 일반외과	GS	· 일반외과장
	10. 흉부외과	TS, CS	· 흉부외과장
	11. 정형외과	OS	· 정형외과장
	12. 신경외과	NS	· 신경외과장
	13. 성형외과	PS	· 성형외과장
	14. 산부인과	OB & GY	· 산부인과장
	15. 안과	OT	· 안과장
	16. 이비인후과	OL	· 이비인후과장
	17. 비뇨기과	UR	· 비뇨기과장
	18. 결핵과	TB	· 결핵과장
	19. 재활의학과	RH	· 재활의학과장
	20. 마취과	AN	· 마취과장
	21. 진단방사선과	DR	· 진단방사선과장
	22. 치료방사선과	TR	· 치료방사선과장
	23. 임상병리과	CP	· 임상병리과장
	24. 해부병리과	AP	· 해부병리과장
	25. 가정의학과	FM	· 가정의학과장
	26. 응급의학과	EM	· 응급의학과장
	27. 핵의학과	NM	· 핵의학과장
	28. 산업의학과	IM	· 산업의학과장
	29. 예방의학과	PM	· 예방의학과장
	30. 치과	DT	· 치과장

〈표 5-3 (B)〉 병원표준화 심사 부문

부 서	심사 부문		작성 책임자
	부 문	문항 수	
C. 특별진료부서	31. 중환자실* (ICU, CCU) 32. 기타 특별진료부문	108	· 마취과장, 간호과장 · 수간호사 · 내과, 외과, 산부인과 · 소아과, 피부과 등 · 관계 진료과장
D. 지원 부서편	33. 재활의료 34. 마취 35. 방사선 36. 임상병리 37. 해부병리 38. 응급진료 39. 핵의학 40. 간호 41. 약제 42. 보건의료정보관리(의무기록)* 43. 중앙공급실 44. 직물 및 세탁 45. 청소 및 소독 46. 영양 47. 의료사회사업 48. 병원도서실		· 재활의료과장 · 마취과장 · 방사선과장 · 임상병리과장 · 해부병리과장 · 응급실장 · 핵의학과장 · 간호과장 · 약제과장 · 보건의료정보관리(의무기록)실장 · 중앙공급실장 · 세탁부 책임자, 관계 수간호사 · 관리과장, 영선과장, 서무과장 · 영양과장 · 사회사업과장 · 사서, 도서실장
E. 질 관리 부서	49. 질 관리* 50. 감염 관리* 51. 고객 만족*	20 40 12	· 질관리위원회 위원장 질관리실장 · 감염관리위원회 위원장 · 기획실장, 사무장, 원무과장
F. 임상각과 진료, 수련 교육부서편	수련교육부문		· 수련교육부장

* 중환자실 : ICU (Intensive care unit), CCU(Coronary care unit)

2.2. 심사 대상병원 충족 요건

병원신임평가의 대상병원의 충족 요건은 시·도지사로부터 의료기관 개설허가를 받은 병원으로 24시간 환자진료가 가능하고 진료에 필요한 시설장비와 병상을 갖추어야 하며 1년 이상 환자 진료실적이 있는 병원을 대상으로 한다.

병원신임제도의 중요 내용

1) 병원신임평가사업의 궁극적 목표

- 최선의 진료제공

2) 심사 대상병원 충족 요건

- 24시간 환자 진료가 가능한 병원
- 시 · 도지사로부터 의료기관개설허가를 받은 병원
- 진료에 필요한 시설과 장비를 갖춘 병원
- 1년 이상 환자진료실적이 있는 병원

3) 미국 병원신임평가사업

- 병원신임합동위원회(JCAH, 1918)
  - 병원표준화사업(외과학회 주관) → 이관(1952) 받아 '인가'형태 심사
- 의료기관신임합동위원회(JCAHO, 1952) → 의료기관신임평가제도(JC, 2007)로 명칭 변경
- 미국에서 환자 진료비 상환과 깊은 관계
- 심사 결과 대중에게 공개
- 국제의료기관평가(Joint Commission International, JCI)
  - 1997년부터 외국병원 등 신청 받아 신임평가 시행하는 의료기관신임평가제도(JC) 산하 조직

2.3. 병원신임평가의 심사 신청

병원신임 심사 신청은 수련병원과 신규대상병원은 매년 3월 31일까지 병원신임평가 요강을 2부 작성하여 1부는 병원에 보관하고 1부는 의료기관 개실허가증 사본 1부 등 관련지료와 함께 대한병원협회에 신청하여야 한다.

2.4 병원신임평가 방법

1) 현지심사

평가 전 병원에서 준비 자료를 전산에 입력한다. 신임심사반이 매년 6-9월, 약 100여개 심사대상병원을 현지 방문하여 실시한다. 신임심사요강 내용을 현지 확인하여 심사평가기준에 의거하여 심사한다.

2) 서류심사

신임심사를 5년 이상 받은 병원 중 신임심사성적이 80% 이상인 병원은 3년간, 70% 이상인 병원은 2년간 병원신임을 인정한다. 각각 2년, 1년간 서류심사로 대신할 수 있다. 단, 신규 레지던트 수련을 신청한 병원 및 조건부 지정병원은 서류심사 대상에서 제외한다.

3) 병원신임위원회 평가

현지평가와 서류평가 결과 취합 후 검토의견을 첨부하여 병원신임위원회에 상정한다.

병원심사 신청 방법

- **수련병원 및 신규대상 병원**
  - 매년 3월 31일까지 대한병원협회에 신청
- **구비서류 : 신임심사요강 2부 작성**
  - 1부 : 병원 보관
  - 1부 : 의료기관개설허가증 사본 1부 등과 함께 제출

2.5. 심사위원 구성

심사반은 병상군별로 구분하여 일개 반을 심사위원 4~5인 범위 내에서 편성한다 (표 5-4).

- 심사반장 : 병원 신임 위원 중 병원장
- 학　　회 : 병원 신임 위원 중 학회 심사위원 또는 각 학회별 추천
- 간　　호 : 간호협회 추천

• 행　　정 : 병원표준화 심사요강 개정작업에 참여한 위원 또는 행정부 원장급 관리자

〈표 5-4〉 병원신임평가 병원의 병상군별 분류기준

병원군별	병상군별 분류 기준	심사위원수
A	대학병원 및 500병상 이상 인턴, 전공의	5인(반장 1, 학회 2,, 간호 1, 행정 1)
B	300~499병상, 인턴, 전공의	4인(반장 1, 학회 1, 간호 1, 행정 1)
C	200~299병상, 인턴, 전공의	4인(반장 1, 학회 1, 간호 1, 행정 1)
단 C	단과 전공의 수련병원	4인(반장 1, 학회 1, 간호 1, 행정 1)
D	100병상 이상 인턴수련병원	4인(반장 1, 학회 1, 간호 1, 행정 1)

2.6. 심사과정 및 평가결과의 기준

병원신임평가 성적은 수련병원의 지정 및 전공의 정책의 근거 자료로 이용된다. 구체적인 내용은 (표 5-5)에 제시된 바와 같다.

〈표 5-5〉 한국 병원신임제도의 평가 방법

병원 및 심사	평가 결과	평가 기준
현시심사	• 평가 전 병원에서 준비 자료 진산 입력 • 병원신임평가의 심사대상병원을 현지 방문 • 신임심사요강 내용을 현지 확인 - 심사평가기준에 의거 심사	• 병원신임 요강 내용의 현지 확인 • 심사평가기준에 의거 심사
서류심사	• 신임 인정기간 - 5년 이상 수검받은 병원 중 심사성적이 70% 이상일 경우	• 2년간 병원신임 인정 • 1년간 서류심사 대신 가능
	- 5년 이상 수검받은 병원 중 심사성적이 80% 이상일 경우	• 3년간 병원신임 인정 • 1년간 서류심사 대신 가능
평가방법	• 현지심사 + 서류심사 = 결과 취합 후 검토 의견 첨부 → 병원신임위원회 상정	

2.7. 병원신임평가의 질 관리 부문

1) 병원신임평가의 질 관리부문의 구성

질 평가 활동의 주제는 필수와 선택으로 구성되어 있다. 필수 주제는 병원감염관리, 간호, 의무기록, 이용도 조사, 환자 불만 내용(환자만족도) 등의 5개 주제와 선택주제 10개 중 2개 이상 선택하여 질 평가 활동을 하여야 한다. 외국에 비하면 기준의 수나 체계에 있어 부족한 감이 있으며 병원의 실질적인 질 관리 사업간의 개연성과 접근법 및 활동 수행방식에 대한 지침이 전혀 없음으로 인해 실효성 있는 기준으로 작용하지 못하고 있다고 평가할 수 있다.

향후 활성화될 질 관리사업은 개별 병원단위나 학회 차원에서 보다 실질적인 활동으로서 발전해 나갈 토대를 확보함과 아울러 신임제도와 같은 제도적 장치를 통해서도 질 관리 사업의 촉진이 이루어질 수 있도록 제도 운영이나 기준설정상의 개선이 이루어져야 할 것이다.

2) 심사문항 및 평가기준상의 문제점

- 병원신임평가에 대비한 문서상의 기록에 치중하는 형식적인 활동에 있다.
- 질 관리에서의 구조, 과정 및 결과 중 구조적인 측면에 집중되어 있다.
- 상대적으로 중요한 질 관리 활동의 주제가 누락되거나 질 관리 활동의 주제 및 수행방법의 선정에서 병원의 선택권이 제한되고 있다. 이러한 이유는 기본, 지원, 특별진료, 조사·평가부서에 산재되어 있으며 각 부서별로 질 관리 활동의 주제와 수행방법을 별도로 정하고 있다.
- 대부분의 심사자와 피심사자가 현재의 조사·평가부서 등에 있어 사용되는 의료의 질 평가 및 개선에 관련된 개념 및 용어를 정확하게 이해하지 못하고 있다. 이는 심사위원이 용어를 자의적으로 해석하여 평가를 할 가능성이 있어 신뢰도와 타당도를 갖춘 평가를 하기 어렵다.

3) 병원신임평가에서 요구하는 질 관리 활동 방법 : 표 5-6(A-D) 설문지

- 질 관리 활동을 효과적으로 수행하기 위해서는 병원 경영진의 리더쉽이 매우 중요하다.

- 병원 경영진은 업무과정(process)의 설계, 현재의 질적 수준 측정 및 결과분석, 개선 활동 수행 및 효과 평가의 단계별로 질 관리 활동을 기획하여 체계적으로 접근하여야 하며, 전 부서가 이러한 활동을 수행할 수 있도록 지원하여야 한다(해당 설문항 번호 : 1-9, 13, 17).
- 새로운 업무 프로세스나 변화된 업무 프로세스를 잘 설계하여야 한다. 즉 사전에 업무 프로세스의 목표 또는 기대치를 설정하고, 업무 프로세스의 성과를 측정하여야 한다(해당 설문항 번호 : 8).
- 수집된 자료를 근거로 활동이 이루어져야 한다(해당 설문항 번호 : 10, 14-15, 18-20).
- 기존 업무 프로세스의 안전성에 대한 모니터링(monitoring)
- 개선의 기회 또는 문제점 발견
- 개선을 유도할 수 있는 전략의 발견
- 개선 효과의 유지
- 체계적으로 자료를 정리하여 지속적인 분석을 하여야 한다(해당 설문항 번호 : 10-15, 18-20)
- 적절한 통계적 기법을 이용한 자료 분석과 제시
- 기존 자료 또는 다른 정보를 이용한 비교
- 바람직하지 않은 개별 사건 또는 경향에 대한 집중 분석
- 질적 수준을 향상시킬 수 있는 전략의 발견
- 질적 수준을 개선하고 이를 유지할 수 있어야 한다(해당 설문항 : 11-12).

4) 질 관리 부문 평가 항목

다음 항목은 현지 심사시에 준비되어 있어야 한다.

- 병원기구 편제표 및 질 관리 담당자 명단
- 의료의 질 평가 및 개선 활동을 주관하는 위원회 규정 및 전년도 회의록
- 전년도의 병원 전체 질 관리 활동 결과 보고서
- 해당 연도의 질 관리 활동 사업 계획서(해당 설문항 번호 : 8)
- 직원에 대한 질 관리 관련 교육·훈련 실적 및 결과 환류 증빙 서류
- 전년도 주제별 질 관리 활동 보고서
- 전년도 각 부서별 질 관리 활동 보고서

◐ 종합병원의 QI 활동 조사표

〈표 5-6 (A)〉 병원신임평가에서 요구하는 병원의 질 관리 활동방법

◐ 병원 질 관리(QA) 부서에 관한 사항

1. 귀 병원의 전반적인 진료의 질 평가 및 개선 활동을 담당하는 실무자가 있습니까? (D군 및 단과병원 제외)
   □ ⑨ 해당 무(담당 실무자 부재)
   □ ① 전임 (　　) 명
   □ ② 겸임 (　　) 명
2. 귀 병원 전반의 질 관리 업무를 조정하는 부서인 QA실 또는 질 관리실이 설치되어 있으며 병원장의 직접적인 관할하에 운영되고 있습니까?
   □ ⑨ 해당 무(담당 실무자 부재)
   □ ① 질 관리실은 있으나 병원장 관할하에 있지 않다.
   □ ② 질 관리실이 있으며 병원장 관할하에 운영되고 있다.

◐ 의료 질 관리 위원회에 관한 사항

3. 의료의 질 평가 및 개선 활동을 주관하는 위원회에 직책 또는 부서의 대표가 포함되어 있습니까?
   □ ⑨ 해당 무(위원회 미구성)
   □ ① 최고 경영층 (원장, 부원장, 기획실장 등 주요 보직자)
   □ ② 임상진료 부서(내과, 외과, 산부인과, 소아과 등)
   □ ③ 임상검사 부서(방사선과, 병리과, 핵의학과 등)
   □ ④ 특수진료 부서(중환자실, 응급실 등)
   □ ⑤ 간호부서
   □ ⑥ 의무기록 및 전산 부서
   □ ⑦ 기타 진료지원 부서(약제, 영양 등)
   □ ⑧ 일반관리 부서(원무, 보험, 총무, 인사, 관리 등)
4. 의료 질 관리 위원회는 적절한 간격으로 회의를 개최하고 있습니까?
   □ ⑨ 해당 무(위원회 미구성)
   □ ① 4회 이상/년　　　　□ ② 3회 이하/년
5. 의료 질 관리 위원회는 질 관리실에 보고된 주제별 및 부서별 질 관리 활동의 진행과 결과에 대하여 보고를 받고 이에 대하여 검토를 하고 있습니까?
   □ ⑨ 해당 무(위원회 미구성)
   □ ① 모든 회의에서 안건보고 및 검토를 한다.
   □ ② 일부 회의에서만 안건보고 및 검토를 한다.
6. 의료 질 관리 위원회는 회의의 결과를 병원장에게 정기적으로 보고하고 있습니까?
   □ ⑨ 해당 무(위원회 미구성)
   □ ① 연 4회 이상
   □ ② 연 4회 이하

<표 5-6 (B)> 병원신임평가에서 요구하는 병원의 질 관리 활동방법

◐ 의료의 질 관리(QA)사업에 관한 사항

7. 귀 병원의 전년도 질 관리 사업 결과 보고서에 다음의 내용이 포함되어 있습니까?
   - □ ⑨ 해당 무(병원 전체 질 관리사업 부재)
   - □ ① 사업목적　　□ ② 질 평가의 대상
   - □ ③ 질 평가의 방법　　□ ④ 질 평가에 소요된 자원
   - □ ⑤ 질 평가 결과 분석　　□ ⑥ 질 평가 결과에 따른 개선 활동 및 효과 평가

8 귀 병원의 해당 연도 질 관리 사업 계획서에 다음의 내용이 포함되어 있습니까?
   - □ ⑨ 해당 무(병원 전체 질 관리사업 부재)
   - □ ① 사업목적　　□ ② 질 평가의 대상
   - □ ③ 질 평가의 방법　　□ ④ 질 평가에 필요한 자원

9. 귀 병원 직원에 대해 질 평가 및 개선에 필요한 지식과 기술에 대한 교육·훈련을 다음 직종의 직원들에게 실시하십니까?
   - □ ⑨ 무 해당(교육 및 훈련 프로그램 부재)
   - □ ① 임상 진료부서 의사　　□ ② 검사 부서 의사
   - □ ③ 간호사　　□ ④ 약사
   - □ ⑤ 의무기록사　　□ ⑥ 의료기사
   - □ ⑦ 관리 부서 직원　　□ ⑧ 신규 채용 직원

10. 질 평가 및 개선 활동 결과에 대한 정보를 다양한 방법을 이용하여 직원에게 환류(feedback) 하고 있습니까?
   - □ ⑨ 해당 무　　□ ① 사례 발표회
   - □ ② 원내 소식지　　□ ③ 원내 회의 또는 공문
   - □ ④ 기타 (방법 명시) ____________________

11. 귀 병원의 주제별 질 관리 활동이 활발하게 이루어지고 있습니까?
   - □ ⑨ 해당 무(주제별 질 관리 활동 부재)
   - □ ① 4건 이상/년　　□ ② 3건 이하/년

12. 귀 병원의 주제별 질 관리 활동은 다음 중 어떤 내용을 하고 계십니까?
   - □ ⑨ 해당 무(주제별 질 관리 활동 부재)
   - □ ① 활동 목표 및 표준　　□ ② 질 평가 기준 또는 평가 양식
   - □ ③ 문제 분석　　□ ④ 개선 활동
   - □ ⑤ 개선 활동 후 재평가

<표 5-6 (C)> 병원신임평가에서 요구하는 병원의 질 관리 활동방법

◐ 진료부서의 질 관리(QA) 활동에 관한 사항

13. 진료부서는 부서 내 질 관리 활동 결과를 질 관리실에 보고하고 있습니까?
    - □ ⓞ 미보고
    - □ ① 4개 이상 진료과(3개 부문 모두 포함)
    - □ ② 4개 이상 진료과(3개 부문 중 일부 포함)
    - □ ③ 3개 이하 진료과

14. 내과계 진료과의 전년도 질 관리 활동보고에 다음과 같은 내용이 포함되어 있습니까?
    - □ ⑨ 해당 무(질 관리 활동 결과 미보고)
    - □ ① 질관리 활동의 주제
    - □ ② 활동 목표 또는 표준
    - □ ③ 평가 기준 또는 지표
    - □ ④ 평가 결과 분석 및 개선 과제 규명
    - □ ⑤ 개선 활동 효과 평가

15. 외과계 진료과의 전년도 질 관리 활동보고에는 다음과 같은 내용이 포함되어 있습니까?
    - □ ⑨ 해당 무(질 관리 활동 결과 미보고)
    - □ ① 질관리 활동의 주제
    - □ ② 활동 목표 또는 표준
    - □ ③ 평가 기준 또는 지표
    - □ ④ 평가 결과 분석 및 개선 과제 규명
    - □ ⑤ 개선 활동 효과 평가

16. 지원 진료과의 전년도 질 관리 활동보고에 다음과 같은 내용이 포함되어 있습니까?
    - □ ⑨ 해당 무(질 관리 활동 결과 미보고)
    - □ ① 질 관리 활동의 주제
    - □ ② 활동 목표 또는 표준
    - □ ③ 평가 기준 또는 지표
    - □ ④ 평가 결과 분석 및 개선 과제 규명
    - □ ⑤ 개선 활동 효과 평가

<표 5-6 (D)> 병원신임평가에서 요구하는 병원의 질 관리 활동방법

◐ **진료지원 및 관리부서의 질 관리(QA) 활동에 관한 사항**

17. 간호부서에서 보고한 부서 내 질 관리 활동보고에 다음과 같은 내용이 포함되어 있습니까?
    - □ ⓞ 아니오
    - □ ① 4개 이상 진료과(3개 부문 모두 포함)
    - □ ② 4개 이상 진료과(3개 부문 중 일부 포함)
    - □ ③ 3개 이하 진료과
18. 간호부서에서 보고한 부서 내 질 관리 활동 보고에는 다음과 같은 내용이 포함되어 있습니까?
    - □ ⑨ 해당 무 (질 관리 활동 결과 미보고)
    - □ ① 질 관리 활동의 주제
    - □ ② 활동 목표 또는 표준
    - □ ③ 평가 기준 또는 지표
    - □ ④ 평가 결과 분석 및 개선 과제 규명
    - □ ⑤ 개선 활동 효과 평가
19. 진료 지원 부서에서 보고한 부서 내 질 관리 활동보고에 다음과 같은 내용이 포함되어 있습니까?
    - □ ⑨ 해당 무(질 관리 활동 결과를 보고하지 않으므로)
    - □ ① 질 관리 활동의 주제
    - □ ② 활동 목표 또는 표준
    - □ ③ 평가 기준 또는 지표
    - □ ④ 평가 결과 분석 및 개선 과제 규명
    - □ ⑤ 개선 활동 효과 평가
20. 관리 부서에서 보고한 부서 내 질 관리 활동보고에 다음과 같은 내용이 포함되어 있습니까?
    - □ ⑨ 해당 무(질 관리 활동 결과를 보고하지 않으므로)
    - □ ① 질 관리 활동의 주제
    - □ ② 활동 목표 또는 표준
    - □ ③ 평가 기준 또는 지표
    - □ ④ 평가 결과 분석 및 개선 과제 규명
    - □ ⑤ 개선 활동 효과 평가

3. 의료기관 평가제도

3.1. 의료기관 서비스 평가제도 : 의료기관평가제도의 시초

전국민 의료보험이 실시되면서 의료이용이 증가되고 소득 수준의 상승과 권리의식의 증대에 따라 양질의 의료에 대한 국민 요구는 더욱 증가해 왔다. 그 결과 의료이용은 대학병원을 위시한 일부 대형병원을 위주로 이루어져 이들 기관을 이용하는 환자들은 장시간의 진료대기나 의료 인력의 불친절 등을 경험하게 되어 의료 이용과 관련한 불만이 증가되어 왔을 뿐만 아니라 의료와 쾌적한 서비스를 받기 위하여 대형종합병원으로 집중되는 현상을 초래하였다. 보건복지부는 그 원인을 분석하고 대책을 강구하기에 앞서 "국민들의 의료기관 이용에 따른 불편을 최소화하고 의료서비스 수준을 향상시킴으로써 쾌적한 진료 환경을 조성한다."는 명분으로 의료기관서비스평가제도를 추진하게 되었다.

1994년 11월 보건복지부는 의료기관서비스평가협의회를 구성하고 1994년부터 3차 진료기관에 대해 평가를 실시하고자 하였으나 강력한 반대에 직면하게 되었다. 의료계의 반대에도 불구하고 정부는 시범사업의 형태로 1995년 12월 전국의 39개 3차 의료기관을 대상으로 서비스 평가제도를 처음 시행하였다. 실시 2차 년도인 1996년에는 400병상 이상의 40개 병원을 대상으로 평가를 실시하였다. 2004년부터 보건복지부 주관으로 300병상 이상 병원을 대상으로 3년 주기의 의료기관 평가제도를 시행하였다. 2011년 의료기관평가제도로 전환되었다.

3.2. 의료기관 서비스 평가요소 및 관련 부서

1) 평가요소 및 관련 부서

의료기관 서비스 평가 도입 초기에는 서비스의 일반적이고 구조적인 부문에 대한 평가를 우선 개발하여 시행하고 질 향상과 관련된 부문은 추후 평가기법을 개발하여 시행하는 것으로 하였다(표 5-7). 주요 평가기준은 전문인력서비스, 일반관리 및 지원서비스, 부서별 서비스로 분류하여 총 193개의 세부 항목으로 구성되어 있다(표 5-8). 그 중 보건의료정보관리사가 평가하는 요소는 보건의료정보관리(의무기록) 서비스(10항목), 응급서비스(2항목), 수술서비스(2항목), 검사서비스(1항목), 방사선서비스(2항목)을 포함하여 총 17항목이다(부록 2 참조).

<표 5-7> 의료기관 서비스 평가의 제 측면

구 분	평가의 제 측면
의료의 구성요소	· 구조, 과정, 결과 - 도나베디언(Donabedian) 접근법
평가 측면	◐ **효율성(Efficiency)** · 병원관리의 효율성 · 국가보건의료체계의 효율성 - 지역사회서비스, 의료전달체계기여도, 보건정책참여도 ◐ **의료의 기술적 수준(Technical Quality)** · 진료기술 · 질병구성 난이도 ◐ **적합성(Adequency)** · 환자의 만족도 · 의료인-환자 관계 · 가용성 - 기본구조의 충족성, 쾌적성

2) 의료기관 서비스의 평가방법

(1) 시험평가(Pre-test)

의료기관 서비스 평가기준으로 개발된 문항에 대한 적합성 여부와 측정 가능성을 검토하여 대상 병원 및 조사원이 기입할 조사표의 적절성, 조사기간, 조사세부일정 및 평가단 구성 등 평가제도의 실시와 관련된 제반 사항을 점검하기 위한 목적으로 시험평가가 우선 실시되었다. 시험평가는 1995년 3월 메리놀병원과 아주대학병원 2곳에서 수행되었다.

(2) 예비평가(Pilot-survey)

평가 실시를 앞두고 실제 조사과정과 동일하게 조사를 실시함으로써 조사상의 문제점을 점검하기 위한 목적으로 예비평가를 실시하였다. 예비평가의 구체적인 목표는 선정된 평가기준, 평가단의 구성, 평가과정, 평가기간 및 일정의 적합성을 최종적으로 검토하는 것이었다. 예비평가를 실시할 조사원 선발은 관련단체 및 병원에 협조하여 선정하였으며 선정된 조사원은 의사 2인, 간호사 8인, 의무기록사 2인, 영양사 2인 및 소비자로 구성된 면담조사원 6인이었다.

선정된 조사원을 대상으로 1일간의 교육이 시행되었고 조사원외에 기준개발 실무팀, 보건복지부 담당자 및 한국보건의료관리연구원의 연구진이 지원단으로 참여하여 2개 평가반을 구성하였다. 따라서 예비평가는 1994년 5월 중순에 각 병원당 3일의 일정으로 가톨릭대학교 의대 의정부성모병원, 대구파티마병원, 순천향병원, 한일병원 등 4개 병원을 대상으로 예비평가가 실시되었다.

(3) 조사유형

평가기준집을 사전에 평가대상병원에 미리 배포하여 각 병원이 배포된 평가지침서에 의거하여 사전에 산출해 두어야 할 자료들을 준비하고 이를 참고로 병원별 현장조사를 효율적으로 수행할 수 있게 된다. 병원별 현장조사는 조사의 객관성과 전문성을 반영할 수 있도록 여러 가지 측면에서 다양한 조사방법을 적용하게 된다. 조사방법에는 직접 관찰하는 '현지조사', '현지확인', '환자일반면담' 및 '환자지정면담'으로 분류된다. 현지조사는 평가대상병원에서 미리 조사표를 작성하고 평가요원이 병원현장조사에서 관련 자료를 제시받아 일치여부를 확인하는 방법으로 현지확인 문항에 유의하여야 한다.

특히 99년 평가부터는 대형병원과 중소병원이 구분된 평가기준을 사용하였다. 대형병원의 질 향상 활동부문 중 현지확인 문항은 QI 교육, QI 활동관련 기본정보 생성 2개 문항이며, 중소형병원의 질 향상 활동부문 중 현지 문항은 QI 교육 1개 문항이다. 환자일반면담은 평가를 위하여 평가기준별로 해당 서비스를 필요로 하거나 평가할 수 있는 것으로 인정되는 범위의 환자 또는 보호자를 평가요원이 지정하여 면담을 수행하는 것이다.

〈표 5-8〉 의료기관서비스 평가기준문항 구성

평가요소 / 문항구분 평가부서	환자만족도 (A) 56		업무수행 및 성과 (B) 114		시설인력 수준 (C) 23		계† (193)
	정규 (53)	시범 (3)	정규 (7)	시범 (37)	정규 (22)	시범 (1)	
전문인력 서비스							(39)
의사직 서비스	5		7	4	1		17
간호직 서비스	11		2	2	1		16
기타 인력 서비스	3		2	1			6
일반관리 및 지원 서비스							(90)
병동 서비스	5		7	1	5		18
외래 서비스	7		3	2	2		14
보건의료정보관리 (의무기록) 서비스*			8	1	1		10
영양 서비스	1	1	5	2			9
일반관리 및 체계	7	1	8	2	4		23
감염관리			3	3			6
의료의 질 관리(QA)‡				5			5
보건과 안전			4	1			5
부서별 서비스							(64)
응급 서비스*	2		4	2	2		10
수술 서비스*	3		4				7
검사 서비스*	1		7	3			11
방사선 서비스*	2		7	4	1		11
약제 서비스	4		7	3			11
특수 진료 서비스 (중환자실)	1		3	1	4		9
특수 진료 서비스 (모성 및 신생아)	1	1	2	-	1		5

† 정규 : 152개 문항, 시범 : 41개 문항

‡ 질 향상 계획 및 교육, 병원사망율, 재입원률, 평균재원일수

* 보건의료정보관리사가 평가하는 요소

의료의 질 관리 활동으로 직접적 기대 효과

- ▸ 감염율 감소, 환자 진료수준의 향상
- ▸ 의료사고감소, 사망률 감소

3) 평가기구의 구성

(1) 의료기관 서비스평가협의회

의료계, 소비자, 정부, 보험자, 학계, 연구기관, 경영계, 언론계 등 사회 전반을 대표하는 13인의 위원으로 구성되어 있다.

(2) 실무협의회

10인 이내의 의료관계 전문가로 구성되어 있다.

(3) 평가요원의 자격

각 평가요원의 전문분야별 자격요건은 (표 5-9)에 제시된 바와 같다. 1개 평가반은 각 분야 전문가인 조사원 10명으로 구성되며 1개의 평가반이 2개 병원을 대상으로 조사를 수행한다.

〈표 5-9〉 의료기관 서비스 평가요원의 자격요건

조사원	병상 수	자격요건
평가반장	500병상 이상	· 병원 근무경력 10년 이상 - 의료의 질 관리 활동에 관련하는 의사
의사	-	· 전문의 이상
간호사	500병상 이상	· 병원 근무경력 5년 이상
약사	500병상 이상	· 병원 근무경력 5년 이상
보건의료정보관리사 (의무기록사)	500병상 이상	· 병원 근무경력 5년 이상
영양사	500병상 이상	· 병원 근무경력 5년 이상
병원관리자	500병상 이상	· 병원 근무경력 10년 이상

4) 평가 수행

의료기관 서비스 평가기준은 최초로 시행된 1995년도 평가의 실시 및 분석과정에서 나타난 문제점을 해소하고 평가 대상병원의 병상규모 및 기능이 상이함을 반영하기 위하여 1995년 평가기준에 기초하여 1996-1998년까지 계속적인 일부 문항의 내용, 조사방법 및 조사대상 등을 수정하였다.

병원 부서 중 평가기준의 개발이 상대적으로 미흡한 분야에 대해 추가로 기준을 개발하여 평가를 실시하였다. 특히 1999년부터는 지난 4년간의 평가결과를 반영하고 관련학회의 자문을 받아 최종적으로 대형 및 중소병원용으로 구분하여 평가기준을 개발하여 사용하였다.

2001년은 1999년도에 평가기준 중 일부의 부적절함과 의료환경의 변화를 반영한 새로운 기준의 추가 필요성이 제기되었다. 이러한 기준의 반영을 위하여 대형 및 중소병원 평가기준을 다수 수정·보완하였다. 2000년은 의약분업 실시로 의료환경의 변화를 반영한 새로운 기준의 추가 필요성이 제기되어 평가는 실시되지 않았다(표 5-10).

2001년의 서비스 평가는 2002년 본 평가의 실시에 대비한 최종적 점검을 위한 평가로서 실시되었으며 우리의 현실에 적합한 평가기준과 조사방법 및 평가결과 종합방안을 확정하기 위한 것이었다.

5) 평가결과

2001년까지 서비스평가는 평가도구 등의 개발을 위한 시범 및 준비평가로 실시되었다. 평가결과에 따른 등급 및 병원별 평가내역은 공표되지 않았으며 해당병원에만 평가결과를 통보하여 자체적으로 미비점을 보완하는데 활용하도록 하였다.

의료기관서비스 평가제도가 사회적으로 공인된 제도로써 발전하기 위해서는 객관적이고 국내 현실에 적합한 평가도구와 체계를 갖추는 것이 중요하다. 따라서 지난 6년간의 평가는 이와 같은 체계적인 평가들을 마련하기 위한 시험평가로서 진행되어져 왔다(표 5-11).

시험평가 동안에는 병원별 종합평가결과 및 순위를 제시하지 않았으며 세부적인 평가결과도 공표하지 않았다. 현재까지 평가로서도 의료기관의 전반적인 수준을 평가하는 것은 어려운 일이다. 시험평가로 완벽한 평가의 틀을 갖추기 위한 준비단계로 진행되었음을 고려하여 서비스 평가결과가 의료기관의 수준을 직접적으로 판단하는 기준으로 사용되지 않도록 유의하여야 한다.

본 평가로 진행될 경우 평가결과의 종합 및 공표는 현재까지와는 달리 병원별 평가결과를 종합하여 등급화한 후에 그 결과를 공표할 것이다. 한편 신임정도에 따라 의료보험 급여 시 적용되는 가산율을 차등적용하는 방안을 도입하여야 할 것이다.

〈표 5-10〉 의료기관평가제도의 변천 과정

년도	의료기관평가제도의 변천	평가
1995	3차 의료기관 : 39개 병원 - 최초 시행	시범평가
1996	400병상 이상 : 56개 병원	시범평가
1997	300병상 이상 : 40개 병원	시범평가
1998	300병상 이하 : 30개 병원	준비평가
1999	중소병원(11개) + 대형병원(18개) = 29개 병원	준비평가
2001	중소병원(19개) + 대형병원(14개) = 33개 병원	준비평가
2002	희망병원 및 신임기간 만료병원 대상	본평가
2004	보건복지부 주관 - 3년 주기의 의료기관 서비스 평가 시행	
2011	의료기관 평가제도 → 의료기관 인증제도로 변경 - 의료기관별 인증원 주관으로 실시	

〈표 5-11〉 의료기관 서비스 평가사업의 단계별 실시방안(1995-2010)

구분/ 년도	시험평가 1995~1997	준비평가 1998~2001	본 평가 2002~2010
목표	· 평가사업의 필요성 확산 · 평가기준 및 방법 개발 · 평가결과 분석기법 개발	· 평가를 통한 병원교육 강화 - 서비스 수준 제고 · 평가제도 법적근거 정비 · 적부 판정기준 제시 · 정부사업 연계방안 연구 · 검토	· 의료기관서비스 수준의 적부판정 및 공표 · 평가결과에 따른 보상 적용
평가 대상	· 3차 의료기관 · 400병상 이상 병원 · 400병상 미만 병원/일부	· 시험평가를 받지 않은 병원 · 정부사업 참여 희망병원	· 희망병원 · 신임기간 만료 병원
주관 기구	· 의료기관 서비스평가 협의회	· 의료기관 서비스평가 협의회 - 제 3의 평가 전담기구 설립	· 제 3의 평가전담 민간 기구
평가 결과의 활용	· 병원별 평가결과 통보 - 자체 개선자료로 활용 · 종합 평가결과 공표	· 병원별 평가결과 통보 - 자체 개선자료로 활용 · 평가결과 적부여부 시험적용	· 평가결과 사회적 공표 · 평가결과별 보상제 · 정부 의료관리사업 연계
재원 부담	· 정부예산 · 평가병원 일부 부담	· 정부예산 · 평가병원 일부 부담	· 운영경비 일부 정부예산 · 평가병원 일부 부담

6) QI 프로그램에 있어 보건의료정보관리사(의무기록사)의 역할

보건의료정보관리사는 QI의 프로그램에 참여하여 실무를 담당하여야 한다. 참여 정도는 병원의 규모, 보건의료정보관리사의 능력 및 의료진의 요구에 따라 다양하다.

◉ 보건의료정보관리사(의무기록사)의 역할

- 자료 수집하여 제공
- QI 관련정보를 작성할 수 있는 정보체계의 구축 및 활용
- 설정된 평가기준에 맞추어 의무기록 검토 및 자료 검색
- 보건의료정보관리(의무기록) 서식의 고안 및 선택에 참여
- QI 대상 의사 또는 기타 의료관계자들의 비밀 보장해 줄 수 있는 방안 또는 체제 고안
- 보수교육 프로그램에 참여
- 회의에 관한 문서, 보고서 작성 및 관리

◐ 종합병원의 QI 활동 조사표

<표 5-12 (A)> QI 활동 지원체계 조사표

QI 활동 지원 체계

▣ QI 활동을 위한 효율적인 지원체계를 갖추고 있는가?

1. 평가목적 : QI 활동을 원활히 수행할 수 있는 효율적인 지원 체계를 구축하여 의료 및 병원서비스의 질 향상을 유도한다.
2. 평가요소 : C
3. 문항구분 : 정규
4. 조사유형 : 현지조사
5. 조 사 자 : 의사 I
6. 조사장소 : 기획실, 관리부서, QI 전담부서
7. 조사대상 : 기획실, 관리부서, QI 전담부서 부서장 및 실무담당자
8. 조사방법
   1) 병원에서 작성한 관련 자료를 제출받아 자료준비 정도를 상·중·하로 평가하여 기재한다.
   2) 병원에서 공식적인 QI 위원회의 구성여부를 확인하고, QI 위원회가 구성되어 있는 경우에는 조사시행 전년도 1년간의 위원회 회의 및 활동자료를 확인하여 구성원 직종, 연간 개최 횟수 및 제시된 활동 항목을 조사·기재한다.
   3) QI 관련 담당자는 위원장과 QI 실무담당자로 구분하여 기재하며, QI 실무 담당자는 실제 QI 업무를 담당하는 자로 전담자와 겸임자로 구분하여 기재한다.
   4) 전담자는 정규직 및 시간제 전담자로 구분하고, 이를 다시 전문인력과 보조인력을 구분하여 각각 총인원수, 직종을 기재한다.
   5) 겸임자는 감염관리 겸임자와 그외 기타업무 겸임자로 구분하여 직종과 주당 활동시간을 기재한다. 주당 활동시간은 담당자 면담 및 관계 증빙서류를 참조한다.
9. 정의
   1) QI 위원회는 의료 및 병원서비스의 질 향상을 유도하기 위함을 목적으로 하고 있는 병원의 공식적인 위원회로 적정진료위원회, 진료보장위원회, CQI 위원회 등을 말한다.
   2) QI 실무 담당자중 전담자는 상근하며 QI 관련 업무를 담당하는 경우를 말하며, 겸임자는 근무시간중 QI 업무 이외 다른 업무(감염관리 또는 기타 업무 등)를 수행하는 경우를 말한다.
10. 현지준비: QI 위원회 회의 및 활동자료, 질 향상 지침서(해당 기관용), QI 관련 담당자 업무기술서 등

<표 5-12 (A-1)> QI 활동 지원체계 조사표

<table>
<tr><th colspan="6" rowspan="2">구 분</th><th colspan="2">내 용</th></tr>
<tr><th>예</th><th>아니오</th></tr>
<tr><td rowspan="12">QI
위원회</td><td colspan="5">위원회 구성여부</td><td>☐</td><td>☐</td></tr>
<tr><td colspan="5">연간개최 횟수</td><td colspan="2">회/년</td></tr>
<tr><td colspan="5">QI 교육에 관한 사항</td><td>☐</td><td>☐</td></tr>
<tr><td colspan="5">QI 활동 주제 및 우선순위 결정</td><td>☐</td><td>☐</td></tr>
<tr><td colspan="5">QI 활동 개선활동 내용 심의</td><td>☐</td><td>☐</td></tr>
<tr><td colspan="5">QI 활동 결과 분석 및 평가</td><td>☐</td><td>☐</td></tr>
<tr><td colspan="5">QI 활동 결과 환류(feedback) 방법 등에 관한 사항</td><td>☐</td><td>☐</td></tr>
<tr><td colspan="5">QI 활동 행정 지원 (포상, 경진대회 등)</td><td>☐</td><td>☐</td></tr>
<tr><td colspan="5">기타 활동 (　　　　　　　　　　)</td><td>☐</td><td>☐</td></tr>
<tr><td>직 종</td><td colspan="4">☐ 의사 ☐ 간호사 ☐ 보건의료정보관리사 ☐ 관리직
☐ 약사 ☐ 영양사 ☐ 의료기사 ☐ 기타 (　　)</td><td></td><td></td></tr>
<tr><td>구성원</td><td>직위</td><td colspan="5">☐ 병원장 ☐ 진료부원장 ☐ 기획실장
☐ 행정부서장 ☐ 간호부서장 ☐ 기타</td></tr>
<tr><td>위원장</td><td>직종</td><td colspan="5">☐ 의사 ☐ 간호사 ☐ 관리직 ☐ 기타 (　　)</td></tr>
<tr><td rowspan="8">QI실무
담당자</td><td rowspan="4">전담</td><td rowspan="2">전문직</td><td>배치유무</td><td>☐ 유</td><td>☐ 무</td><td>☐ 유</td><td>☐ 무</td></tr>
<tr><td>직종 및
인력수</td><td>☐ 간호사 명
☐ 보건의료정보
관리사 명
☐ 기타 명</td><td></td><td>☐ 간호사 명
☐ 보건의료정보
관리사 명
☐ 기타 명</td><td></td></tr>
<tr><td rowspan="2">보조인력</td><td>배치유무</td><td>☐ 유</td><td>☐ 무</td><td>☐ 유</td><td>☐ 무</td></tr>
<tr><td>직종 및
인력 수</td><td>☐ 간호사 명
☐ 보건의료정보
관리사 명
☐ 기타 명</td><td></td><td>☐ 간호사 명
☐ 보건의료정보
관리사 명
☐ 기타 명</td><td></td></tr>
<tr><td rowspan="4">겸임</td><td rowspan="2">병원감염
관리겸임</td><td>직종</td><td colspan="4">☐ 간호사 ☐ 보건의료정보관리사 ☐ 기타 (　　　)</td></tr>
<tr><td>QI 활동시간</td><td colspan="4">시간/주</td></tr>
<tr><td rowspan="2">기타업무
겸임</td><td>직종</td><td colspan="4">☐ 간호사 ☐ 보건의료정보관리사 ☐ 기타 (　　　)</td></tr>
<tr><td>QI 활동시간</td><td colspan="4">시간/주</td></tr>
<tr><td colspan="4">자료준비정도</td><td colspan="4">☐ 상 ☐ 중 ☐ 하</td></tr>
</table>

<표 5-12 (B)> QI 교육 : 교육담당부서 주관교육

▣ QI 교육

- 의료 및 병원서비스의 질 향상 및 개선활동에 필요한 지식과 기술에 대한 자체 교육 및 훈련 프로그램을 직원들에게 제공하는가?

1. 평가 목적 : 병원 전직원을 대상으로 QI 교육을 시행함으로써 의료 및 병원서비스 전반에 걸친 질 향상 개선 활동을 유도하여 적정서비스 수준을 보장한다.
2. 평가 요소 : B
3. 문항구분 : 정규
4. 조사유형 : 현지확인
5. 조 사 자 : 간호사 II
6. 조사장소 : QI 전담부서, 기획실, 관리부서, 교육훈련부서
7. 조사대상 : QI 실무전담자, 기획실장, 교육훈련 부서장, 해당 부서장
8. 조사방법
   1) 병원에서 작성한 조사표 및 관련 자료를 제출받아 자료준비 정도를 상・중・하로 평가하여 기재한다.
   2) 조사시행 전년도 1년간 해당병원의 QI 교육실적 관련 자료를 확인한다.
   3) QI 교육실적은 병원의 교육훈련 부서에서 주관하여 2개 부서 이상의 직원이 참여한 교육과 부서별 차원에서 주관한 교육으로 구분한다.
   4) 교육 종류별로 교육내용, 교육시간, 교육참여 인력수를 확인하여 기재한다.
      단, 조사된 내용이 병원작성란과 현격한 차이가 있을 경우에는 관련 자료를 복사하여 첨부한다.
   5) 교육시간은 동일한 내용이 교육대상을 달리하여 실시된 경우에는 1회 교육시간을 기재하고 동일한 내용을 수회에 나누어 교육된 실시된 경우에는 합산하여 기재한다.
   6) 교육참여인원은 교육내용별 실인원을 말한다. 동일한 내용이 교육대상을 달리하여 실시된 경우에는 매회 교육된 인원을 합산하여 기재하고 동일한 인원을 대상으로 수회에 나누어 교육된 경우에는 1회 교육인원으로 한다.
      단, 증빙자료(교육카드 등)을 통하여 확인할 수 있어야 한다.
9. 정의
   1) QI 교육은 질 관리 개선 활동을 유도할 수 있는 관리기법인 QA, CQI/TQM, Risk Management 등과 관련된 주제로 한 교육을 뜻한다.
   2) 교육대상 병원직원수는 조사시행 전년도 12월말 현재 정규직 인력수로 한다.
   3) **의료기사는 임상병리사, 방사선사, 물리치료사, 작업치료사, 치과기공사** 등을 말한다.
10. 현지준비 : QI 교육실적 자료

<표 5-12 (B-1)> QI 교육 : 교육담당부서 주관교육

구 분	병원 작성란			조사자 확인란		
	교육내용	교육시간	교육참여인력	교육내용	교육시간	교육참여인력
1		시간	□ 의사 명 □ 간호사 명 □ 약사 명 □ 보건의료정보 관리사 명 □ 의료기사 명 □ 영양사 명 □ 사무기술직 명		시간	□ 의사 명 □ 간호사 명 □ 약사 명 □ 보건의료정보 관리사 명 □ 의료기사 명 □ 영양사 명 □ 사무기술직 명
2		시간	□ 의사 명 □ 간호사 명 □ 약사 명 □ 보건의료정보 관리사 명 □ 의료기사 명 □ 영양사 명 □ 사무기술직 명		시간	□ 의사 명 □ 간호사 명 □ 약사 명 □ 보건의료정보 관리사 명 □ 의료기사 명 □ 영양사 명 □ 사무기술직 명
3		시간	□ 의사 명 □ 간호사 명 □ 약사 명 □ 보건의료정보 관리사 명 □ 의료기사 명 □ 영양사 명 □ 사무기술직 명		시긴	□ 의사 명 □ 간호사 명 □ 약사 명 □ 보건의료정보 관리사 명 □ 의료기사 명 □ 영양사 명 □ 사무기술직 명
자료준비정도	□ 상 □ 중 □ 하					

<표 5-12 (C)> QI 활동관련 기본정보 생성

▣ QI 활동관련 기본정보생성 : QI 활동에 활용할 수 있는 기본적인 정보를 생성하는가?

1. 평가목적 : QI 활동에 활용되는 기본정보를 생성하여 QI 활동의 효율성을 높인다.
2. 평가요소 : B
3. 문항구분 : 시범
4. 조사유형 : 현지확인
5. 조 사 자 : 의사 I
6. 조사장소 : 전산실, 보건의료정보관리(의무기록실), 기획실, 관리부서, QI 전담부서
7. 조사대상 : 기획실장, 전산실장, 원무 및 관리부서장, 기타 해당 부서장 및 실무담당자
8. 조사방법
   1) 병원에서 작성한 조사표와 관련 자료를 제출받아 자료준비 정도를 상·중·하로 평가하여 기재한다.
   2) 기본정보생성자료를 확인하여 각 항목별로 산출여부를 확인한다. 전산으로 해당정보를 산출할 수 있는 경우도 인정하나, 이 경우 반드시 관련 정보가 포함된 통계치를 출력하여 증명할 수 있어야 한다.
   3) 자료생성 부서를 확인하여 기재하며, 자료생성 부서나 복수인 경우 모두 기재한다.
9. 정의

QI 활동을 지원할 수 있는 기본정보 항목은 사망환자 정보(입원 후 48시간 이내 사망자 수, 응급실 도착 시 사망자수, 응급실 체류시 사망자수 등), 원무정보 평균재원일수(9), 진료과별 평균재원일수, 다빈도질환군, 재입원율, 타병원 이송의뢰 환자 수, 병원감염발생율 등), 외래환자 정보(초진/재진 환자 실적, 진료과별 예약환자실적 등), 중환자관련정보(재입원율, 인공호흡 77281981기 사용실적), 응급실 환자정보(진료과별 환자수, 응급실경유입원건수, 응급실경유 응급수술건수, 진료과별 평균 체류시간 등), 수술정보(마취유형별 수술건수), 진료과별 수술건수, 정규/응급수술건수, 재수술건수), 급식정보(치료식, 종류별실적 등), 수혈정보(수혈환자 실적) 등을 말한다.

〈표 5-12 (C-1)〉 QI 활동관련 기본정보 생성

구 분		병원 작성란							조사자 확인란						
기본 정보 항목		자료생성 여부		자료생성 부서					자료생성 여부		자료 생성 부서				
		예	아니오	전산실	의료정보팀	QI실	기획관리실	기타부서	예	아니오	전산실	의료정보팀	QI실	기획관리실	기타부서
사망 환자 정보	입원 후 48시간 이내 사망자 수	☐	☐	☐	☐	☐	☐	☐	☐	☐	☐	☐	☐	☐	☐
	응급실 도착 시 사망자 수	☐	☐	☐	☐	☐	☐	☐	☐	☐	☐	☐	☐	☐	☐
	응급실 체류 시 사망자 수	☐	☐	☐	☐	☐	☐	☐	☐	☐	☐	☐	☐	☐	☐
원무 정보	재입원 환자 수	☐	☐	☐	☐	☐	☐	☐	☐	☐	☐	☐	☐	☐	☐
	평균 재원일수	☐	☐	☐	☐	☐	☐	☐	☐	☐	☐	☐	☐	☐	☐
	진료과별 평균재원일수	☐	☐	☐	☐	☐	☐	☐	☐	☐	☐	☐	☐	☐	☐
	다빈도 질환군	☐	☐	☐	☐	☐	☐	☐	☐	☐	☐	☐	☐	☐	☐
	타병원이송 의뢰 환자 수	☐	☐	☐	☐	☐	☐	☐	☐	☐	☐	☐	☐	☐	☐
	병원감염율	☐	☐	☐	☐	☐	☐	☐	☐	☐	☐	☐	☐	☐	☐
외래 환자 정보	초·재진 환자실적	☐	☐	☐	☐	☐	☐	☐	☐	☐	☐	☐	☐	☐	☐
	진료과별 예약환자실적	☐	☐	☐	☐	☐	☐	☐	☐	☐	☐	☐	☐	☐	☐
응급실 환자 정보	진료과별 환자 수	☐	☐	☐	☐	☐	☐	☐	☐	☐	☐	☐	☐	☐	☐
	진료과별 평균 체류시간	☐	☐	☐	☐	☐	☐	☐	☐	☐	☐	☐	☐	☐	☐
	응급실경유 입원건수	☐	☐	☐	☐	☐	☐	☐	☐	☐	☐	☐	☐	☐	☐
	응급실경유 응급수술건수	☐	☐	☐	☐	☐	☐	☐	☐	☐	☐	☐	☐	☐	☐
ICU 실적	중환자실 재입원율	☐	☐	☐	☐	☐	☐	☐	☐	☐	☐	☐	☐	☐	☐
	인공호흡기 사용	☐	☐	☐	☐	☐	☐	☐	☐	☐	☐	☐	☐	☐	☐
수혈 정보	수혈환자 실적	☐	☐	☐	☐	☐	☐	☐	☐	☐	☐	☐	☐	☐	☐
급식 정보	치료식 종류별 실적	☐	☐	☐	☐	☐	☐	☐	☐	☐	☐	☐	☐	☐	☐
수술 정보	마취유형별 수술건수	☐	☐	☐	☐	☐	☐	☐	☐	☐	☐	☐	☐	☐	☐
	진료과별 수술건수	☐	☐	☐	☐	☐	☐	☐	☐	☐	☐	☐	☐	☐	☐
	정규/응급 수술건수	☐	☐	☐	☐	☐	☐	☐	☐	☐	☐	☐	☐	☐	☐
	재수술율	☐	☐	☐	☐	☐	☐	☐	☐	☐	☐	☐	☐	☐	☐
자료준비정도		☐ 상 ☐ 중 ☐ 하													

〈표 5-12 (D)〉 종합병원의 QI 활동 실적

▣ QI 활동 실적 : QI 활동이 활성화되어 있으며 효율적으로 시행되고 있는가?

1. 평가목적 : QI 활동을 통하여 의료 및 병원 서비스의 질 향상을 유도한다.
2. 평가요소 : B
3. 문항구분 : 정규
4. 조사유형 : 현지조사
5. 조 사 자 : 의사 1
6. 조사장소 : QI 전담부서 (QI 전담부서가 없는 경우 기획실 및 관리부서)
7. 조사대상 : QI 전담부서 실무책임자 [QI 전담부서가 없는 경우 기획실 및 관리부서실무 책임자)와 서비스부문별(진료서비스, 간호서비스, 응급진료서비스, 중환자진료서비스, 급식서비스, 외래진료서비스, 수술서비스, 약제서비스, 임상병리서비스, 방사선서비스, 물리치료서비스, 관리부문서비스, 원무서비스, 보건의료정보관리(의무기록)서비스 등) QI 책임자
8. 조사방법
   1) 병원에서 작성한 관련자료를 제출받아 자료준비 정도를 상·중·하로 평가하여 기재한다.
   2) 조사시행 전년도 1년간 QI 활동기록 자료를 확인하여 진행되었거나, 진행중인 서비스 부문별 QI 활동 과제를 기재한다.
   3) 시작일, 모니터링 간격, 결과분석 시행여부, 결과환류여부, 기록충실도, 팀접근 여부를 확인하여 기재한다.
   4) QI 활동과제는 임상부문과 비임상부문으로 구분하여 기재한다.
   5) 임상부문의 진료서비스 관련 QI 활동은 임상평가지표(Clinical Indicators), 표준진료지침(Critical Pathways), 기타 QI 활동으로 구분하여 기재한다.
9. 정의

   QI 활동 기록지의 충실도는 QI 활동 관련 기록지에 QI 활동주제선정, 개선활동방법, 결과분석, 모니터링 방법 및 주기, 직원에 결과 환류(feedback) 방법, 관련참여부서 등이 상세하게 기록되어 있어야 적합한 것으로 판정한다.
10. 현지조사 : 조사시행 전년도 1년간의 QI 활동 자료 및 기록지

<표 5-12 (D-1)> 종합병원의 QI 활동 실적

임상부문의 QI 활동 실적			☐ 유 ☐ 무					
구분	서비스부문	QI 활동주제	활동 시작일	모니터링 간격	결과분석	결과환류	QI 활동기록 충실도	팀접근 여부
진료 서비스 부문	임상평가 지표 (Clinical Indicators)		월 일	☐ 1회 시행 ☐ 비정기 2회 이상 ☐ 정기(회)	☐ 시행 ☐ 미시행 ☐ 미해당	☐ 시행 ☐ 미시행 ☐ 미해당	☐ 적합 ☐ 부적합	☐ 예 ☐ 아니오
	표준진료 지침 (Clinical Pathways)		월 일	☐ 1회 시행 ☐ 비정기 2회 이상 ☐ 정기(회)	☐ 시행 ☐ 미시행 ☐ 미해당	☐ 시행 ☐ 미시행 ☐ 미해당	☐ 적합 ☐ 부적합	☐ 예 ☐ 아니오
	기타 QI 활동		월 일	☐ 1회 시행 ☐ 비정기 2회 이상 ☐ 정기(회)	☐ 시행 ☐ 미시행 ☐ 미해당	☐ 시행 ☐ 미시행 ☐ 미해당	☐ 적합 ☐ 부적합	☐ 예 ☐ 아니오
1			월 일	☐ 1회 시행 ☐ 비정기 2회 이상 ☐ 정기(회)	☐ 시행 ☐ 미시행 ☐ 미해당	☐ 시행 ☐ 미시행 ☐ 미해당	☐ 적합 ☐ 부적합	☐ 예 ☐ 아니오
2			월 일	☐ 1회 시행 ☐ 비정기 2회 이상 ☐ 정기(회)	☐ 시행 ☐ 미시행 ☐ 미해당	☐ 시행 ☐ 미시행 ☐ 미해당	☐ 적합 ☐ 부적합	☐ 예 ☐ 아니오
3			월 일	☐ 1회 시행 ☐ 비정기 2회 이상 ☐정기(회)	☐ 시행 ☐ 미시행 ☐ 미해당	☐ 시행 ☐ 미시행 ☐ 미해당	☐ 적합 ☐ 부적합	☐ 예 ☐ 아니오

<표 5-12 (D-2)> 종합병원의 QI 활동 실적

<table>
<tr><td colspan="3">비임상부문의 QI 활동 실적</td><td colspan="6">☐ 유 ☐ 무</td></tr>
<tr><td>구분</td><td>서비스부문</td><td>QI
활동주제</td><td>활동
시작일</td><td>모니터링
간격</td><td>결과분석</td><td>결과환류</td><td>QI
활동기록
충실도</td><td>팀접근
여부</td></tr>
<tr><td>1</td><td></td><td></td><td>월 일</td><td>☐ 1회 시행
☐ 비정기
2회 이상
☐ 정기(회)</td><td>☐ 시행
☐ 미시행
☐ 미해당</td><td>☐ 시행
☐ 미시행
☐ 미해당</td><td>☐ 적합
☐ 부적합</td><td>☐ 예
☐ 아니오</td></tr>
<tr><td>2</td><td></td><td></td><td>월 일</td><td>☐ 1회 시행
☐ 비정기
2회 이상
☐ 정기(회)</td><td>☐ 시행
☐ 미시행
☐ 미해당</td><td>☐ 시행
☐ 미시행
☐ 미해당</td><td>☐ 적합
☐ 부적합</td><td>☐ 예
☐ 아니오</td></tr>
<tr><td>3</td><td></td><td></td><td>월 일</td><td>☐ 1회 시행
☐ 비정기
2회 이상
☐ 정기(회)</td><td>☐ 시행
☐ 미시행
☐ 미해당</td><td>☐ 시행
☐ 미시행
☐ 미해당</td><td>☐ 적합
☐ 부적합</td><td>☐ 예
☐ 아니오</td></tr>
<tr><td>4</td><td></td><td></td><td>월 일</td><td>☐ 1회 시행
☐ 비정기
2회 이상
☐ 정기(회)</td><td>☐ 시행
☐ 미시행
☐ 미해당</td><td>☐ 시행
☐ 미시행
☐ 미해당</td><td>☐ 적합
☐ 부적합</td><td>☐ 예
☐ 아니오</td></tr>
<tr><td>5</td><td></td><td></td><td>월 일</td><td>☐ 1회 시행
☐ 비정기
2회 이상
☐ 정기(회)</td><td>☐ 시행
☐ 미시행
☐ 미해당</td><td>☐ 시행
☐ 미시행
☐ 미해당</td><td>☐ 적합
☐ 부적합</td><td>☐ 예
☐ 아니오</td></tr>
<tr><td>6</td><td></td><td></td><td>월 일</td><td>☐ 1회 시행
☐ 비정기
2회 이상
☐ 정기(회)</td><td>☐ 시행
☐ 미시행
☐ 미해당</td><td>☐ 시행
☐ 미시행
☐ 미해당</td><td>☐ 적합
☐ 부적합</td><td>☐ 예
☐ 아니오</td></tr>
<tr><td colspan="4">자료준비정도</td><td colspan="5">☐ 상 ☐ 중 ☐ 하</td></tr>
</table>

〈표 5-12 (E)〉 QI 활동의 직원 이해도

▣ QI 활동 직원 이해도

・병원직원이 기관의 개선활동 과제를 인지하고 있으며 개선활동에 적극적으로 참여하고 있는가?

1. 평가목적 : 직원이 기관에서 수행중인 QI 활동 과제를 인지하고 적극적으로 개선 활동에 참여하도록 함으로써 병원 서비스의 질 향상을 유도한다.
2. 평가요소 : B
3. 문항구분 : 정규
4. 조사유형 : 현지조사
5. 조 사 자 : 간호사 II
6. 조사장소 : QI 전담부서 또는 기획실, 관리부서
7. 조사대상 : 서비스부문별(진료서비스, 간호서비스, 응급진료서비스, 중환자진료서비스, 급식서비스, 외래진료서비스, 수술서비스, 약제서비스, 원무서비스, 임상병리서비스, 방사선서비스, 물리치료서비스 등) 실무담당 직원
8. 조사방법
   1) 조사시행 전년도 1년간 QI 활동기록 자료를 확인하여 진행되었거나 현재 진행하고 있는 QI 활동 과제를 확인한다.
   2) 부문별 서비스 QI 활동 과제중 3개 부문 과제를 임의로 선정하여, 해당 과제별로 QI 활동 진행시 관련부서에 근무한 직원 3인을 선정한다.
   3) 선정된 직원을 대상으로 해당 QI 활동에 관한 개선활동, 주제, 개선활동 방법, 결과 및 진행 상황을 충분히 이해하고 있는지 여부를 관련자료에 기초한 질문을 통해 평가하여 기재한다.
   4) QI 과제와 관련하여 여러 가지 개선 활동을 전개한 경우, 한 가지라도 관련 자료 내용과 일지하면 적합하다고 판정한다.
   5) 결과 및 진행 상황을 직원에게 환류(feedback)하는 공식적인 의사소통 경로(정보지, 인터넷, 회의 등)는 증빙자료 및 현지조사를 통하여 확인하여야 한다.
   6) 직원이 QI 과제 및 프로그램 개발과 관련하여 의견 및 아이디어 등을 제안할 수 있는 공식적인 창구가 있는지를 확인하여 기재한다.
9. 현지조사 : QI 위원회 회의 및 QI 활동 기록 자료

〈표 5-12 (E-1)〉 QI 활동의 직원 이해도

서비스 부문	QI 과제명	실무자 이해도							환류방법	제안접수 창구	
		면담자	주제이해		개선활동 이해		결과 및 진행상 이해				
		부서(　) 직종(　) 성명(　)	☐	☐	☐	☐	☐	☐	☐ 정보지 ☐ 인터넷 ☐ 공식회의 ☐ 기타 (　)	☐	☐
		부서(　) 직종(　) 성명(　)	☐	☐	☐	☐	☐	☐	☐ 정보지 ☐ 인터넷 ☐ 공식회의 ☐ 기타 (　)	☐	☐
		부서(　) 직종(　) 성명(　)	☐	☐	☐	☐	☐	☐	☐ 정보지 ☐ 인터넷 ☐ 공식회의 ☐ 기타 (　)	☐	☐
		부서(　) 직종(　) 성명(　)	☐	☐	☐	☐	☐	☐	☐ 정보지 ☐ 인터넷 ☐ 공식회의 ☐ 기타 (　)	☐	☐
		부서(　) 직종(　) 성명(　)	☐	☐	☐	☐	☐	☐	☐ 정보지 ☐ 인터넷 ☐ 공식회의 ☐ 기타 (　)	☐	☐
		부서(　) 직종(　) 성명(　)	☐	☐	☐	☐	☐	☐	☐ 정보지 ☐ 인터넷 ☐ 공식회의 ☐ 기타 (　)	☐	☐
		부서(　) 직종(　) 성명(　)	☐	☐	☐	☐	☐	☐	☐ 정보지 ☐ 인터넷 ☐ 공식회의 ☐ 기타 (　)	☐	☐
		부서(　) 직종(　) 성명(　)	☐	☐	☐	☐	☐	☐	☐ 정보지 ☐ 인터넷 ☐ 공식회의 ☐ 기타 (　)	☐	☐
		부서(　) 직종(　) 성명(　)	☐	☐	☐	☐	☐	☐	☐ 정보지 ☐ 인터넷 ☐ 공식회의 ☐ 기타 (　)	☐	☐

4. 의료기관 인증제로 변경

4.1 미국 병원신임평가제도

QI 활동은 의료의 질을 향상시키고 합리적인 병원경영을 하기 위한 의료기관들의 자발적 활동이다. 병원신임제도의 기점이 되는 나라는 미국으로서 1918년 미국 외과학회가 주관한 병원표준화사업으로 시작되어 1952년 민간독립 기구인 의료기관신임합동위원회(Joint Commission on Accreditation of Healthcare Organization, JCAHO)가 주관하여 다양한 보건의료기관을 대상으로 하는 현재의 사업으로 발전해 왔다. 1918년 병원표준화사업에서 1952년 인가제도로 바뀌었다.

4.2 한국 의료기관 인증제 : 상세 부분 제 6장 참조

1) 의료기관 서비스 평가제도의 명칭 변경

의료기관서비스 평가제도는 1995년에 전국의 39개 3차 진료기관을 대상으로 시험평가를 실시하였다. 2004년부터 보건복지부 주관으로 3년 주기의 의료기관 서비스 평가를 시작하여 시행하였다. 2011년 1월 24일부터 의료기관서비스 평가제도인 기존의 의료기관 평가제도가 의료기관 인증제로 변경하여 의료기관평가 인증원의 주관으로 실시하였다.

2) 의료기관인증제의 필요성

의료기관인증제의 필요성은 첫째, 의료서비스 소비자에 대한 인식이 높아졌다. 둘째, 양질의 서비스 제공에 대한 중요성을 인식했다. 둘째, 의료서비스 제공 과정을 환자의 입장에서 만들 필요성이 강화되었다. 넷째, 환자만족도의 가치가 향상되었다.

3) 의료기관인증제의 의미

의료기관의 의료서비스에 대한 인증을 통해 의료기관이 의료서비스 제공과정에서 환자 안전의 수준과 의료의 질 향상을 위해 자발적, 지속적으로 노력하도록 하여 국민(소비자/환자)에게 양질의 의료서비스를 제공하기 위한 제도이다.

4) 의료기관 인증제 대상

의료기관 인증제 대상은 300병상 이상의 입원시설이 있는 병원급 이상을 대상으로 한다. 요양병원, 정신과 병원은 2013년부터 의무인증제를 시행하였다.

의료기관 인증제도

▸ **의료기관 인증제도로 변경**
- 의료기관서비스 평가제도(의료기관 평가제도) → 의료기관 인증제도(2011년)로 변경
- 의료기관평가인증원 주관

▸ **의료기관 인증제의 필요성**
- 의료서비스 소비자에 대한 인식이 높아짐
- 양질의 서비스 제공에 대한 중요성 인식
- 의료서비스 제공 과정을 환자의 입장에서 만들 필요성 강화
- 환자만족도의 가치 향상

▸ **의료기관 인증제 대상**
- 300병상 이상의 입원시설이 있는 병원급 이상
- 요양병원, 정신과 병원은 2013년부터 의무인증제 시행

5) 인증평가 결과의 의의

인증평가 결과의 의의는 첫째, 인증을 받은 의료기관은 의료의 질과 환자의 안전에 있어 적정수준을 달성을 인정한다. 둘째, 4년간 유효한 보건복지부 장관 명의의 인증서를 교부받는다. 셋째, 인증 결과는 인증원 홈페이지(homepage) 등을 통해 공표한다. 넷째, 인증효과로 평가결과 및 인증등급을 활용하여 상급종합병원 지정, 전문병원 지정 등으로 행정적, 재정적 지원을 받을 수 있다.

6) 의료기관 인증제의 장점

- 조사방법의 신뢰성 확보 : 추적조사방법 선택
- 조사인력의 전문성과 객관성 강화 : 인증인의 인력풀(pool)
- 조사의 연속성 : 연간 상시 인증조사 시행
- 인증정보의 활용성 : 소비자 요구에 맞는 맞춤형 결과 제공 및 정보의 활용
- 국민 : 의료기관선택권 및 알 권리 강화

- 정부 : 인증 결과를 질 향상관련 정책에 활용 가능
- 인증의료기관 : 병원마케팅에 활용
- 의료기관 : 자발적이고 지속적으로 의료서비스 질 향상 노력하게 함

7) 의료기관 인증 획득의 기대효과

- 보건복지부장관 명의의 인증서 받게 됨
- 결과 인증원 홈페이지에 공개되므로 병원 경쟁력 확보에 도움
- 인증 결과 및 등급을 활용하여 상급종합병원으로 지정받을 수 있음
- 결과 및 등급을 활용하여 전문병원으로 지정받을 수 있음
- 기타 행정적, 재정적 지원을 받을 수 있음

5. 상급종합병원

5.1 상급종합병원 지정제도로 변경

2011년에 종합전문요양기관 또는 전문요양기관은 상급종합병원으로 변경되었다. 상급종합병원 지정제도는 기존 관리 평가제도를 대신하는 제도이다.

5.2 상급종합병원의 지정

1) 상급종합병원 지정의 의의

상급종합병원 지정의 의의는 의료서비스의 질을 높이고 중증질환자에 대한 질 높은 의료서비스를 제공한다. 한편 효율적 요양급여와 의료전달체계 확립을 통한 의료자원의 효율적 활용을 한다.

2) 상급종합병원의 목적

상급종합병원의 목적은 첫째, 중증질환자에 대한 진료비율을 증가시킨다. 둘째, 중증질환자 위주의 전문 진료를 하도록 유도한다. 셋째, 인정시 갖는 경제적 이점 및 지명도 제고 등에 따른 의료기관의 무분별한 대형화 초래를 방지한다. 넷째, 상급 종합병원에 대한 전문성, 공공성 및 윤리성을 제공한다. 다섯째, 국민의 신뢰를 받는

의료기관으로 육성한다. 여섯째, 상급종합병원 지정 기준을 강화하여 전문진료 질병군 입원환자 비율의 상한선을 높인다.

3) 상급종합병원 평가 내용

- 시설, 장비 평가
- 인력에 대한 평가
- 질병의 평가
- 환자의 구성 상태 평가

4) 상급병원 상대평가기준 평가항목

상급병원 상대평가기준 평가항목은 환자구성상태, 의사 1인당 연평균 입원환자수, 간호사 1인당 연평균 1일 입원환자수 및 교육기능 등이다.

〈표 5-13〉 상급종합병원 상대평가기준 평가항목

평가항목	기준치(%)
환자구성상태	60
의사 1인당 연평균 입원환자수	20
간호사 1인당 연평균 1일 입원환자수	10
교육기능	10

의료기관 인증평가

1) 의료기관 인증평가원에 의한 인증평가
- 개별환자 추적조사 + 시스템 추적조사 = 구성
- 환자 안전 + 지속적 질 향상 = 인증 기준의 기본가치
- 지속적인 개선활동 유도

2) 의료기관 인증 획득의 기대효과
- 보건복지부장관 명의의 인증서 받게 됨
- 인증평가 결과 인증원 홈페이지에 공개되므로 병원 경쟁력 확보에 도움
- 인증 결과 및 등급을 활용하여 상급종합병원으로 지정받을 수 있음
- 인증 결과 및 등급을 활용하여 전문병원으로 지정받을 수 있음
- 기타 행정적, 재정적 지원을 받을 수 있음

3) 의료기관 인증제의 의의
- 소비자를 위한 양질 의료서비스 제공의 계기 마련

<표 5-14> 의료기관 평가제도의 변천 과정

년 도	내 용
1918	· 미국 병원표준화 사업 : 미국 외과학회가 주관
1952	· 미국 병원신임합동위원회(JCAH) – 병원표준화사업 → 병원신임합동위원회 : 인가 형태로 심사 ▸ JCAH(Joint commission on accreditation of hospital) · 병원신임합동위원회(JCAH) – QA활동이 QA 개념 발전에 가장 영향 미침 · 의료기관신임합동위원회(JCAHO)로 명칭 변경 – JCAHO(Joint commission on accreditation of healthcare organization)
1981	· 한국 병원표준화심사 : 대한병원협회 주관
1995	· 의료기관서비스 평가제도 시행 · 종합전문요양기관 주기평가제 실시
2007	· 병원표준화심사 → JC(joint commission 병원신임평가제도)로 명칭 변경
2011	· 의료기관서비스평가제도 → 의료기관인증평가제로 명칭 변경 – 300병상 이상/300병상 미만 병원 인증기준 발표 · 종합전문요양기관 주기평가제 → 상급종합병원지정평가로 명칭 변경
2012	· 국제의료질관리학회(ISQua)에서 조사기준에 대한 국제인증 획득 · 요양병원/정신병원 인증기준 발표 및 정신의학의료기관 인증조사 시작
2013	· 요양병원 인증조사 시작
2014	· 한방병원 인증조사(자율) 시행 · 치과병원 인증조사(자율) 시행 · 상급의료기관 인증조사(2주기) 시행

<표 5-15> 의료기관평가제도의 특성 비교

구분	병원신임평가 (전, 병원표준화심사)	의료기관 인증제도 (전, 의료기관 서비스평가)
시행 년도	▸ 1981년 : 병원표준화심사 ▸ 2003년 : 병원신임평가	▸ 1995년 : 의료기관 서비스평가 ▸ 2011년 : 의료기관 인증제도
주관	▸ 병원표준화심사 - 대한병원협회 주관	▸ 의료기관 서비스평가 - 보건복지부 주관
명칭 변경	▸ 병원표준화심사 → 병원신임평가	▸ 의료기관서비스 평가제도 → 의료기관 인증제도 (의료기관평가인증원 주관)
목적	▸ 병원의 진료윤리/건물 및 기능의 안전도 의사업무의 조직화/진료수준/시설장비 및 경영관리 ▸ 모든 병원 기준에 도달하도록 동기부여 ▸ 병원수준 향상 ▸ 최선의 진료 제공 → 궁극적 목표 ▸ 국민의 신뢰 및 존경 받는 병원상 정립 ▸ 병원계의 자율적인 질 관리 활동	▸ 의료기관의 의료서비스 인증 - 이를 통해 의료기관이 의료서비스 제공 ▸ 환자안전 수준과 의료 질 향상 - 이에 대한 자발적·지속적 노력 ▸ 국민에게 양질의 의료서비스 제공
심사 /조사 방법	◐ **현지심사** ▸ 병원신임평가의 심사대상병원 현지 방문 ◐ **서류심사** - 신임심사 5년 이상 받은 병원 중 **1) 신임심사성적 80% 이상인 병원** ▸ 3년간 병원신임 인정 ▸ 2년간 서류심사 대신 가능 **2) 신임심사성적 70% 이상인 병원** ▸ 2년간 병원신임 인정 ▸ 1년간 서류심사 대신 가능	◐ **정기조사** **1) 본조사** ▸ 인증절차에 따라 신청 후 시행 **2) 중간 자체조사** ▸ 대상의료기관이 인증 기준 활용 자체적 평가 **3) 중간현장조사** ▸ 인증 후 2-3년 사이 인증 받은 의료기관이 중간자체 조사 시행 ◐ **비정기조사** **1) 추가조사** ▸ 인증등급 결정 전 인증심의위원회나 이의신청소위원회에서 필요 시 시행 **2) 수시조사** ▸ 인증 받은 의료기관에서 수시조사 요건 발생 시 조사

상급종합병원

1) 상급종합병원지정

- ▸ 전문진료질병군과 단순진료질병군에 속하는 입원환자 구성 비율
  - 정해진 기준을 충족시켜야 함
- ▸ 전공의 수련병원으로 지정받은 종합병원이어야 함
- ▸ 의료기관 인증을 받아 인증서를 제출해야 함
- ▸ 이전에는 종합전문요양기관 또는 전문요양기관이라는 명칭 사용
- ▸ 필수진료과목 9개과를 포함하여 20개 이상의 진료과목 구비

2) 상급종합병원 상대평가 기준의 가중치 중 가장 높은 항목

- ▸ 환자구성 상태

3) 상급종합병원 지정의 의의

- ▸ 중증질환에 대한 질 높은 의료서비스 제공
- ▸ 효율적 요양급여
- ▸ 의료전달체계의 확립을 통한 의료자원의 효율적 활용

4) 상급종합병원의 세부적 목적

- ▸ 중증질환자에 대한 진료비율 증가
- ▸ 중증질환자 위주의 전문 진료 유도
- ▸ 의료기관의 무분별한 대형화 초래 방지
  - 인정 시 갖는 경제적 이점 및 지명도 제고 등에 따름
- ▸ 상급종합병원에 대한 전문성, 공공성, 윤리성 제공
- ▸ 국민의 신뢰를 받는 의료기관으로 육성
- ▸ 상급송합병원 지정 기준 강화
  - 전문진료 질병군 입원환자 비율 상한선 높임

5) 상급종합병원 평가 내용

- ▸ 시설, 장비 평가
- ▸ 인력에 대한 평가
- ▸ 질병의 평가
- ▸ 환자의 구성 상태 평가

〈표 5-16〉 의료기관평가와 의료기관 인증의 차이점

구분	의료기관평가 (전 의료기관 서비스평가)	의료기관 인증
목표	의료서비스의 질 향상	환자안전과 의료의 질 향상
대상	종합병원 중 300병상 이상 대상 병원	병원급 이상
평가 기관	▸ 한국보건산업진흥원 : 개발 및 분석 ▸ 대한병원협회 : 조사 실행	인증전담기관
조사 초점	의료공급자 중심	의료소비자(환자) 중심
조사 대상	대표적 의료인 : 병원장, 부서장	전직원 대상 : 자원봉사자 포함
조사 방법	부서별 단면적 평가	병원 내 전 부서의 실제 추적조사

6. 외국의 의료기관 신임제도

세계 여러 나라 중 의료의 질 관리사업이 비교적 활발한 나라들을 대상으로 의료의 질 관리 현황 및 제도를 살펴보면 다음과 같다.

6.1. 미국

1) 질 관리사업의 배경 : 미국 외과학회 시행(1918년)

미국 병원신임제도(Hospital Accreditation)의 개념은 구체적으로 의사 Codmann이 환자 진료의 최종결과에 관한 체계적인 정보수집 및 평가의 필요성을 주장한 것이 모태가 되었다. 당시 의학교육의 수준에 대한 전반적인 평가를 시도한 플렉스너 보고서(Flexner report)에 의해 의료서비스의 관리가 필요함이 제기된 것이 배경이 되었다. 1913년에 창설된 미국 외과학회(American College of Surgeons)는 1915년 전공의 지원자들이 제출한 보건의료정보관리(의무기록)가 임상능력을 증명하는 데는 미흡하다고 인식하였다. 이것을 시정하기 위하여 진료기록의 유지, 사체부검의 시행 및 병원조직을 주요 골자로 하는 기준을 도입하였다. 1918년 미국의 외과학회가 병원

표준화 프로그램(Hospital Standardization Program)을 시행한 데서 신임제도의 모태가 발족하게 되었다. 이 프로그램이 진료의 질 관리 활동으로 시행되는 계기가 되어 현재는 의료의 질 평가의 대표적인 사업으로 인정받고 있다. 1952년 병원표준화 사업은 미국 외과학회, 의사회, 병원협회, 의학협회 및 치과학회가 참여하여 병원신임합동위원회(Joint Commission on Accreditation of Hospitals, JCAH)로 발전하였다. 병원신임합동위원회는 1987년에 의료제공조직의 다양화에 따라 병원 이외의 다른 보건의료기관까지 포괄하는 의료기관신임합동위원회(Joint Commission on Accreditation of Health care Organizations, JCAHO)로 개편되었다.

현재 미국의 의료기관 신임 프로그램은 전체 6,500여 개의 병원 중 5,000개 가량과 2,800여 개의 관련 기관을 심사하는 대규모 프로그램으로 발전하였다. 민간기구인 의료기관신임합동위원회(JCAHO)가 주관하고 있으나 시행에 있어 정부의 규제가 상당히 작용하는 특징을 가지고 있다. 우선 정부 관장 사업인 Medicare 및 Medicaid에 참여할 수 있는 요건으로 의료기관합동위원회(JCAHO)가 의료기관에 부여하는 신임을 전제로 하고 있다.

2) 의료이용도 조사(Utilization Review, UR)

의료기관신임제도와 함께 미국 의료의 질 관리의 대표적인 사업으로 의료이용조사(utilization review, UR)가 있다. 1965년 이전까지 병원비용절감에 관한 강한 외부 압력이 없었기 때문에 UR은 의료제공자에 따라 개별적으로 시행되는 정도였다. 그러나 1965년 Meidcare/Medicaid가 시행되면서 의료분야에서 연방정부가 차지하는 비중과 역할(특히 재정분야)이 급격히 증가하게 되었고, 연방정부는 의료의 질 관리 문제에 관심을 기울이게 되었다. 그 결과 정부는 Medicare/Medicaid의 참여를 위해서는 병원들이 UR사업을 시행하도록 요구하였다. 1970년대에는 의료비 증가억제와 의료의 질과의 관계가 의료분야의 가장 중요한 과제가 되었다.

3) 의료수준검토기구(Professional Standards Review Organization, PSRO)

1972년 Medicare/Medicaid 환자들에게 의학적으로 필요한 의료서비스가 효율적, 효과적으로 전달되도록 보장하기 위한 목적으로 의료수준검토기구(PSRO)가 제정되었다. 의료수준검토기구(PSRO)는 각 병원의 입원진료결정과 입원계속결정이 타당한지 의료의 질은 적절한지를 평가하였다. 전국에 약 200개의 PSRO 조직이 생겨났다. 일반적으로 하나의 PSRO가 인구 백만 명, 35개 병원 정도의 지역을 담당하여

Medicare/Medicaid 환자들의 진료가 적정한 것인지를 평가하였다. PSRO는 임상적, 행정적 취약점을 찾아내고, 교정하는 데는 효과적인 수단으로 여겨졌다. 그러나 사업자체의 비용이 많이 드는 것으로 평가되었고 의료인들에 대한 침해라는 반대의 견과 비용절감효과에 대한 국회의 부정적 평가로 인해 1981년부터는 정부의 예산지원이 중단되고 1982년에 이르러서는 완전히 폐지되고 말았다.

4) 동료검토기구(Peer Review Organization, PRO)

1984년부터 의료수준검토기구(PSRO)의 기능을 대신하는 의료이용도 조사(UR)조직으로 동료검토기구(PRO)가 생겨났다. PRO 역시 Medicare 환자의 진료가 의학적으로 필요한 것인지, 적절한 환경에서 의료서비스가 제공되는지, 전문가들이 설정한 기준을 충족시키는 지를 확인하고 보장하는 것을 그 목적으로 하고 있다. PRO는 PSRO와 달리 주당 하나 꼴로 조직되어 있으며, 성과급제로 정부와 계약을 맺고 활동을 전개하고 있다. PRO는 전체 진료건수의 일부만을 감사하지만 적정하지 못한 진료를 찾아내는데 효과적인 것으로 평가되고 있다.

6.2. 일본

1) 질 관리 사업의 배경 : 의료기능평가기구(1995년)

일본에서 병원 평가의 효시는 1989년 일본의사회에 주관하고 후생성에서 발간한 '병원평가기능 매뉴얼'이다. 1995년 제 3자 평가기관인 재단법인 일본 의료기능평가기구가 발족되면서 활성화되었다. 이 기구는 행정부와 의료기관 단체의 지원으로 설립되었으며 타당성 조사를 실시하였다. 1995년에 110개 병원, 1996년 200개 병원이 참여하였으며 환자만족도 조사 및 임상 평가지표는 개발 중에 있다.

2) 질 관리 사업의 내용

(1) 일본 의료기능평가기구의 기능

기구의 설립목적은 의료기관을 학술적, 중립적으로 평가하여 병원의 제반 문제점을 해결하도록 함으로써 국민이 의료에 대한 신뢰를 확립하고 의료의 질을 향상시키는데 있다.

기본 사업은 이 병원기능평가와 그와 관련된 연구개발, 병원의 문제개선 지원을 위한 제반사업의 전개, 국민을 대상으로 한 의료서비스 계몽활동의 전개 등이다.

(2) 병원기능평가

⊙ 평가대상병원의 분류

병원을 세분화하면 일반적으로 일반병원 A(300병상 이하), 일반병원 B(300병상 이상), 정신병원이 있다. 일반병원 A가 전체 병원의 85% 이상을 차지하고 있다.

가. 일반병원(A)

지역에 밀착하여 주민에 가까운 의료기관으로 대체로 2차기능까지의 의료에 대응하고 있는 비교적 규모가 작은 병원이다.

나. 일반병원(B)

지역이 필요로 하는 각 영역의 의료에 있어서 중심적인 역할을 담당하며 고차원의 의료에도 대응할 수 있는 비교적 규모가 큰 병원이다.

다. 정신병원

정신의료를 담당하는 것을 주요한 역할로 하고 있는 병원이다.

(3) 평가방법

가. 서면심사

서면 심사는 방문심사 전에 행해지며 병원의 평가담당자나 관리자가 소정의 조사표 및 설문지를 기입하여 회신하고, 필요한 서류를 사전에 준비하여 제출한다.

나. 방문심사

방문심사는 세 3자의 입장에서 복수의 평가자가 현지를 방문하여 전문적인 견지에서 중립적이고 객관적인 평가 및 판단을 하도록 한다.

(4) 평가 기준 및 내용(병원기능평가기구)

- 병원의 이념과 조직적 기반
- 지역 수요의 반영
- 진료의 질 확보
- 간호의 적절한 제공
- 환자의 만족
- 병원 운영 관리의 합리성

6.3. 호주

1) 질 관리사업의 배경 : 보건의료표준심의회(ACHS)

호주는 유럽이나 미국에 비해 의료의 질 관리 시작이 조금 늦게 이루어졌다. 의료의 질 관리가 본격적으로 시행되기 시작한 계기는 의료의 질에 대한 직접적인 관심이 아니라 의료비 증가에 대한 연방정부의 채택으로부터 시작되었다.

1976년 국회에서 당시 보건성 장관은 의사들의 과잉진료를 언급하면서 의료계가 동료감사(peer review)의 형태로 의료의 질 관리를 시작하지 않으면 정부가 개입하겠다는 강력한 의지를 표명하였다.

이에 호주의학협회(Australian Medical Association)는 미국과 유럽의 질 관리사업을 검토한 후, 1979년 보건의료표준심의회(Australian Council on Healthcare Standards, ACHS)와 함께 동료감사사업(peer review program)을 전담할 기구로 동료감사지원센타(Peer Review Resource Center)를 세웠다. 이 기구는 의사와 다른 의료인들의 동료감사 사업을 지원하고 시행상의 장애물을 찾아내는 역할을 수행하였으며, 의료의 질 관리 전문학술잡지인 Australian Clinical Review를 발간하기 시작하였다. 보건의료표준심의회는 1974년부터 미국의 병원신임합동위원회(JCAH)와 같이 민간차원에서 병원신임사업을 시행하기 위해 창설된 단체였다. 호주의 각 병원이 질 관리 사업을 활발히 시행하게 된 가장 강력한 자극은 1983년 이 보건의료표준심의회(ACHS)가 병원신임을 위한 기본조건 중의 하나로 병원단위의 정규적인 질 관리사업 시행을 포함시킨 조치였다.

2) 질 관리 사업의 정책방향

호주의 1994년 보건통계자료에 의하면 보건의료기관의 수는 국공립병원 713개소, 민간병원 294개소, 낮병원(day hospital facilities) 72개소, 국공립 정신병원 45개소, 민간 정신병원 25개소 및 요양원(nursing home) 1,444개소이다. 기관의 50% 이상이 200병상 규모 이하인 중소병원급이다.

호주는 병원보다 더 많은 수의 요양원이 있지만 의료의 질 관리는 주로 일반병원(acute hospital setting)에 초점을 두고 있다. 정부의 주된 관심사는 초기에는 민간부문(전체 병원의 30%가 민간병원)의 과잉진료 통제였으나 오늘날에는 공공부문의 과소이용(생산성 증대 문제)에 관심을 기울이고 있다.

이러한 변화의 계기는 1984년에 도입된 국민의료보험제도로 의료보험의 실시는 사보험 가입자 수의 감소와 공공병원에 대한 연방정부의 지원감소를 가져 왔다. 이러한 연방정부의 지원감소는 병상수의 감소와 수술대기자 증가를 가져왔고, 정부는 의료의 질 관리 사업의 일환으로 재원기간에 관심을 기울이게 되었다. 정부가 보건기획에 진단명별 환자군(DRG)을 사용하면서 이러한 관심은 더욱 높아졌다.

호주 내 의료기관의 질 향상활동은 의무적으로 행해야 하는 활동으로 인지되고 있다. 대도시 소재 대규모 대학병원으로부터 지방소재 중소병원 보건소, 외래수술 전문기관(day surgery center), 노인을 위한 주간보호센터(day care center)까지 질 향상 활동 담당자가 있다. 이는 자발적 노력의 질 향상 활동보다 사보험의 확대, 신임평가에 따른 차등 보상제도, DRG지불제도 실시 등의 급변하는 의료환경의 영향으로 효율적인 자원 활용과 환자 중심의 서비스를 제공하기 위하여 기관 내 질 향상 활동이 활성화되고 있다.

6.4. 네덜란드

1) 질 관리 사업의 배경 : CBO(네덜란드 의료의 질 관리 기구)

네덜란드는 의료의 질 관리분야에서 선두의 나라로 평가된다. 70년대 중반부터 적은 수이지만 병원에서 의료인들의 자발적 사업이 이루어지고 있다. 본격적인 시작은 1976년 전국 전문의 기구(National Specialists Organization)가 의료의 질 관리를 의료인들의 임무로 공식적으로 선언한 데서 비롯된다. 임상의들의 의료의 질 관리 활동을 본격적으로 펼칠 수 있도록 지원기구를 만들게 되었다.

이것이 바로 CBO(Central Begeleidingsorgan, the National Organization for Quality Assurance in Netherlands)이다. 이 CBO는 의료의 질 관리와 관련된 기술적 지원, 교육과 훈련, 연구와 개발 및 공청회 개최 등 광범위한 일들을 수행하는 의료의 질 관리의 중추적인 조직이다. 이 기구는 다른 여러 나라의 의료의 질 관리 전담기구의 모형이 되고 있다.

2) 질 관리 정책의 방향

네덜란드에서는 의료인들이 의료의 질 관리를 의료서비스 제공자 자신들의 책임으로 인식하고 있다. 정부는 직접 주도하지 않고 의료의 질 관리가 가능하도록 지원하고 도와주는 정책을 시행하고 있다. 따라서 CBO의 활동에 있어서도 정부가 직접 개입하지는 않고 이를 지원하는 역할을 수행하고 있다. 처음에 설정된 CBO의 목표는 병원 인력들의 의료의 질 관리사업을 제정하고 유지해 나가도록 지원하는 것이었다. 실제로 당시 전문 인력들은 의료의 질 관리사업 실시를 원하기는 했지만 구체적인 방법을 알지 못했고, 그 위험성을 두려워하고 있었다.

6.5. 스페인

1) 질 관리 사업의 배경 : Catalonia 주 병원(1981년)

스페인은 1986년 이전까지는 한국과 같이 국민의료보험을 실시하였으나 1986년부터 조세의 의한 국가보건의료체계(NHS)로 바뀌었다. 이러한 의료체계의 근본적 변화는 의료의 질 관리부문에서도 큰 발전을 가져오고 있다.

스페인의 의료의 질 관리 역사는 1980년대 초부터 시작되었다고 할 수 있다. 1981년 Catalonia 주에서 처음으로 병원신임제도가 실시되었다. 이 제도는 주정부의 주도로 시작되었다. 1988년부터는 스페인 전국에서 실시되고 있다. 병원 내 질 관리 사업도 1980년대 초부터 의료인들의 자발적 노력으로 시작되었다. 현재는 관련법의 제정으로 많은 병원에서 일상적 업무의 일환으로 질 관리사업이 시행되고 있다.

2) 질 관리사업의 내용

스페인의 질 관리 사업은 외부사업과 내부사업으로 구분할 수 있다. 외부사업은 병원신임제도로 1981년 Catalonia 지방에서 시작된 이후 1988년부터는 병원과 일차의료기관의 신임을 위한 전국적인 체계가 갖추어 졌다. 이 신임제도는 직접적인 재정적 실행수단은 없지만 의료기관으로 하여금 양질의 의료를 제공할 수 있도록 하는 유인책(특혜, 자원 등)을 가지고 있다. 내부 질 관리 사업은 1980년대 초부터 각 병원의 병원장들에 의해 병원관리 수단의 일환으로 주요문제의 발견과 해결방안으로 시작되었다. 그 이전에도 각종 문제를 다루는 소위원회들이 설치된 병원은 있었지만 확립된 방법론은 없었다. 질 관리 사업이 본격적으로 시작되면서 이 위원회는 새로이 조직되어 정확한 평가항목(explicit criteria)을 만들고, 모든 활동결과는 함께 묶어 보고서를 받은 뒤 병원 각 부서의 책임자에게 회람을 시키게 하였다. 이 질 관리 사업은 병원장에 대한 자문 기능을 가지며 의사들은 자발적으로 교대로 참여하고 있다. 주로 다루고 있는 대상은 진료의 과정, 결과, 의료이용도 조사, 위험관리(risk management) 및 환자들의 의견 등이다. 이 중 환자의 의견과 불만을 수용하는 것이 중요한 사업으로 인식되고 있다. 실제로 1984년부터 스페인의 전병원에서는 환자의견청취서비스가 시행되고 있다.

3) 질 관리 관련제도

1984년에 스페인 정부는 병원구조와 조직에 관한 법을 제정하여 스페인의 모든 병원들로 하여금 진료평가체계를 의무적으로 갖추도록 하였다. 1986년에는 의료법을 통해 보건소까지 그 대상을 확대하였다. 이후 각 병원에서 의료의 질 관리 사업은 정규적인 업무의 일환으로 이루어지고 있는 추세이며 약 50~60개 병원에서는 제대로 개발된 사업을 운영 중이다.

1984년에 스페인 의료기관 질관리학회(the Spanish Society for Quality Assurance in Health Care)가 설립되었다. 이 학회에는 의사, 간호사, 환자대표, 보건경제학 및 행정가 등 다양한 직종의 인력들이 참여하고 있으며 전국적인 모임과 함께 전문잡지도 발간하고 있다. 1990년에는 이 학회와 보건경제학회가 공동으로 비영리 연구기관인 Avedis Donabedian Foundation을 설립하고, 방법론 개발과 의료기관 지원의 역할을 수행하고 있다.

4) 질 관리 사업의 평가

스페인의 경우 환자진료의 결과와 병원관리의 분권화에 주로 초점을 맞추게 됨에 따라 의료의 질 관리 사업도 과단위사업의 개발이 증가하고 있는 추세이다. 가까운 장래에 기관단위와 과단위(혹 병동단위)의 2가지 수준의 의료의 질 관리 사업이 공존할 전망이다.

〈표 5-17〉 국가별 의료기관 신임제도의 특성

구분	미국	일본	호주	네덜란드	스페인
운영주체	· 의료기관신임합동위원회(JCAHO) - 민간	· 의료기능평가기구(제 3의 기구) - 행정부 및 의료기관단체 지원	· 호주병원표준위원회(ACHS) - 민간	· 민간의료의 질관리 지원기구(CBO)	· 병원 신임제도 - 주정부 주도
도입시기	1918	1995	1974	1976	1981
참여정도	· 병원의 84% · 기타 의료기관	· 1995년 : 110개 · 1996년 : 200개	· 병원의 32% · 병상수의 60%	· 민간병원 예외	· 카탈로니 아주 병원의 82%

‣ JCAH(병원합동신임위원회)
- 미국의학협회, 병원협회, 외과학회, 의사회, 치과학회로 구성된 비영리 단체

중요어휘

1. 병원신임제도의 배경

- 소득증대 및 의료보장 확대 : 의료수요 증가 및 생활수준 향상
- 의료기관의 증가 : 의료기관간 시설격차 및 의료제공자 개선 미비
- 의료서비스 수준 적정화 방안 : 병원 신임제도의 필요성 제기
- 병원신임제도 : 병원표준화심사, 의료기관 서비스 평가

2. 병원신임제도의 발전과정

1) 미국

- 1918년 : 미국 병원표준화 사업 시작 → 구조적 측면
  - 미국 외과학회 주관
  - 신임제도의 모태
  - 대표적인 질 관리활동
- 1952년 : 병원표준화사업 → 미국 병원신임합동위원회(JCAHO)로 발전
  - 미국 병원표준화사업 이관받아 인가 형태로 심사
  - 표준화 → 인가제도 바뀜
- 1987년 : 병원신임합동위원회(JCAH) → 의료기관신임합동위원회(JCAHO)로 개편

2) 한국

- 1963년 : 수련병원인정제도 - 대한의학협회 주관
- 1967년 : 수련병원인정제도 → 대한병원협회로 이관
- 1981년 : 병원표준화심사 - 대한병원협회 주관
- 1995년 : ▸ 의료기관서비스 평가제도 시행
  ▸ 종합전문요양기관 주기평가제 → 상급종합병원지정평가로 변경
- 2003년 : 병원표준화심사 → 병원신임평가로 변경

- 2011년 : ▸ 의료기관서비스평가제도 → 의료기관인증평가제로 명칭 변경
  ▸ 종합전문요양기관/전문요양기관 → 상급종합병원으로 변경

3. 병원신임평가사업의 목적

- 적정진료보장 → 병원신임평가의 핵심
- 최신 진료수준의 수용성 증대
- 병원 경영관리의 효율성 제고
- 회원병원 권익향상을 위한 정보체계확립
- 수련병원 및 전공의 교육수련의 질 관리 및 향상

4. 병원신임평가의 목적 : 의료의 질 → 구조적 측면의 평가

- 기준 : 병원의 최소 일정 기준 설정
  - 병원의 진료윤리, 건물 및 기능의 안전도, 의사업무의 조직화
  - 진료수준, 시설장비 및 경영관리
- 동기부여 : 모든 병원이 도달할 수 있도록 동기부여
- 수준향상 : 병원수준 향상·발전시킴
- 최선의 의료서비스 : 환자에게 최선의 진료 제공 → 궁극적 목표
- 올바른 병원상 정립 : 국민의 신뢰 및 존경 받는 병원상 정립
- 의료의 질 관리 활동 : 병원계의 자율적인 질 관리 활동

5. 병원신임평가 방법

1) 현지심사

- 평가 전 병원에서 준비 자료 전산 입력
- 신임심사반이 매년 6-9월, 약 100여 개 심사대상병원 현지 방문하여 실시
- 신임심사요강 내용 현지 확인하여 심사평가기준 의거 심사

2) 신임심사 및 서류심사 인정

- 신임심사 5년 이상 받은 병원 중

- 신임심사성적 80% 이상인 병원 : 3년간 인정 / 서류심사 2년간 가능
- 신임심사성적 70% 이상인 병원 : 2년간 인정 / 서류심사 1년간 가능

· 단, 신규 레지던트 수련을 신청한 병원 및 조건부 지정병원
- 서류심사대상에서 제외

3) 병원신임위원회 평가

· 현지평가와 서류평가 결과 취합 후 검토의견을 첨부
- 병원신임위원회에 상정

6. 병원신임 심사 대상병원 충족 요건

· 24시간 환자 진료가 가능한 병원
· 시·도지사로부터 의료기관개설허가를 받은 병원
· 진료에 필요한 시설과 장비를 갖춘 병원
· 1년 이상 환자진료실적이 있는 병원

7. 병원심사 신청 방법

· 수련병원 및 신규대상 병원
- 매년 3월 31일까지 대한병원협회에 신청

· 구비서류 : 신임심사요강 2부 작성
- 1부 : 병원 보관
- 1부 : 의료기관개설허가증 사본 1부 등과 함께 제출

8. 병원신임평가의 주요 개정 내용

· 평가영역
- 3개체계(병원운영체계, 수련지원체계, 지원부서체계), 57개 부분

· 병원운영체계
- 심폐소생술관리, 수술실, 의료폐기물 부문 신설

· 소독 및 세탁 부분
- 중앙공급실, 직물과 세탁, 청소 및 소독 부문과 통합

· 화상치료실 : 중환자실 부문으로 통합
· 현장 평가 강화
· 전공의 수련활동 및 근무환경 개선을 위한 문항 개발 및 추가

9. 의료기관인증제의 필요성

· 의료서비스 소비자에 대한 인식이 높아짐
· 양질의 서비스 제공에 대한 중요성 인식
· 의료서비스 제공 과정을 환자의 입장에서 만들 필요성 강화
· 환자만족도의 가치 향상

10. 의료기관 인증제 대상

· 300병상 이상의 입원시설이 있는 병원급 이상
· 요양병원, 정신과 병원은 2013년부터 의무인증제 시행

11. 인증평가 결과의 의의

· 인증의 의미
  - 의료기관은 의료의 질과 환자의 안전에 있어 적정수준 달성 인정
· 인증 유효기관
  - 4년간 유효한 보건복지부 장관 명의의 인증서 교부 받음
· 인증 결과
  - 인증원 홈페이지 등을 통해 공표
· 인증효과
  - 평가결과 및 인증등급을 활용하여 행정적, 재정적 지원 받음
    (상급종합병원 지정, 전문병원 지정 등)

12. 의료기관 인증제

· 목표
  - 모든 기준이 환자안전과 의료의 질 향상

· 조사방법
  - 추적조사방법 채택(서류조사/면담조사/현장조사 동시 실시)
  - 환자가 이동하는 경로를 그대로 따라가며 조사
· 면담 대상
  - 대표자만이 아닌 병원 내 전 직원 중 임의로 면담조사

13. 상급종합병원

1) 상급종합병원의 변경

· 종합전문요양기관 또는 전문요양기관 → 상급종합병원으로 변경(2011년)

2) 상급종합병원 지정의 의의

· 의료서비스의 질 높임
  - 중증질환자에 대한 질 높은 의료서비스 제공
· 요양급여의 효율성 : 효율적 요양급여
· 의료자원의 효율성
  - 의료전달체계 확립을 통한 의료자원의 효율적 활용

3) 상급종합병원의 목적

· 중증질환자에 대한 진료비율 증가
· 중증질환자 위주의 전문 진료 유도
· 의료기관의 무분별한 대형화 초래 방지
  - 인정시 갖는 경제적 이점 및 지명도 제고 등에 따름
· 상급종합병원에 대한 전문성, 공공성, 윤리성 제공
· 국민의 신뢰를 받는 의료기관으로 육성
· 상급종합병원 지정 기준 강화
  - 전문진료 질병군 입원환자 비율 상한선 높임

4) 상급종합병원 평가 내용

· 시설, 장비 평가 / 인력에 대한 평가
· 질병의 평가 / 환자의 구성 상태 평가

제5장 필수문제

*** 가장 맞는 것에 번호를 기재하시오.**

01 미국 병원표준화 심사와 관련이 없는 것은?

① 미국외과학회 ② 의료기관신임합동위원회
③ 민간의료의 질 관리 지원기구 ④ 병원신임심사
⑤ 인가제도

02 미국과 한국의 병원표준화 심사를 시작한 연도로 옳게 연결된 것은?

① 1918년, 1980년 ② 1918년, 1981년
③ 1980년, 1918년 ④ 1952년, 1980년
⑤ 1952년, 1981년

03 미국 표준화심사에서 병원신임합동위원회(JCAH)로 신임활동을 시작한 년도는?

① 1928년 ② 1935년 ③ 1952년 ④ 1980년 ⑤ 1981년

04 병원신임평가의 목적으로 옳지 않은 것은?

① 병원 경영관리의 효율성 제고
② 최선 진료수준의 수용성 증대
③ 회원병원 권익 향상의 정보체계 확립
④ 수련병원 및 전공의 교육수련
⑤ 병원 질 향상의 수입 증대

05 병원신임평가는 어떤 접근방법인가?

① 과정 측면 ② 구조적 측면 ③ 치료과정 측면
④ 적정진료 측면 ⑤ 치료결과 측면

06 병원신임평가에서 진료지원 부문으로 옳은 것은?

① 의무기록 ② 의료사회사업 ③ 중환자실
④ 병원현황 ⑤ 조직경영

07 병원신임평가에서 환자 안전관리의 영역의 평가부문으로 옳은 것은?

① 재난관리 ② 고객만족 ③ 시설안전
④ 질 관리 ⑤ 설비시스템

정답
1. ③ 2. ② 3. ③ 4. ⑤ 5. ② 6. ① 7. ④

08 병원신임평가의 궁극적 목표로 옳은 것은?

① 병원경영 합리화 ② 최선의 진료제공 ③ 의료사고 방지
④ 의료자원관리 ⑤ 의료인력관리

09 한국 병원신임평가제도의 핵심이라고 할 수 있는 것은?

① 의료자원이용감사(utilization review)
② 의료의 질 관리(quality assurance)
③ 의료감사(medical audit)
④ 동료검토(peer review)
⑤ 진료비청구심사(claims review)

10 한국 병원표준화심사에서 대상 병원군의 분류 기준은?

① 월 평균 퇴원환자 수 ② 일일 평균 외래환자 수 ③ 병상 수
④ 병원 수 ⑤ 평균 재원환자 수

11 병원표준화 심사 시 특수진료지원에 속하는 부문은?

① 의료폐기물 ② 간호 ③ 영양
④ 약제 ⑤ 중환자실

12 QI 프로그램에 있어 보건의료정보관리사의 역할로 옳지 않은 것은?

① 보고서 작성 ② 의무기록 검토
③ 보건의료정보관리(의무기록)서식 고안 ④ 환자상태 진단
⑤ 보수교육프로그램 참여

13 상급종합병원지정에 관한 설명으로 옳지 않은 것은?

① 전공의 수련병으로 지정받은 종합병원이어야 함
② 의료기관 인증을 받아 인증서를 제출해야 함
③ 진료과목 중 10개 이상의 진료과목을 갖추어야 함
④ 전문 및 단순진료질병군에 속하는 입원환자 비율의 기준 충족시켜야 함
⑤ 이전에는 종합전문요양기관 또는 전문요양기관이라는 명칭 사용

14 상급종합병원 평가 내용에 해당되지 않는 것은?

① 인력에 대한 평가 ② 질병의 평가
③ 환자의 구성 상태 평가 ④ 의사수의 평가
⑤ 시설, 장비 평가

정답

8. ② 9. ② 10. ③ 11. ⑤ 12. ④ 13. ③ 14. ④

15 의료기관평가제의 목적에 해당되지 않는 것은?

① 양질의 의료서비스 제공
② 보건의료서비스 향상 도모
③ 의료기관 이용상의 불편 개선
④ 보건의료서비스 질적 수준 보장
⑤ 의료의 사전 관리의 필요성

16 병원신임평가 심사 신청방법으로 짝지어진 것은?

① 현지심사 - 관찰심사
② 현지심사 - 대면심사
③ 서류심사 - 집중심사
④ 현지심사 - 서류심사
⑤ 서류심사 - 사전심사

17 병원신임평가사업에서 심사대상 분류 중 C군에 속하는 병원은?

① 200-299 병상
② 300-399 병상
③ 300-499 병상
④ 500병상이상
⑤ 종합병원

18 상급종합병원 상대평가 기준에서 가중치가 가장 높은 항목은?

① 환자구성 상태
② 교육기능
③ 간호사 1인당 연평균 1일 입원환자 수
④ 의사 1인당 연평균 입원환자 수
⑤ 약사 1인당 연평균 입원환자 수

19 병원 신임심사에서 5년간 80% 이상 성적을 받은 경우 서류심사로 대신할 수 있는 기간은?

① 1년 ② 2년 ③ 3년 ④ 4년 ⑤ 5년

20 미국 병원신임사업을 담당하고 있는 조직에 대한 설명으로 옳지 않은 것은?

① 미국에서 환자 진료비 상환과 깊은 관계가 있다
② 심사 결과를 대중에게 공개한다.
③ 2007년에는 JC로 명칭이 변경되었다.
④ 1952년에는 이관받아 인가의 형태로 심사하였다.
⑤ JCI는 국제병원협회가 주관하는 세계 대상 조직이다.

21 의료기관서비스 평가제도와 인증평가제도의 변경된 년도가 옳은 것은?

① 1918년-1952년
② 1981년-1995년
③ 1995년-2007년
④ 1995년-2011년
⑤ 1981년-2011년

정답

15. ⑤ 16. ④ 17. ① 18. ① 19. ② 20. ⑤ 21. ④

22 병원신임심사 대상 병원 조건에 해당되지 않는 것은?

① 병상가동률이 70% 이상인 병원
② 진료에 필요한 시설과 장비를 갖춘 병원
③ 시·도지사로부터 의료기관개설허가를 받은 병원
④ 24시간 환자 진료가 가능한 병원
⑤ 1년 이상 환자진료실적이 있는 병원

23 병원합동신임위원회 창설회원이 아닌 기구로 옳은 것은?

① 미국병원협회 ② 미국외과학회 ③ 미국산부인과학회
④ 미국의학협회 ⑤ 미국의사회

정답 22. ① 23. ③

제6장 의료기관 인증제

■ 학습목표 ■

- 인증제의 도입배경
- 인증제의 특성
- 의료기관평가 인증의 역할 및 목적
- 의료기관평가 인증제의 발전과정
- 인증조사, 평가결과 및 인증기준
- 인증원의 비전 및 전략
- 조직구성 및 컨설팅
- 국제의료기관평가(JCI)

Chapter

6 의료기관 인증제

1. 의료기관 인증제의 도입 배경

1.1. 의료기관 인증제의 배경

의료법에는 병원이 주기적으로 평가기관의 평가를 받도록 되어 있다. 2004년부터 3년 주기로 종합병원 이상의 의료기관들이 평가를 받도록 하였으나 여러 가지 평가 방식의 문제점 및 불신이 초래되어 평가제도의 개선이 요구되어 2011년 1월 24일부터 의료법이 개정되면서 이러한 의료기관 평가제도가 인증제로 바뀌게 된 것이다. 과거 평가제도에 비하여 인증제는 환자안전과 의료의 질 평가를 위주로 문항이 마련되어 실질적인 평가가 될 것으로 기대하고 있다.

1.2. 인증평가 결과의 의의

의료기관이 제공하는 의료서비스의 질을 개선, 촉진하기 위해 정부는 2011년 1월 24일부터 의료법 개정법률에 근거하여 기존 의료기관 평가제도를 의료기관 인증제도로 변경하여 의료기관평가인증원 주관으로 실시하고 있다(요양병원, 정신과 병원은 2013년부터 의무인증제 시행)

이 제도를 통하여 병원급 의료기관이 자율적으로 의료기관인증원으로부터 인증을 받게 되며 인증을 받은 의료기관은 전문적이고 객관적인 조사와 평가를 통하여 의료의 질과 환자의 안전에 있어 적정 수준을 달성하였다는 의미로 4년간 유효한 보건복지부 장관 명의의 인증서를 교부받게 되며 인증 결과는 인증원 홈페이지 등을 통해 공표되게 된다. 평가결과 및 인증등급을 활용하여 상급종합병원 지정, 전문병원 지정 등 행정적, 재정적 지원을 받을 수 있다.

1.3 인증제의 도입 배경

1) 의료기관의 자율적 참여

환자안전과 의료서비스 질 향상에 대한 국민적 관심이 증가하면서 정부 중심의 강제 평가였던 의료기관 평가제가 2011년 1월 24일 부터 의료기관의 자율적인 참여를 바탕으로 하는 "인증제"로 전환하였다.

2) 질 높은 의료서비스 제공

의료기관 인증제도는 의료기관이 질 높은 의료서비스를 제공하며 자발적인 환자안전 시스템을 구축할 수 있도록 노력하게 한다. 인증을 통해 국민들이 안심하고 찾을 수 있는 의료기관 확산에 목적이 있다.

2. 인증제도의 특성

2.1. 인증제도의 목적

의료기관 인증제는 의료기관이 환자안전과 의료서비스의 질 향상을 위해 자발적이고 지속적인 노력을 통해 국민에게 양질의 의료서비스를 제공하는 제도이다. 국민으로부터 신뢰를 얻고 국제적으로 인정받는 것에 의료기관 인증제도의 목적을 둔다. 의료기관의 인증사업은 보건복지부장관의 인증을 위하여 필요하다고 정한 업무를 위탁받아 의료기관의 서비스 질과 환자안전에 대한 신뢰성 보증을 목표로 인증사업을 수행한다.

2.2. 인증제도 설계

- 환자안전 기준을 포함한 국제 수준(ISQua)의 인증기준 마련
- 추적조사를 이용한 조사방법의 신뢰성 확보
- 조사인력의 전문성, 객관성 강화
- 맞춤형 결과활용을 제공하여 인증정보의 활용도 제고
- 의료기관의 질 향상을 지원하는 컨설팅 서비스 제공을 통해 파트너십 확보
- 인증유효기간 중 의료기관 자체평가를 통해 자발적, 지속적 의료서비스 질 향상

2.3. 인증제의 장점

인증제의 가장 큰 장점은 현재까지 공급자 중심의 의료문화에서 소비자(환자 및 보호자)중심의 의료문화로 전환시킨 혁신적인 제도 설계에 있다. 의료서비스에 대한 소비자의 인식이 높아짐에 따라 의료의 질을 확보하여 양질의 서비스를 제공하려는 것이다. 환자의 입장에서는 의료기관들이 의료서비스의 제공 과정에 대한 규정을 만들어 일관되게 수행할 것을 요구하는 의료기관 인증제이다. 뿐만 아니라 소비자를 위한 의료서비스 제공이 마련되는 계기가 된다.

2.4. 인증 대상

의료기관 인증제는 모든 의료기관을 대상으로 하고 있다. 병원급 이상 의료기관은 자율적으로 인증을 신청할 수 있다. 다만 요양병원과 정신병원은 의료서비스의 특성 및 환자의 권익 보호 등을 고려하여 2013년부터 의무적으로 인증신청을 하도록 의료법에 명시되어 있다.

2.5. 인증제 절대평가 및 인증마크 부여

인증제는 순위를 정하는 상대평가와는 달리 의료기관의 인증기준 충족여부를 조사하는 절대평가의 성격을 가진 제도이다. 공표된 인증조사 기준의 일정 수준을 달성한 의료기관에 대해 4년간 유효한 인증마크를 부여하는 제도이다.

2.6. 인증제의 조사방법 및 대상

1) 인증제의 조사방법

- 인증제의 목표는 환자안전과 의료의 질 향상
- 조사방법 : 추적조사방법으로 서류조사, 면담조사 및 현장조사 등을 채택하여 동시에 실시하며 환자가 이동하는 경로를 따라가며 조사
- 면담대상은 대표자만이 아닌 병원 내 전 직원 중 임의로 면담조사 실시

2) 인증평가 조사 개요

- 조사원이 조사대상을 통하여 환자 선택

- 환자의 입장에서 환자의 관점으로 진료 및 치료 경로를 따라 조사
- 의료진과 환자의 대화, 기록검토, 관찰을 통합하는 역동적인 조사과정
- 환자의 안전과 의료의 질 및 서비스를 평가하는 조사방법

3) 인증평가의 조사 절차

- 조사대상 환자 선정
- 환자 의무기록검토 및 정보 확인
- 진료, 치료 및 서비스 담당직원과 면담
- 환자가 처한 환경 평가
- 환자, 가족과 면담 시행

2.7. 인증 절차

(1) 인증조사 신청

- 인증조사 희망일을 계획 후 신청한다.

(2) 신청절차

- 병원급 의료기관
  - 자율적 신청 : 신청일 기준 60일 이후로 인증조사 희망일을 지정한다.
- 상급종합병원 : 법령에 준함
- 전문병원 : 법령에 준함

(3) 조사일정

- 접수 후 1개월 이내 해당 병원에 조사일정을 통보한다.

(4) 조사팀 구성

- 인증원에서 조사팀을 구성한다.

(5) 인증조사실시

- 현장 조사 후 총평보고서를 인증원에 제출하고 의료기관에는 사본을 제출한다.

(6) 인증등급판정

- 인증심의위원회에서 결정은 현장평가 결과를 토대로 한다.

(7) 인증결과 통보 및 이의 신청

2.8 의료기관 인증제와 의료기관 평가제도와 차이점

의료기관 인증제가 기존에 의료기관 평가제도와 차이점은 다음과 같다 (표 6-1).

(1) 목표

- 모든 기준이 환자안전과 의료의 질 향상

(2) 조사방법

- 추적조사방법 채택(서류조사/면담조사/현장조사 동시 실시)
- 환자가 이동하는 경로를 그대로 따라가며 조사

(3) 면담 대상

- 대표자만이 아닌 병원 내 전 직원 중 임의로 면담조사

의료기관 인증제의 중요 내용

▸ **의료기관 인증제의 필요성**
- 의료서비스 소비자의 인식 향상
  양질의 서비스 제공의 중요성 인식
- 의료서비스 제공 과정을 환자입장에서 필요성 강화
- 환자만족도의 가치 향상

▸ **인증의 의미**
- 의료기관은 의료의 질과 환자의 안전에 있어 적정수준 달성을 인정

▸ **의료기관 인증등급시 : 인증의 유효기간**
- 4년 : 보건복지부장관 명의의 인증서 교부받음

▸ **의료기간 인증등급시 : 조건부 인증의 유효기간**
- 1년

▸ **결과공표**
- 인증원 홈페이지 등을 통해 공표

▸ **인증효과**
- 평가결과 및 인증등급을 활용하여 행징직·재징직 지원을 받을 수 있음
- 상급종합병원지정, 전문병원지정 등

〈표 6-1〉 의료기관 평가제도와 의료기관 인증제의 차이점

구분	의료기관 평가제도	의료기관 인증제
목표	의료서비스의 질 향상	환자안전과 의료의 질 향상
대상	종합병원 - 300병상 이상 병원	병원급 이상 입원환자 30병상 이상
조사초점	의료공급자 중심	의료소비자(환자) 중심
조사대상	대표적 의료인 예) 병원장, 부서장	전직원 대상(자원봉사자 포함)
조사방법	부서별 단면적 평가	병원 내 전 부서의 실제 추적조사
평가기관	▸ 한국보건산업진흥원(개발/분석) ▸ 대한병원협회(조사실행)	인증전담기관

3. 의료기관평가 인증의 역할 및 구성

3.1 의료기관평가 인증의 역할

1) 의료기관 인증의 정부와 협의

의료기관인증원은 의료기관들이 인증을 받은 후 환자 안전과 의료 질 수준을 유지하기 위해 재정적, 정책적 지원 방안을 모색하기 위해 지속적으로 정부와 협의한다.

2) 수가 신설 및 의료의 질 향상 분담금

최근에는 환자안전 강화를 위한 수가 신설 및 의료 질 향상 분담금을 만들려는 검토가 활발하게 이루어지고 있다.

3) 환자안전법 국회 통과

환자안전체계 구축과 안전사고 재발방지 등의 내용이 담긴 환자안전법이 국회를 통과하여 그 어느 때 보다 인증에 대한 중요성이 커지고 있다.

4) 국제적 수준의 인증 프로그램

의료기관인증원은 “인증”이 국내 보건의료시스템의 확고한 축으로 자리매김 할 수

있도록 구성원 모두가 내적 역량을 키우고 전문성과 객관성, 공정성을 갖춘 국제적 수준의 인증 프로그램이 되도록 노력한다.

5) 평가 통합

요양·정신병원 의무인증제 및 각종 평가 통합 등의 업무를 성공적으로 수행해 나가는 노력을 시행한다.

6) 정부, 의료계 및 시민사회단체 의견 수렴

정부, 의료계 및 환자단체 포함 시민사회단체의 목소리에 귀를 기울인다.

7) 의료의 질 및 환자 안전관련 교류와 협력

의료 질 및 환자 안전 관련 학회와 기관 등과의 활발한 교류와 협력를 통하여 더욱 발전적인 인증제도가 될 수 있도록 노력한다.

8) 인증의 중요성 인식

인증은 일부 의료기관에 국한이 아닌 국민 모두를 위한 필수 조건이다.

9) 의료서비스의 질 향상

향후 많은 의료기관이 환자의 안전을 담보로 의료서비스의 질을 자발적, 지속적으로 향상시켜 나갈 수 있도록 노력한다.

3.2 의료기관평가제도 인증원

1) 의료기관평가제도 인증원 구성

- 원장, 이사회, 기준조정 위원회, 제도자문 위원회, 인증심의 위원회
- 정책개발실, 정책개발팀, 사업개발팀
- 인증사업실, 인증 1팀, 인증 2팀
- 연구개발실, 교육컨설팅팀, 연구지원팀, 전산팀
- 경영기획실, 경영기획팀, 운영지원팀

2) 인증의료기관

- 인증의료기관은 1,048개소가 있다.

4. 의료기관평가 인증제도의 발전과정

4.1 의료기관 인증제도의 역사

1) 2011년 : · 의료기관 평가제도 → 의료기관 인증제도로 변경

2) 2012년 : · 국제의료질관리학회(ISQua) 국제 인증 획득
  · 정신의료기관 평가 첫 시행

3) 2013년 : · 요양병원 인증조사 첫 시행
  · 정신병원 인증조사 첫 시행

4) 2014년 : · 한방병원 인증조사 첫 시행
  · 치과병원 인증조사 첫 시행

〈표 6-2〉 의료기관평가 인증제도의 발전과정

단계	년도	시행
1	2010.10	의료기관평가인증원 개원
2	2011.1.24	의료기관 평가제 → 의료기관 인증제로 변경
	2011.1	종합전문요양기관 또는 전문요양기관 → 상급종합병원으로 변경
	2011.3	컨설팅 서비스 개시
	2011.6	환자 안전의 날 선포식
3	2012.4	국제의료질관리학회(ISQua) 국제인증 획득
	2012.12	요양병원 인증기준 공표
	2012.12	정신의료기관 평가 첫 시행
4	2013.1	요양병원 인증조사 첫 시행
	2013.8	정신병원 인증조사 첫 시행
	2013.9	한방병원 인증기준 공표
5	2014.1	치과병원 인증기준 공표
	2014.2	한방병원 인증조사 첫 시행
	2014.6	치과병원 인증조사 첫 시행

4.2 보건의료정보관리사 면허 취득 방법

· 보건의료정보관리사 면허를 취득하려면 '고등교육법 제11조의2'에 의거
- 인정기관으로부터 보건의료정보관리사 교육과정 인증을 받은 대학
- 보건의료정보관련 학문을 전공하고 보건복지부령으로 정하는 교과목을 이수 졸업자
- 보건의료정보관리사 국가시험에 합격하면 보건복지부 장관의 면허 취득

4.3 보건의료정보관리 교육평가 인증제도

1) 목적

· 보건의료정보관리 교육프로그램(교육과정)
- 보건의료 산업계에서 요구하는 보건의료정보관리사의 역량을 갖춘 졸업생
- 배출하기 위한 방안

· 교육 구성의 제반요소(프로그램, 교육여건 등) 및 성과중심 교육체계 구비
- 교육의 질을 지속해서 개선 관리
- 보건의료정보관리 교육의 발전 촉진
- 양질의 보건의료정보관리사 배출 기여

2) 평가 및 인증 대상

· 『의료기사 등에 관한 법률』 제4조 제1항 제1호에 근거 다음 요건 구비 프로그램
· 『고등교육법』 제2조에 대학, 산업대학, 전문대학에서 운영하는 학위과성
· 『의료기사 등에 관한 법률 시행규칙』 제7조에 따른 별표 1의 '보건의료정보관리학 교과목'을 편성 및 운영

3) 평가 및 인증의 구분

(1) 신규평가

· 평가·인증 신청 당시 보건의료정보관리 교육프로그램을 운영하고 있음
- 졸업생을 1회 이상 배출하지 않은 경우

· 인증 프로그램 중단이 1년 이상 지속된 대학이 인증을 받기 위해

- 프로그램을 재운영하는 경우
· 현재 보건의료정보관리 교육프로그램을 운영하지 않음
  - 대학에서 보건의료정보관리 교육프로그램의 운영 계획을 확정한 경우

(2) 정기평가

· 보건의료정보관리 교육프로그램을 운영하여 졸업생을 1회 이상 배출
· 신규평가·인증에서 인증 판정을 받은 후 인증 기간이 만료되기 이전
  - 인증 유효기간을 연장하기 위해 평가·인증을 받는 경우

5. 의료기관 인증조사

5.1. 인증조사의 종류

1) 정기조사

(1) 본조사

본조사는 인증절차에 따라 이루어지는 조사로 신청 후 시행한다.

(2) 중간자체조사

중간자체조사는 대상의료기관이 인증 기준을 활용하여 자체적으로 평가하는 것으로 의료기관의 의료 질의 유지관리가 목적이다.

(3) 중간현장조사

인증 후 2-3년 사이에 인증받은 의료기관이 중간자체조사를 시행했는지 여부를 확인하기 위한 현지방문조사이다.

2) 비정기조사

(1) 추가조사

인증등급을 결정하기 전에 인증심의위원회나 이의신청 소위원회에서 필요하다고 한 경우에 할 수 있다.

(2) 수식조사

인증받은 의료기관에서 수시조사 요건이 발생하였을 경우에 조사한다.

5.2. 인증 신청

1) 병원급 의료기관

병원급 의료기관은 인증을 받고자 하는 시기를 정한다. 자율적으로 인증조사를 신청할 수 있다. 다만 인증조사 희망일은 신청일 기준으로 60일 이후부터 지정할 수 있음

2) 상급종합병원

상급종합병원으로 지정 받고자 하는 경우는 상급종합병원 지정요건에 해당되므로, 인증조사를 받아야 한다. 의료법 제3조의4, 상급종합병원의 지정 및 평가에 관한 규칙 제2조에 있다.

(1) 상급종합병원의 변경 및 의의

① 상급종합병원의 변경

2011년에 종합전문요양기관 또는 전문요양기관은 상급종합병원으로 변경되었다.

② 상급종합병원 지정의 의의

상급종합병원은 의료서비스의 질을 높이고 중증질환자에 대한 질 높은 의료서비스를 제공한다. 한편 효율적 요양급여와 의료전달체계 확립을 통한 의료자원의 효율적 활용을 한다.

(2) 상급종합병원의 목적 및 내용

① 목적

상급종합병원의 목적은 첫째, 중증 질환자에 대한 진료비율을 늘리고 중증 질환자 위주의 전문진료를 하도록 유도한다.

둘째, 인정시 갖는 경제적 이점 및 지명도 제고 등에 따른 의료기관의 무분별한 대형화 초래를 방지한다.

셋째, 상급종합병원에 대한 전문성, 공공성 및 윤리성을 제공한다. 국민의 신뢰를 받는 의료기관으로 육성한다.

넷째, 상급종합병원 지정 기준을 강화하여 전문진료 질병군 입원환자 비율의 상한선을 높인다.

② 상급병원 상대평가기준 평가항목

상급병원 상대평가기준 평가항목은 환자 구성상태, 의사 1인당 연평균 입원환자 수, 간호사 1인당 연평균 1일 입원환자 수 및 교육기능 등이다.

〈표 6-3〉 상급종합병원 상대평가기준 평가항목

평가항목	기준치(%)
환자 구성상태	60
의사 1인당 연평균 입원환자수	20
간호사 1인당 연평균 1일 입원환자수	10
교육기능	10

③ 상급종합병원의 평가 내용

- 시설, 장비 평가
- 인력에 대한 평가
- 질병의 평가
- 환자의 구성상태 평가

3) 요양 및 정신병원

요양병원과 정신병원은 의료서비스의 특성 및 권익보호 등을 고려하여 2013년부터 의무적으로 인증신청을 하도록 의료법 제3조 제2항 제3호에 명시한다.

4) 전문병원

전문병원으로 지정받고자 하는 병원급 의료기관과 한방병원은 인증조사를 받아야 한다. 보건복지부령 제38호 전문병원의 지정 및 평가 등에 관한 규칙 제2조 제1항 제1,2호에 해당된다.

5) 의료기관 인증의 경비

의료기관 인증에 소요되는 경비는 의료기관이 부담한다.

6) 인증신청 및 조사

인증신청서 접수일로부터 1개월 이내 신청한다. 의료기관에게 조사일정을 통보한다. 조사일정은 인증조사 희망일을 기준하며 해당 의료기관과 인증원의 협의를 통하여 정한다. 조사일정 확정과 동시에 조사위원의 선정 및 조사계획을 수립하게 된다. 이후 인증조사일정은 변경할 수 없다.

인증조사는 의료기관 종별 및 병상 규모에 따라 다르다. 인증조사는 상급종합병원, 종합병원, 병원으로 구분된다. 병상규모는 1000병상 이상, 1000병상 미만. 500병상 이상, 300~499병상, 300병상 미만으로 분류된다(표 6-4).

〈표 6-4〉 인증조사

구분	상급종합병원		종합병원			병원
병상 규모	1000병상 이상	1000병상 미만	500병상 이상	300-499 병상	300병상 미만	-
조사 일정	4일	4일	4일	3일	3일	3일
조사 위원	6명	5명	4명	3명	3명	3명

7) 인증조사팀의 시간별 역할

(1) 조사개시일

- 조사위원 및 일정 소개
- 병원현황발표 및 질의응답
- 문서검토
- 개별환자추적조사
- 조사위원 결과종합 및 논의

(2) 조사 중

- 전일 결과보고 및 조사계획
- 시스템 추적조사
- 개별환자 추적조사
- 리더십 인터뷰
- 조사위원 결과종합 및 논의

(3) 조사종료일

- 개별환자 추적조사
- 시스템 추적조사
- 결과 종합
- 총편

8) 조사방법의 과정

(1) 개별환자 추적조사법(Individual tracer, IT)

- 조사대상환자 선정 : 의료기관 인증평가에서 조사방법 중 첫 번째
  - 진료과목, 진료형태(응급실, 수술실, 중환자실) 고려
- 보건의료정보(의무기록) 검토, 정보확인
- 환자 관점으로 진료 및 치료 경로를 따라감
- 진료서비스를 담당한 직원과 환자와 가족 면담

(2) 시스템 추적조사법(System Tracer, ST)

- 의료기관 전체 시스템 조사
- 의료기관에서 위험이 높은 시스템에 초점 맞춤
- 의료기관 고위험 과정에 접근

◐ 시스템 추적조사 진행 부문

- 지속적인 질 향상, 감염관리, 의약품관리
- 시설 및 환경 안전관리, 인적자원관리 및 의료정보관리 등

〈표 6-5〉 의료기관 인증평가의 영역 조사

LI(leadership interview) **리더십 인터뷰**	DR(document review) **문서 검토**	IT(individual tracer) **개별환자 추적조사법**	ST(system tracer) **시스템 추적조사법**
리더십 인터뷰	규정 및 절차 검토	• 직원 면담조사 • 환자 또는 보호자 면담 조사 • 보건의료정보(의무기록) 검토 •관찰	• 지속적 질 향상 • 약물관리 • 감염관리 • 시설 및 환경안정 • 의료정보관리

의료기관 인증평가의 중요 내용

1) 의료기관 인증평가 조사법

- ▸개별환자 추적조사
  - 조사대상환자 선정 : 첫 번째
  - 의무기록 검토, 정보 확인
  - 환자 관점으로 진료 및 치료 경로를 따라 감
  - 진료서비스를 담당한 직원과 환자와 가족 면담
- ▸시스템 추적조사법
  - 의료기관 전체 시스템 조사
  - 의료기관 고위험 과정에 접근

2) 의료기관 인증평가제

- ▸2011년부터 시행
- ▸환자 안전 및 의료의 질 향상 목적
- ▸지속적인 개선활동을 유도

3) 인증조사의 종류

- ▸수시조사, 본조사, 중간 자체조사, 추가조사

4) 의료기관 인증평가제도 변경

- ▸2011년 : 의료기관서비스 평가제도 → 의료기관 인증평가제도

5) 의료기관 인증평가 결과 이의신청

- ▸조사 종료일로부터 30일 이내

6. 국내 의료공급체계

6.1 의료공급체계의 요양급여

- 요양급여 : 1·2단계 요양급여로 구분
- 1단계 요양급여 후 → 2단계 요양급여를 받아야 함

1) 1단계 요양급여

- 1단계 : 상급종합병원(대학병원) 제외
- 요양급여의뢰서 또는 진료의뢰서
  - 국내 의료전달체계의 확립과 체계적인 진료 서비스 제공 목적
  - 1단계(병·의원, 종합병원)에서 상급종합병원(대학병원)으로 방문시 제출

2) 상급종합병원에서 1단계 받을 수 있는 요양급여

- 응급환자인 경우, 분만의 경우, 치과에서 요양급여를 받는 경우
- 장애인 또는 단순 물리치료가 아닌 작업치료, 운동치료 등
  - 이러한 재활치료가 필요하다고 인정되는 자가 재활의학과에서 요양급여를 받는 경우
- 가정의학과에서 요양급여를 받는 경우
- 당해 요양기관에서 근무하는 가입자가 요양급여를 받는 경우
- 혈우병환자가 요양급여를 받는 경우

6.2 의료기관의 구분 및 종류

1) 의료기관의 구분

(1) 1차 의료기관

- 병상수 30개 미만의 병·의원으로 주로 외래 환자를 대상으로 진료

(2) 2차 의료기관

- 병상 30개 이상을 갖춰 입원 진료를 수행
- 병원 100개 이상 500개 미만의 병상을 갖춘 종합병원 중
  진료과목 4개 이상, 전문과목 2개 이상인 곳

(3) 3차 의료기관

- 상급종합병원으로 병상 500개 이상을 갖춘 종합병원 중
  - 진료과목이 20개 이상, 각 과목마다 전문의를 둔 곳
  - 보건복지부가 3년마다 다양한 항목을 종합적으로 평가해 지정
- 빅5 병원들이 대표적인 상급종합병원
  - 2024년 기준 47개 기관이 제5기 상급종합병원으로 지정되어 있음

2) 의료기관의 종류

(1) 의원급 의료기관

- 주로 외래환자를 대상으로 의료행위를 하는 의료기관
  예) 의원, 치과의원, 한의원

(2) 병원급 의료기관

- 30개 이상 병상을 갖춘 입원환자 대상 의료행위를 하는 의료기관
  예) 병원, 치과병원, 한방병원, 요양병원

(3) 종합병원

① 100개 병상 이상 300개 병상 이하의 종합병원

- 내과, 외과, 소아청소년과, 산부인과 중 3개의 진료과목 설치
- 영상의학과, 마취통증의학과, 진단검사의학과 또는 병리과 포함
- 7개 이상 진료과목 설치와 해당 진료과목에 전속하는 전문의 둠

② 300병상 초과하는 종합병원

- 내과, 외과, 소아청소년과, 산부인과, 영상의학과, 마취통증의학과
- 진단검사의학과 또는 병리과, 정신건강의학과 및 치과 포함 9개 이상
- 진료과목 설치와 해당 진료과목에 전속하는 전문의 둠

(4) 상급종합병원

- 중증질환에 난이도 높은 의료 행위를 하는 종합병원
- 보건복지부 장관이 지정
- 보건복지부령으로 정하는 20개 이상의 진료과목 갖춤
  - 인력, 시설, 장치, 전문의 수련과정 설치 등 기본 요건 충족
- 3년마다 평가하여 재지정 또는 지정 취소 과정을 거침

(5) 조산원

- 조산사가 임산부의 분만을 돕는 조산행위를 하는 기관
- 조산사는 간호사 면허 취득 후 1년간 조산 수습 과정을 마친 자

3) 의료인 종류

- 의사, 한의사, 치과의사, 간호사, 조산사

중요 내용

1) 의료공급체계의 요양급여

- 요양급여 : 1·2단계 요양급여로 구분
- 1단계 요양급여 후 → 2단계 요양급여를 받아야 함

◐ 1단계 요양급여

- 1단계 : 상급종합병원(대학병원) 제외
- 요양급여의뢰서 또는 진료의뢰서
  - 1단계(병/의원/종합병원)에서 상급종합병원(대학병원) 방문시 제출

◐ 상급종합병원에서 1단계 받을 수 있는 요양급여

- 응급환자/분만/치과에서 요양급여 받는 경우
- 장애인 또는 단순 물리치료가 아닌 작업치료, 운동치료 등
  - 재활치료가 필요하다고 인정되는 자가 재활의학과에서 요양급여 받는 경우
- 가정의학과에서 요양급여 받는 경우
- 당해 요양기관에서 근무하는 가입자가 요양급여 받는 경우
- 혈우병환자가 요양급여 받는 경우

2) 의료기관의 종류

▸ **의원급 의료기관**
- 주로 외래환자 대상 의료행위 의료기관
- 의원, 치과의원, 한의원의 의원급

▸ **병원급 의료기관**
- 입원환자를 대상 30개 이상의 병상을 갖춘 곳
- 병원, 치과병원, 한방병원, 요양병원이 이에 해당한다.

▸ **종합병원**
- 입원환자 100명 이상 수용
- 내과, 일반외과, 소아과, 산부인과, 방사선, 마취과
- 진단검사의학과, 정신과, 치과의 진료과목 설치
- 각 과마다 필요한 전문의 구비한 의료기관

▸ **상급종합병원**
- 중증질환에 난이도 높은 의료 행위를 하는 종합병원

▸ **조산원**
- 조산사가 임산부의 분만을 돕는 조산행위를 하는 기관

3) 의료인 종류

▸ 의사, 한의사, 치과의사, 간호사, 조산사

제외) 약사

7. 평가결과

7.1 평가결과의 이의신청

평가결과(서면 및 현지조사 결과)에 이의가 있는 의료기관은 조사 종료일로부터 30일 이내에 이의신청을 할 수 있다. 다만 인증조사 희망일은 신청일 기준으로 60일 이후부터 지정할 수 있다. 해당 기관은 평가결과에 대해 이의신청서를 작성한다. 근거서류를 첨부하여 인증원에 서면으로 제출하여야 한다. 다만 인증조사 기간 중 '일일보고'를 통해 조사위원과 의견이 조율된 사항은 이의 신청 대상에서 제외한다.

인증원은 평가결과 이의신청 내용 및 근거서류를 참조하여 이의신청을 처리하며 만약 근거서류로 판단이 어려울 경우 해당 의료기관에 대해 재조사를 실시할 수 있다.

의료기관 인증평가 조사방법의 절차

▸ 조사대상환자 선정 → 환자기록검토 및 정보 확인 → 진료, 치료 및 서비스 담당직원 면담 → 환자의 환경평가 → 환자가족 면담

7.2 인증심의위원회의 심의 및 통보

1) 인증심의위원회 심의

인증등급은 평가결과를 토대로 인증심의위원회에서 심의한다. 인증심의위원회에서 판정된 인증등급은 해당 기관에 서면으로 통보한다. 인증등급은 인증, 조건부인증 및 불인증 3가지로 구분한다. 인증유효기간은 인증의 경우 4년, 조건부인증은 1년이다.

2) 인증등급의 이의신청

인증등급에 이의가 있는 의료기관은 이를 통보받은 날로부터 30일 이내에 인증등급에 대해 이의신청할 수 있다. 해당 기관은 인증등급 이의신청서(의료법 시행규칙 제23의8서식)를 작성하여 30일 이내에 근거서류와 함께 인증원에 제출한다.

인증원은 해당기관의 인증등급 이의신청 내용의 타당성을 검토하기 위해 이의신청 소위원회를 활용할 수 있다. 인증심의위원회는 해당기관의 이의신청 내용 또는 이의신청 소위원회의 검토내용을 토대로 그 적합성여부를 심의하고 최종 인증등급을 결정한다.

3) 의료기관에 통보

인증원은 심의 결정된 인증등급을 의료기관에 통보하고 보건복지부장관에게 보고한다. 인증(인증, 조건부인증)을 받은 의료기관은 인증서와 인증마크를 교부받아 사용할 수 있다. 인증원 홈페이지를 통해 해당기관의 인증등급(인증, 조건부인증)을 공표한다. 인증유효기간이 만료된 이후에는 인증서와 인증마크는 계속 사용할 수 없다.

4) 인증 의료기관 자체조사 시행

인증 의료기관은 인증기간 동안 매년 자체조사를 시행한다. 그 결과를 인증원에 의무적으로 제출하여야 인증이 유지된다. 중간자체조사 결과는 다음 인증조사(인증신청, 조사시행, 조사결과 등)에 영향을 미치지 않으나 참고 자료로 이용될 수 있다.

〈표 6-6〉 2주기 평가·인증 정기평가의 판정 기준

<table>
<tr><th rowspan="2">판정유형</th><th colspan="3">필수요소 판정</th><th rowspan="2">조건</th><th colspan="3">정규요소 판정</th><th rowspan="2">조건</th><th colspan="3">영역별 판정</th></tr>
<tr><th>미충족</th><th>보완</th><th>충족</th><th>미충족</th><th>보완</th><th>충족</th><th>미충족</th><th>보완</th><th>충족</th></tr>
<tr><td>인증 5년</td><td rowspan="2">-</td><td rowspan="2">-</td><td rowspan="2">100%</td><td rowspan="3">and</td><td rowspan="2">-</td><td rowspan="2">-</td><td>80% 이상</td><td rowspan="3">and</td><td rowspan="2">-</td><td rowspan="2">-</td><td>80% 이상</td></tr>
<tr><td>인증 3년</td><td>70% 이상</td><td>60% 이상</td></tr>
<tr><td>한시적 인증 1년</td><td>-</td><td colspan="2">100%</td><td>-</td><td>-</td><td>60% 이상</td><td>-</td><td>-</td><td>50% 이상</td></tr>
<tr><td>인증 불가</td><td>-</td><td colspan="2">100% 미만</td><td>or</td><td>-</td><td>-</td><td>60% 미만</td><td>or</td><td>-</td><td>-</td><td>50% 미만</td></tr>
</table>

8. 인증기준

8.1 인증기준의 목표 제시

인증기준은 의료법 제58조3(의료기관 인증기준 및 방법 등)의 1항에 명시되어 있다. 인증기준에서는 환자안전과 지속적 질 향상이 의료기관이 갖추어야할 기본적인 가치로 설정함으로써 개별 의료기관들이 환자에게 안전하고 질적으로 수준 높은 의료서비스를 제공할 수 있도록 목표로 제시하고 지속적인 개선활동을 유도하고 있다.

8.2 인증기준의 틀

- 환자의 권리와 안전
- 의료기관의 의료서비스 질 향상 활동
- 의료서비스의 제공과정 및 성과
- 의료기관의 조직 인력관리 및 운영
- 환자만족도

8.3 인증기준의 영역

인증기준은 기본가치체계, 환자진료체계, 행정관리체계, 성과관리체계 등 4개 영역(domain)으로 구성된다(표 6-7).

1) 기본가치체계

- 안전보장활동, 지속적인 질 향상

2) 환자진료체계

- 진료전달체계와 평가, 환자진료, 수술 및 마취 진정관리
- 약물관리, 환자권리존중 및 보호

3) 지원체계 : 행정관리체계

- 경영 및 조직운영, 인적자원관리
- 감염관리, 안전한 시설 및 환경관리, 의료정보관리

4) 성과관리체계

- 임상질지표

8.4 인증기준 및 인증결과 활용

1) 인증기준 및 인증평가 조사 개요

(1) 인증기준

인증을 받기 위해서는 전반적인 인증기준들을 충족하여야 한다. 특히 안전보장활동의 환자안전 및 직원안전 범주에 속하는 5개의 기준으로 인증을 받기 위한 필수기준으로 반드시 충족되어야 한다. 인증기준은 모든 의료기관에 공통적으로 적용가능한 보편적인 기준을 근간으로 구성된다. 의료기관의 규모 및 특성에 따라 일부기준 및 조사항목들을 선택적 또는 단계적으로 적용하도록 구성한다.

(2) 인증평가 조사 개요

2) 인증결과 활용

(1) 의료기관에서 활용측면

- 직원의 근무만족도 향상 및 개선, 보완
- 의료소비자의 권리와 이익을 강화
- 지속적 의료서비스 향상 : 안전사고의 예방 절차와 개선활동 지속
- 리더십 강화
- 의료사고 및 의료분쟁 발생비율 감소

(2) 정부의 활용 측면

- 의료의 질 향상 관련 의료기관 지원정책에 활용 가능

(3) 국민(의료소비자)의 활용 측면

- 신뢰성 있는 의료기관 선택 가능
- 의료기관 선택 시 상세한 정보를 인지

<표 6-7> 인증기준의 영역

번호	영역	인증기준의 범주	보건의료정보관리(의무기록)부서 필요한 인증범위
1	기본가치 체계	1. 안전보장활동 2. 지속적인 질 향상	· 안전보장활동 · 지속적인 질 향상
2	환자진료 체계	3. 진료전달체계와 평가 4. 환자진료 5. 수술 및 마취 진정관리 6. 약물관리 7. 환자 관리 존중 및 권리보호	· 진료전달체계와 평가 · 환자진료 · 수술 및 마취 진정관리 · 환자 관리 존중 및 권리보호
3	행정관리체계 /지원체계	8. 경영 및 조직 운영 9. 인적자원관리 10. 감염관리 11. 안전한 시설 및 환경관리 12. 의료정보관리	· 경영 및 조직 운영 · 의료정보관리
4	성과관리 체계	13. 임상 질 지표	· 임상 질 지표

<표 6-8> 의료기관 인증평가 중 의료정보관리

행정관리체계 /지원체계	범주	기준
12. 의료정보관리	의료정보(의무기록 관리)	의료정보(의무기록 관리)
	보건의료정보(의무기록) 완결도 관리	퇴원환자 보건의료정보(의무기록) 완결도 관리
	의료정보수집 및 정보공유활용	의료정보 수집 및 활용
	개인정보보호 및 보안	개인정보보호 및 보안

8.5 인증마크 상징

의료기관의 서비스 및 시설을 조사하여 인증하는 마크인 인증마크의 프레임을 안전과 보호의 의미를 상징하는 방패의 형태로 표현으로 환자의 안전을 최우선으로 생각하는 인증마크의 의미를 담고 있다. 프레임 상단에 희망을 상징하는 새의 날개모양의 모티브를 활용하고 의료기관 인증을 통한 의료기관의 비전을 상징한다. 의료기관 인증을 사칭하는 경우 의료법 제89조 의거 1년 이하의 징역이나 500만 원 이하의 벌금 부과한다.

8.6 인증신청

인증원 홈페이지 「의료기관용 서비스 메뉴얼」을 확인하고 신청한다. 의료기관명, 대표자, 소재지(영문 포함) 등이며 의료기관 인증서에 기재되는 자료이므로 정확하게 입력한다.

1) 인증신청

인증신청은 인증신청서 접수일로부터 1개월 이내에 신청하고 의료기관에 조사일정을 통보한다. 조사일정은 인증조사 희망일을 기준으로 한다. 해당 의료기관과 인증원의 협의를 통하여 정한다. 조사일정 확정과 동시에 조사위원의 선정 및 조사계획을 수립하게 되며 이후 인증조사일정은 변경할 수 없다.

2) 인증조사 희망기간

인증조사는 신청일로부터 2개월 이후부터 가능하며 기간에 주의한다. 인증신청의 취소 또는 인증조사 기간의 변경 신청은 인증신청서 접수일로부터 14일 이내 또는 인증조사 시작예정일로부터 2개월 전에 인증원과 협의를 거쳐 조정이 가능하다.

3) 첨부 서류

첨부 서류는 PDF파일의 '사업자등록증, 건물도면, 개설허가증'을 첨부하면 인증조사 신청이 완료된다.

4) 인증신청 후 진행상황

인증원은 의료기관에서 제출한 '의료기관 인증신청서'의 내용과 '첨부 서류'를 검토하며 의료기관에 유선으로 확인한 후 접수한다. 의료기관은 전산으로 신청완료한 후에는 확인 또는 수정할 수 없고 진행상황만 조회할 수 있으니 제출 시 주의한다.

〈표 6-9〉 인증조사

인 증	인증조사	신청서 제출 및 접수결과 통보	의료기관
인증 전	서면 및 현지조사 (30일 이내)	▸인증조사 일정 통보 - 접수결과 통보일 후 1개월 이내	의료기관에 통보
	조사결과 이의신청 및 분석(30일 이내)		
	인증심의위원회 인증등급 판정	▸인증등급 통보 - 이의신청 없는 경우 1개월 이내	의료기관에 통보
인증 후	인증등급 이의신청 및 인증등급 확정		
	인증등급 통보 및 공포 (연 1회 / 3회)	▸인증등급 통보 - 인증조사 후 6개월 이내	의료기관에 통보
	중간자체조사		
	인증제 신청		재신청(4년 이내)

9. 의료기관평가 인증원

9.1 의료기관평가 인증원의 설립근거

- 인증원의 설립은 의료법 제 58조 의료기관 인증에 근거
- 보건복지부장관이 인증을 위하여 필요하다고 정한 업무를 위탁받아 수행
- 의료기관 평가제도에서 평가의 전문성과 객관성이 문제로 대두됨
  - 평가전담기관 필요성
- 2010년 의료기관평가 인증원 설립 : 비영리재단

9.2 의료기관평가 인증원의 설립 목적

- 의료기관 인증제도 및 의료기관을 대상으로 실시하는 각종 평가업무를 통합 수행
- 의료의 질과 환자안전 수준을 제고
- 국민건강의 유지, 증진에 기여하기 위함

9.3 의료기관평가 인증원의 역할

- 인증기준개발
- 인증신청 및 이의신청 접수, 처리
- 현지조사
- 평가결과분석
- 인증등급 결정 통보
- 교육, 컨설팅, 모니터링 등

9.4 의료기관평가 인증원의 비전

- 환자안전과 의료 질 향상을 위한 새로운 의료문화의 구현
- 지속적인 의료의 질 향상을 선도하는 세계적인 인증전문기관

9.5 의료기관평가 인증원의 전략

1) 전략목표

- 인증제 활성화, 신뢰받는 인증제 구축
- 환자안전 문화 선도, 지속발전 경영체계 강화

2) 전략과제

- 인증참여 확대, ISQua 인증획득 및 유지
- 인증기준의 지속적인 보안, 조사위원 역량강화, 조직역량강화
- 대상기관 교육 강화, 맞춤형 컨설팅 지원
- 효율적 조사위원 관리체계 구축
- 연구사업 활성화, 환자안전체계 구축, 고객만족실현
- 체계적인 정보시스템 관리

9.6 의료기관평가 인증원의 핵심가치

1) 전문성

- 인증 및 환자안전에 대한 전문성 강화

2) 공정성

- 수행업무에 대한 공정성 확보

3) 자율성

- 의료기관의 자율적 질 관리 유도

10. 조직구성 및 컨설팅

10.1 조직구성

- 원장 → 이사회 → 기준 조정 위원회(제도자문위원회, 인증심의위원회)
- 정책 개발실(정책개발팀, 사업개발팀), 인증사업실(인증 1팀, 2팀) → 연구개발실(교육컨설팅팀, 연구지원팀, 전산팀) → 경영기획실(경영기획팀, 운영지원팀) (그림 6-1)

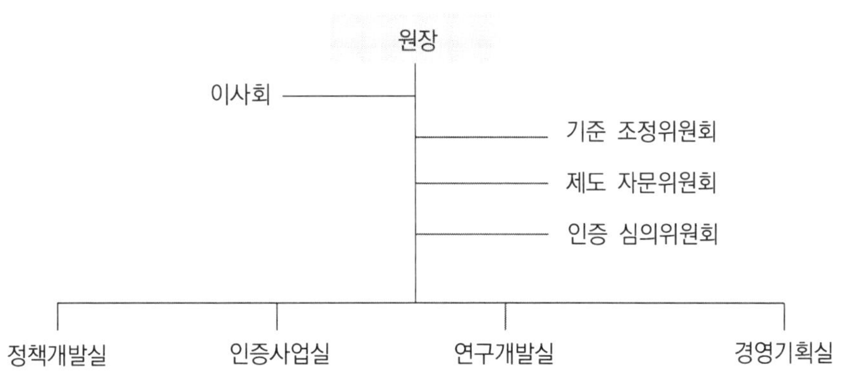

〈그림 6-1〉 의료기관평가 인증원의 조직구성

10.2 컨설팅(Consulting)

1) 목적

컨설팅의 목적은 의료기관의 자발적인 인증제도 참여를 촉진하여 인증준비 과정을 지원하고자 컨설팅서비스를 제공한다.

2) 신청 및 송부

컨설팅의 신청은 의료기관은 컨설팅을 받고자 하는 시기를 정하여 신청할 수 있다. 다만 컨설팅 희망일은 신청일 기준으로 60일 이후부터 지정할 수 있다. 컨설팅 신청 후 15일 이내에 의료기관에게 컨설팅 계획과 비용을 통보한다. 의료기관에서 신청한 컨설팅 종류에 따라 컨설팅 서비스를 제공한다. 컨설턴트(consultant 자문위원)의 결과보고서를 인증원에서 수정·보완하여 컨설팅 시행 후 결과보고서를 의료기관에 송부한다.

의료기관평가 인증원 및 컨설팅

- **의료기관평가 인증원의 역할**
  - 인증기준개발, 인증신청 및 이의신청 접수, 처리
  - 현지조사, 평가결과분석, 인증등급 결정 통보
  - 교육, 컨설팅, 모니터링 등
- **컨설팅**
  - 컨설팅 신청 후 15일 이내 의료기관에 계획과 비용 통보

10.3 국내 의료기관 인증기준의 ISQua 국제인증

국제인증프로그램(ISQua, International society for quality in Healthcare)은 2012년 4월 24일 국제인증을 획득했다. 국내 인증을 마친 의료기관은 국제적 수준의 의료서비스를 제공하고 있다는 의미이다. 국내 인증제도의 공신력과 국제적 위상의 확립이다.

11. 국제의료기관평가(Joint commission international, JCI)

11.1 국제의료기관평가(JCI)의 개념

1) 국제의료기관평가(JCI)의 의미

국제의료기관평가(JCI)는 미국 내 의료수준을 평가하는 비영리법인 의료기관신임합

동위원회(JCAHO)에서 설립한 국제의료기관 평가기구이다. 1997년도부터 외국 의료기관을 대상으로 엄격한 국제 표준의료서비스 심사를 거친 의료기관에게 발급하는 인증제도로 국제사회에서 의료서비스의 글로벌 스탠다드로 인식된다.

2) 국제의료기관평가(JCI) 인증의 목적

JCI 인증의 목적은 첫째, 국제적인 심사를 통해 공동체 안에서 건강관리의 질을 향상하는 데 있다. 둘째, 환자의 안전과 양질의 진료를 유지 및 관리하는데 있다. 셋째, 치료의 전 과정을 세밀히 검토한다.

3) 국제의료기관평가(JCI) 인증 평가의 특징

JCI의 평가범위는 환자가 병원에서 들어서는 순간부터 퇴원까지 치료의 전과정이다. 평가내용은 구체적인 평가 항목들에 의하여 세밀한 평가를 받아야 한다. 인증 유효기간은 한번 인증을 받으면 3년간 유효하고 인증연장은 재심사를 받아야 한다.

국제의료기관평가(JCI)의 중요 내용

- **JCI의 내용**
  - JCAHO(의료기관신임합동위원회)에서 설립한 국제의료기관 평가기구
  - JCI는 1997년부터 외국 병원들을 평가하는 프로그램 실시
  - 환자가 병원 내원시부터 퇴원시까지 평가항목을 평가 받아야 함
- **JCI의 목적**
  - 국제 공동체 안에서 건강관리의 질을 향상시키고 환자의 안전과 양질의 진료를 유지·관리하는 것
- **보건의료정보관리(의무기록)의 검토확인**
  - JC 인증평가방법 중 치료의 전 과정 검토

4) 국제의료기관평가(JCI) 인증의 의의

JCI 인증의 의의는 첫째, 공인성으로 인증을 받은 병원은 환자의 안정, 위험 감소 및 의료서비스의 질적 보장까지 체계적으로 관리하고 있음을 공인한다.

둘째, 브랜드 가치로 대내적으로 의료기관의 명성을 얻을 수 있다.

셋째, 홍보로 환자들에세 의료수준을 홍보할 수 있다.

넷째, 의료시장 개방으로 대내외적으로 의료시장 개방에 대비할 수 있다.

다섯째, 의료관광 조건으로 의료관광의 경우 외국 보험회사와 제휴에 JCI 인증이 선결조건이다.

5) 국제의료기관평가(JCI) 인증 후 의료기관의 변화

- 병원감염률 감소 활동
- 병원환경 및 시설 안전
- Critical pathway 정착
- 사회적 공공기능 활성화

11.2 국제의료기관평가(JCI) 인증의 내용

1) 국제의료기관평가(JCI) 인증 시 의무기록 검토 요건

- 보건의료정보관리(의무기록)의 적시성(timeliness)
- 보건의료정보관리(의무기록)의 완전성(completeness)
- 보건의료정보관리(의무기록)의 정확성(accuracy)

2) 국제의료기관평가(JCI) 인증의 평가방법

- 보건의료정보관리(의무기록) 검토 : 치료의 전 과정 검토
- 수혜자인 환자 면담(interview)
- 제공자인 의료진 면담(interview)
- 현장 평가

<표 6-10> 국제의료기관평가(JCI) 인증의 내용

JCI 인증 시 보건의료정보관리(의무기록) 검토 요건	JCI 인증의 평가방법
· 보건의료정보관리(의무기록)의 적시성 (timeliness) · 보건의료정보관리(의무기록)의 완전성 (completeness) · 보건의료정보관리(의무기록)의 정확성 (accuracy)	· 보건의료정보관리(의무기록) 검토 - 치료의 전 과정 검토 · 수혜자인 환자 면담(interview) · 제공자인 의료진 면담(interview) · 현장 평가

3) 국제의료기관평가(JCI) 인증의 평가부문과 평가영역

(1) 환자 진료부문(patient centered standards)

- 국제환자안전목표(international patient safety goals, IPSGs)
- 진료의 접근성과 연속성(access of care and continuity of care, ACC)
- 환자와 가족의 권리(patients and family right, PFR)
- 환자의 평가(assessment of patient, AOP)
- 환자진료(care of patients, COP)
- 마취와 수술진료(anesthesia and surgical care, ASC)
- 약물관리와 사용(medication management and use, NMU)
- 환자와 가족의 교육(patient and family education, PFE)

(2) 병원관리부문(healthcare organization management standards)

- 질 향상과 환자 안전(quality improvement and patient safety, QPS)
- 감염예방과 관리(prevention and control of infection, PCI)
- 조직운영, 리더십 및 지휘(govermance, leadership and direction, GLD)
- 시설관리와 안전(facility management and safety, FMS)
- 직원의 능력관리와 교육(staff qualification and education and information, SQE)
- 의사소통과 정보관리(management of communication and information, MCI)

(3) 의학관리부문(academic medical standards)

- 의학교육(medical professional education, MPE)
- 임상연구(human subject research program, HRP)

〈표 6-11〉 인증영역

환자진료부문	병원관리부문	의학관리부문
· 국제환자안전목표 · 진료의 접근성과 연속성 · 환자와 가족의 권리 · 환자의 평가 · 환자진료 · 마취와 수술진료 · 약물관리와 사용 · 환자와 가족의 교육	· 질 향상과 환자 안전 · 감염예방과 관리 · 조직운영, 리더십 및 지휘 · 시설관리와 안전 · 직원의 능력관리와 교육 · 의사소통과 정보관리	· 의학교육 · 임상연구

11.3 국제의료기관평가(JCI) 인증평가에서 보건의료정보관리사 역할

- 보건의료정보관리(의무기록) 작성 지침을 제정하여 문서화
- 보건의료정보관리(의무기록) 작성을 위한 의료진 교육
- 보건의료정보관리(의무기록) 정질량분석 시행
- JCI 기준에 맞는 보건의료정보관리(의무기록) 관리규정 제정, 문서화
- 각 분야별 심사의 보건의료정보관리(의무기록)관련 사항들을 점검 후 준비
- 환자 진료정보 DB 구축, 관리 및 유지
- 환자 진료정보의 보안관리 규정을 제정, 유지 및 관리하여 사생활 보호
- 비밀보장(confidentiality) 및 보안유지(security)

<표 6-12> 미국 병원신임사업 명칭 변경과정

년 도	미국 병원신임사업 명칭 변경과정
1918	▸병원표준화사업 - 외과학회가 주관
1952	▸병원표준화사업 → JCAH(병원신임합동위원회) : 인가의 형태로 심사 ▸JCAH(Joint Commission on Accreditation of Hospital)
1981	▸JCAH → JCAHO(의료기관신임합동위원회) ▸JCAHO(Joint Commission on Accreditation of Healthcare Organizations)
2007	▸JCAHO → JC(Joint Commission 병원신임평가제도)로 변경 ▸JCI(Joint Commission International 국제의료기관평가) - 1997년부터 외국병원들의 신청을 받아 신임평가를 하는 JC 산하조직

중요어휘

1. 보건의료정보관리 교육평가 인증제도의 목적

· 보건의료정보관리 교육프로그램(교육과정)
  - 보건의료 산업계에서 요구하는 보건의료정보관리사의 역량을 갖춘 졸업생
  - 배출하기 위한 방안
· 교육 구성의 제반요소(프로그램, 교육여건 등) 및 성과중심 교육체계 구비

2. 의료기관 인증평가 조사방법

· LI(leadership interview) 리더십 면담(인터뷰)
· DR(document review) 규정 및 절차 검토
· IT(individual tracer) 개별환자 추적조사법
  - 직원 면담조사, 환자 또는 보호자 면담조사, 의무기록 검토, 관찰
· ST(system tracer) 시스템 추적조사법
  - 지속적 질 향상, 약물관리, 감염관리, 시설 및 환경 안전관리
  - 인적자원관리, 의료정보관리

3. 의료기관 인증평가 기준의 영역

· 기본가치체계
  ‣ 안전보장활동, 지속적인 질 향상
· 환자진료체계
  ‣ 진료전달체계와 평가, 환자진료, 수술 및 마취 진정관리
  ‣ 약물관리, 환자권리존중 및 보호
· 지원체계 : 행정관리체계
  ‣ 경영 및 조직운영, 인적자원관리
  ‣ 감염관리, 안전한 시설 및 환경관리, 의료정보관리
· 성과관리체계
  ‣ 임상질지표

4. 의료기관 인증평가 결과 이의신청

- 조사 종료일로부터 30일 이내

5. 국제의료기관평가(JCI) 인증의 평가부문 및 영역

1) 환자 진료부문

- 국제환자안전목표, 진료의 접근성과 연속성
- 환자와 가족의 권리, 환자의 평가
- 환자진료, 마취와 수술진료
- 약물관리와 사용, 환자와 가족의 교육

2) 병원관리부문

- 질 향상과 환자 안전, 감염예방과 관리
- 조직운영, 리더십 및 지휘, 시설관리와 안전
- 직원의 능력관리와 교육, 의사소통과 정보관리

3) 의학관리부문

- 의학교육, 임상연구

6. 의료기관 인증평가 조사법

1) 개별환자 추적조사(Individual tracer, IT)

- 조사대상환자 선정 : 첫 번째
- 보건의료정보관리(의무기록) 검토, 정보확인
- 환자 관점으로 진료 및 치료 경로를 따라 감
- 진료서비스를 담당한 직원과 환자와 가족 면담

2) 시스템 추적조사법(System tracer, ST)

- 의료기관 전체 시스템 조사
- 의료기관 고위험 과정에 접근

7. JCI 인증 시 보건의료정보관리(의무기록)검토 요건

- 보건의료정보관리(의무기록)의 적시성
- 보건의료정보관리(의무기록)의 완전성
- 보건의료정보관리(의무기록)의 정확성

8. JCI 인증의 평가방법

- 보건의료정보관리(의무기록) 검토 : 치료의 전 과정 검토
- 수혜자인 환자 면담(인터뷰)
- 제공자인 의료진 면담(인터뷰)
- 현장 평가

9. JCI 인증평가 시 보건의료정보관리사(의무기록사) 역할

- 보건의료정보관리(의무기록) 작성 지침을 제정하여 문서화
- 보건의료정보관리(의무기록) 작성을 위한 의료진 교육
- 보건의료정보관리(의무기록) 정질량분석 시행
- JCI 기준에 맞는 보건의료정보관리(의무기록) 관리규정 제정, 문서화
- 각 분야별 심사의 보건의료정보관리(의무기록)관련 사항들을 점검 후 준비
- 환자 진료정보 DB 구축, 관리 및 유지
- 환자 진료정보의 보안관리 규정을 제정, 유지 및 관리하여 사생활 보호
- 비밀보장 및 보안유지

10. 인증조사의 종류

- 수시조사, 본조사, 중간 자체조사, 추가조사

11. 컨설팅

1) 목적

- 의료기관의 자발적인 인증제도 참여 촉진
  - 인증준비 과정을 지원하고자 컨설팅서비스 제공

2) 컨설팅 : 15일 이내

▸ 컨설팅 신청 후 15일 이내 의료기관에 계획과 비용 통보

11. 의료전달체계

1) 의료공급체계의 요양급여

- 요양급여 : 1·2단계 요양급여로 구분
- 1단계 요양급여 후 → 2단계 요양급여를 받아야 함

(1) 1단계 요양급여

- 1단계 : 상급종합병원(대학병원) 제외
- 요양급여의뢰서 또는 진료의뢰서
  - 1단계(병/의원/종합병원)에서 상급종합병원(대학병원) 방문 시 제출

(2) 상급종합병원에서 1단계 받을 수 있는 요양급여

- 응급환자/분만/치과에서 요양급여 받는 경우
- 장애인 또는 단순 물리치료가 아닌 작업치료, 운동치료 등
  - 재활치료가 필요하다고 인정되는 자가 재활의학과에서 요양급여 받는 경우
- 가정의학과에서 요양급여 받는 경우
- 당해 요양기관에서 근무하는 가입자가 요양급여 받는 경우
- 혈우병환자가 요양급여 받는 경우

2) 의료기관의 종류

(1) 의원급 의료기관

- 의원, 치과의원, 한의원의 의원급

(2) 병원급 의료기관

- 입원환자를 대상 30개 이상의 병상을 갖춘 곳
- 병원, 치과병원, 한방병원, 요양병원이 이에 해당한다.

(3) 종합병원

- 입원환자 100명 이상 수용

- 내과, 일반외과, 소아과, 산부인과, 방사선, 마취과
- 진단검사의학과, 정신과, 치과의 진료과목 설치
- 각 과마다 필요한 전문의 구비한 의료기관

(4) 상급종합병원

- 중증질환에 난이도 높은 의료 행위를 하는 종합병원

(5) 조산원

- 조산사가 임산부의 분만을 돕는 조산행위를 하는 기관

제6장 필수문제

*** 가장 맞는 것에 번호를 기재하시오.**

01 의료기관 인증평가에서 IT(개별환자 추적조사법 individual tracer)에 해당되는 영역으로 옳은 것은?

① 약물관리 ② 의료정보관리
③ 지속적 질 향상 ④ 보건의료정보관리(의무기록) 검토 ⑤ 감염관리

02 의료기관 인증평가 조사의 기준의 틀에서 기본 가치체계는?

① 지속적 질 향상, 안전 보장활동 ② 시설관리와 안전, 인적자원관리
③ 의료정보관리, 감염예방과 효율성 ④ 약물관리, 지속적 질 향상
⑤ 안전보장활동, 환자진료

03 의료기관 인증평가에 대한 설명으로 옳지 않은 것은?

① 2013부터 의료기관 인증평가 실시
② 개별환자 추적조사와 시스템 추적조사로 구성
③ 평가결과 이의신청은 조사 종료일로부터 30일 이내 가능
④ 컨설팅 신청 후 15일 이내 의료기관에 계획과 비용 통보
⑤ 2014년 치과병원 인증조사 첫 시행

04 의료기관 인증평가에서 "의료정보관리"에 해당되는 체계로 옳은 것은?

① 기본가치체계 ② 성과관리체계 ③ 지원체계
④ 의료정보체계 ⑤ 환자진료체계

05 의료기관 인증평가를 위한 조사방법 절차 중 첫 번째에 해당되는 것은?

① 환자가족면담 ② 조사대상환자 선정 ③ 환자기록검토
④ 진료 면담 ⑤ 환자의 환경평가

06 국제의료기관과 정보관리, 평가기구(JCI)에서 환자진료부분 영역으로 옳은 것은?

① 의사소통리더십 및 지휘 ② 시설관리와 안정선 ③ 조직운영
④ 환자와 가족의 권리 ⑤ 직원의 능력향상과 교육

07 JCI 인증 평가방법 중 치료의 전 과정을 검토하는 것은?

① 환자보호자 ② 보건의료정보관리(의무기록)의 검토확인 ③ Peer review
④ 서류평가 ⑤ 병원경영자 면담

정답: 1. ④ 2. ① 3. ① 4. ③ 5. ② 6. ④ 7. ②

08 JCI 평가방법에 해당되지 않는 것은?

① 의료제공자인 의료인 면담
② 보건의료정보관리(의무기록) 검토, 확인
③ 의료수혜자인 환자 면담
④ 시스템 추적조사
⑤ 현장평가

09 JCI 인증 시 보건의료정보관리(의무기록)부분 검토 요건으로 옳은 것은?

① 적시성, 완전성, 정확성
② 완전성, 단순성, 정확성
③ 적시성, 신속성, 간결성
④ 정확성, 신속성, 복잡성
⑤ 복잡성, 완전성, 간결성

10 JCI 인증심사에서 보건의료정보관리사(의무기록사)의 역할로 옳지 않은 것은?

① 비밀보장 및 보안유지
② 의무기록 작성 지침의 의료수준 설정
③ 환자 진료정보 DB 구축, 관리, 유지
④ 의무기록 작성을 위한 의료진 교육
⑤ 의무기록 정질량분석 시행

11 인증조사의 종류에 해당되지 않는 것은?

① 수시조사 ② 본조사 ③ 중간 자체조사
④ 기준조사 ⑤ 추가조사

12 의료기관 인증등급에서 한시적 유효기간은?

① 5년 ② 4년 ③ 3년 ④ 2년 ⑤ 1년

13 상급종합병원에서 1단계 받을 수 있는 요양급여에 해당되지 않는 것은?

① 비뇨기과 ② 가정의학과 ③ 분만
④ 혈우병환자 ⑤ 치과

14 중증질환에 난이도 높은 의료행위를 하는 의료기관은?

① 병원 ② 종합병원 ③ 상급종합병원
④ 한방병원 ⑤ 치과병원

정답

8. ④ 9. ① 10. ② 11. ④ 12. ⑤ 13. ① 14. ③

제 7 장 진료의 적절성 평가 및 임상 평가지표

■ 학습목표 ■

- 주 진료경로(Critical Pathway)
- 임상 진료지침(Clinical Practice Guideline)
- 적절성 평가지침(Appropriateness Evaluation Protocol, AEP)
- 지연이유 목록(Delay tool)
- 임상 평가지표의 개발 및 활용(Clinical Indicators)

Chapter

7 진료의 적절성 평가 및 임상평가 지표

1. 주 진료경로(Critical Pathway)

1.1. 주 진료경로의 정의

주 진료경로(critical pathway)는 특정 진단명의 진료순서와 치료시점 등을 사전에 정해 둔 표준화된 주 진료과정이다. 진료팀들이 어떤 진료행위를 제공할 것이며, 그 진료행위별로 어떤 시기에 제공할 것인지를 도식화한 것이다. 즉 환자에게 제공하는 진료 내용을 표준화한 계획으로 진료경로는 시작과 종료가 있는 일련의 과정을 정의한 것이다. 이 과정에는 입원 등과 같은 하나의 진료수준만이 포함될 수도 있고 입원, 외래, 장기요양진료 및 가정진료 등 연속선상에 있는 여러 진료분야가 포함될 수도 있다.

1.2. 주 진료경로의 배경

의료분야에서 주 진료경로를 본격적으로 도입한 최초의 기관은 1985년에 보스턴의 New England Medical Center라고 알려져 있다. 이 시점은 미국의 노인에 대한 의료보장제도(Medicare)의 진료비 지불제도가 포괄수가제로 변화된 직후라는 점에 주목할 필요가 있다. New England Medical Center의 성공 사례가 널리 알려지면서 주 진료경로는 미국내 확산되고 있다.

한국에서는 1997년부터 의료보험에서 일부 질병 또는 수술에 대한 포괄수가제 시범사업을 시행하여 왔다. 이에 참여하는 의료기관이 증가하는 추세에 있다. 세계은행이 국내 20억불 차관을 제공하는 조건으로 현행 행위별 수가제를 개혁하여 DRG 지불제도를 전면 실시할 것을 요구하였다. 정부는 이를 수용하여 적용이 가능한 질병군에 대하여 2002년부터 DRG를 이용한 건강보험 진료비 지불에 포괄수가제를 전면적으로 도입할 계획을 가지고 있다.

진료비 지불제도가 행위별 수가제(pay for service system)에서 포괄수가제(pay for case system)로 전환될 경우 의료기관들이 기존의 진료양상을 그대로 유지한다면 병원경영에 재정적인 손실을 초래할 가능성이 있다. 따라서 의료기관들은 진료의 질적 수준을 유지하거나 향상시키면서 진료원가를 절감할 수 있는 방안을 모색하기 위한 노력을 기울여야 할 시점에 있었다.

주 진료경로는 이러한 의료환경변화에 의료기관들이 능동적으로 대응하기 위한 방법으로 볼 수 있다. 즉 진단명별 환자군(diagnosis related group, DRG) 제도를 도입하면서 비용-효과적인 환자관리를 위하여 주 진료 경로 등의 지침서를 더욱 체계적으로 각 병원 특성에 따라 개발하여 사용하고 있다.

주 진료경로는 진료의 표준화를 통하여 환자 진료 과정상의 변이를 감소시킴으로써 재원기간 단축, 진료비용 절감, 합병증 감소, 의료과오 소송에 대한 병원의 대응능력 향상 등의 효과를 보았다고 볼 수 있다. 기관에 따라 Critical Pathway 외에 Care Path, Clinical Pathway, Care Map, Care Tracks, Clinical Progression 등 다양한 용어로 사용되고 있다.

1.3. 주 진료경로의 내용

주 진료경로는 매일의 환자진료에 있어 검사, 투약 및 치료가 진단명별로 표준화된 의사지시에 의하여 수행된다. 이때 환자의 반응이나 치료결과에 있어 개개환자의 특이성을 기본적으로 확인하게 되어 있다. 적용대상은 건수가 많거나 위험도가 높거나 진료비가 고액인 진단명, 처치 또는 수술명, 환자 상태 등에 따라 각기 다른 주 진료경로를 개발하여 특정한 환자집단에 적용한다. 즉 주 진료경로는 특정 진단이나 치료를 요하는 환자를 대상으로 자원의 활용과 치료기간의 지연을 최소화하고 진료의 질을 최대화하기 위해 의사, 간호사 및 기타 의료진이 계획된 치료과정(투약, 의뢰, 치료적 중재, 진단적 검사, 활동, 영양, 교육, 퇴원 계획, 평가 및 타과 의뢰 등)을 적절하게 중재하는 것이다.

적용 대상환자에게 어떠한 내용의 진료, 순서, 시점, 기간동안 제공할 것인지를 구체적으로 명시한다. 주 진료경로를 통하여 달성하고자 하는 목표를 설정한다. 이러한 목표를 이용하여 개발된 주 진료경로의 영향을 측정할 수 있다. 대부분 진료 경로에서 환자의 임상적 결과, 재원기간, 진료비용 또는 환자만족도 등을 측정한다. 한번 개발된 주 진료경로는 고정된 것이 아니라 실행 결과에 근거하여 주 진료경로의 타당성을 체계적으로 검토하고 이를 이용하여 주 진료경로를 지속적으로 개선한다.

1.4. 주 진료경로의 특성

주 진료경로는 양질의 진료와 적절한 의료자원의 이용이라는 목표를 동시에 충족시키기 위하여 고안된 환자관리도구이다. 이 도구는 전 진료과정을 일목요연하게 정리함으로써 전문분야가 달라도 쉽게 이해할 수 있다. 모든 관련 인력이 참여하여 전 진료과정에 대한 계획 기능과 협조가 형성되므로 최적의 의료자원을 사용하고 양질의 의료서비스를 보장하는데 이용된다.

이들이 과거의 진료 경험과 기존 문헌을 검토하여 합의를 도출하는 과정을 거쳐 주 진료경로를 작성한다. 진료과정의 변이(variation)를 감소하고 결과를 향상시킬 수 있는 합의에 도달하여 적절한 중재를 수행한다. 교육적 도구로 활용되며, 의료진의 역할에 대한 상호이해와 협력을 증진시킨다.

주 진료경로(Critical Pathway)의 주요 특징

- 포괄수가제(pay for case system) 도입 : 비용·효과적 환자관리
  - 수 진료경로 지침서 개발
- 전 진료과정 일목요연하게 정리 : 전문분야 달라도 쉽게 이해
- 의사 및 환자진료에 관련된 전문분야 참여
  - 전 진료과정의 계획기능 및 협조 형성
  - 최석의 의료자원 사용 및 양질의 의료서비스 보장
- 진료과정의 변이 감소 및 결과 향상시킬 수 있는 합의 도달 : 적절한 중재 수행
- 교육적 도구로 활용
- 의료진의 역할 : 상호이해 및 협력 증진

1.5. 주 진료경로의 기대효과

외국의 경험에 비추어 볼 때 국내 주 진료경로를 환자 진료에 적용할 경우 다음과 같은 효과를 기대할 수 있다.

1) 환자진료에 관련된 직종 참여

환자진료에 관련된 여러 직종이 주 진료경로를 개발하는 과정에 함께 참여함으로써 병원 직원들의 업무 만족도를 높일 수 있고 협조적 분위기 조성에 도움이 될 수 있다.

2) 재원기간 단축 및 진료원가 절감

재원기간 단축, 진료원가의 절감을 통하여 병원의 경영성과를 개선할 수 있다.

3) 병원 내 진료 지원체계의 문제점 파악 및 개선

주 진료경로의 개발 및 실행과정에서 병원내 진료 지원 체계의 문제점을 구체적으로 파악하여 이를 개선함으로 환자 진료의 효율성을 높일 수 있다.

4) 환자진료의 지연 감소 및 핵심 진료내용의 초점

환자 진료의 지연을 감소시키고 의료진들이 진료과정 중 간과할 수도 있는 핵심적인 진료내용의 초점을 맞추게 되어 환자 진료의 질을 향상시킬 수 있다.

5) 질 관리도구

환자진료과정을 검토하는 질 관리 도구로 사용할 수 있다.

6) 환자 교육용

환자 교육용 주 진료경로를 이용하면 환자나 보호자가 자신의 치료계획을 사전에 알 수 있어 의료진과 환자의 협조적 관계형성 및 환자만족도 증진에도 도움이 될 수 있다.

7) 실행과정에 전공의 참여

주 진료경로의 개발 및 실행과정에 전공의를 참여시킴으로써 비용-효과적인 진료에 대한 전공의의 관심을 유발할 수 있다.

8) 교육 및 훈련도구

학생, 전공의, 간호사 또는 환자 진료에 참여하는 병원 직원들의 교육 및 훈련 도구로 이용할 수 있다.

1.6. 주 진료경로의 개발과정

1) 주제선정

주제를 선정할 경우 진단이나 시술은 고비용(high-cost), 다빈도(high-volume), 고위험(high-risk) 성격의 진료군 중에서 결과가 예측 가능한 질환을 우선적으로 선정한다. 질환선정 시 처음에는 내과계 질환보다는 외과계 질환을 선택하는 것이 주 진료경로 개발에 용이하고 적합하다.

2) 팀 구성

의사, 간호사, 사회사업가, 물리치료사, 작업치료사, 영양사, 방사선사, 약사 및 가정간호사 등 모든 의료진과 관련자를 포함한다. 팀 지도자를 정한다.

3) 팀 교육 및 공감대 형성

팀이 정해지면 팀은 우선 목적을 정확히 이해하고 진료과정에 대한 공감대를 형성하여야 한다. 공감대가 형성되면 진료과정의 범위를 결정하고 의료진 활동의 범위를 정한다.

4) 자료의 확인조사

진료과정에 대한 모든 자료를 확인한다. 의무기록 검토를 통해 진료과정(합병증, 위험요인, 중증도, 재원일수, 진료비, 의사별 유형 등)을 파악한다. 타병원의 업무지침이나 표준지침 등을 참고하여 진료과정을 조사한다.

5) 개발단계

중재내용, 문제목록, 결과, 변이, 분석방법, 퇴원 후 결과 측정, 질적 지표 및 자료수집 방법 등 세부사항을 확인하고 진료과정을 결정한다. 관련 의료진들의 책임과 역할을 구체화하고 중재는 가능한 자세히 기술한다.

6) 적용/예비실행 단계

일차 개발된 진료과정에 대해 적용해 본다.

7) 정보수집 및 분석

적용결과에 따른 이탈환자, 재원기간, 재입원율, 감염율, 환자 및 의료진의 인식 등을 조사하고 자료를 분석한다.

8) 지속적 모니터

결과에 근거하여 기존의 주 진료경로(critical pathway)를 수정·보완해 나간다.

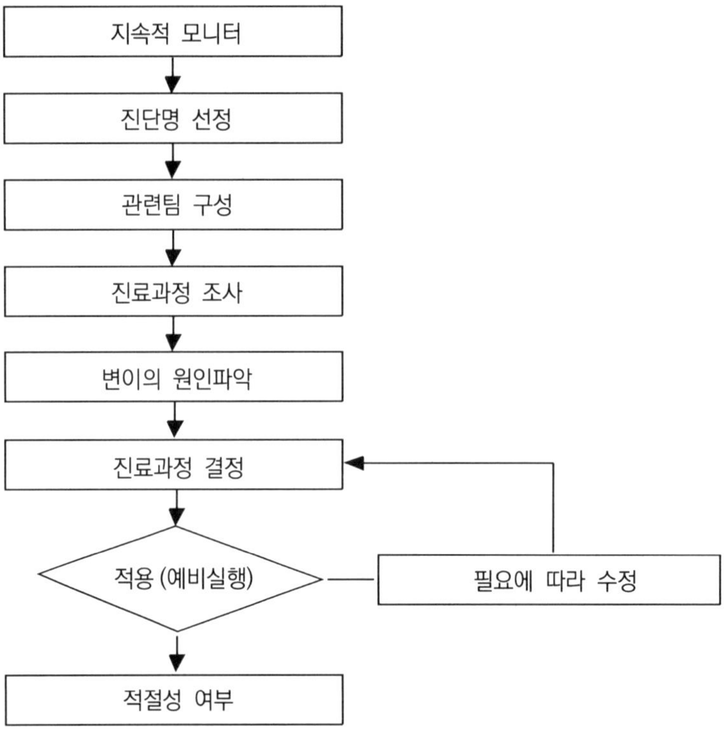

〈그림 7-1〉 주 진료경로(Critical Pathway) 개발단계

1.7. 주 진료경로의 적용사례

- 관상동맥 우회로 이식술(coronary artery bypass graft, CABG) 환자 진료
- 충수절제술(appendectomy) 환자 진료
- 울혈성 심부전(congestive heart failure, CHF) 환자 진료
- 천식(asthma) 환자 진료
- 척추 수술(spinal operation) 환자 진료
- 내과계 중환자실(MICU) 인공호흡기 부착 환자 진단

〈표 7-1〉 주 진료경로(Critical pathway)의 장·단점

장 점	단 점
· 평균재원기간 단축 - 의료비 부담 감소 · 불필요한 진단이나 치료절차 감소 또는 제거 - 효율성 증가 및 비용절감 도모 · 간호사들의 직접간호 시간의 증가 · 과정이나 결과에서의 변이(variation) 감소 - 의학지식이 불확실 또는 불완전시 기존 지식만으로 좋은 결과 얻도록 개발 - 의사의 치료방법 선정시 도움 · 의료진 사이의 의사소통 증진 - 치료계획에 대해 의료진들 공유 · 의료비 지불기관과의 의사소통 증진 · 환자 및 환자가족과의 의사소통 개선 - 실제 진료지침의 도입으로 진료과오에 따른 소송 발생률 감소한 것으로 보고 · 전공의, 신입직원, 학생, 환자 및 환자가족 교육에 도움 · 직원의 만족도 향상	· 진료의 자율권 침해 - 진료과정이 표준화되어 의사의 진료 자율권 침해 · Malpractice risk(의료과오 위험) - 진료가 더 요구되는 환자도 그 이상의 진료를 받을 수 없게 될 수 있음 · 의료의 질 저하 - 의학적 연구 소홀

<표 7-2> 충수절제술의 주 진료경로(Appendectomy Critical Pathway)

종류	Pre Op. day /admission	Op. day	POD #1	POD #2	POD #3	POD #4	POD #5	POD #6	POD #7
Monitoring /Assesment 감시 / 평가	BP 혈압 I & O 섭취/배설량 U/O q 1hr 1시간마다 요배설 TPR 체온, 맥박, 호흡	□ □	10:00 20:00	D/C		I D/C			
Treatment 치료	Dressing 드레싱			□ every	other day 격일	□			□ Stitch out 실밥제거
Lines/ Drains 선/배액	Drain 배액 H/V B/V Foley CVP Cath IV line	□				D/C			
Medication 투약	Antibiotics 항생제	□ Pre. Op. 30min Cafamezine Sodium(Na) 1.0gm IV				□ Infection 감염 Antibiotics after culture 배양후 항생제			
Activity 활동	Ambulation ABR 절대안정 (No head elevation) 머리 들지 말 것		□			I Discharge 퇴원			
Diet 음식	NPO 금식 Diet 음식	□		D/C morning □ water None: □ Liquid Evening □ Liquid	□ morning 아침 soft diet 연식	I Discharge			
Tests 검사	Lab 검사 X-Ray	□ SMA, PT, PTT □ CBC, U/A Chest P-A							
Consult 의뢰									
Pt. teaching 환자교육 Discharge Plan 퇴원계획	Pre. Op teaching 수술 전 교육 Post Op. teaching 수술 후 교육	□ ECDB □ Early ambulation 조기보행	□ ECDB □ Early ambulation			I Discharge 퇴원 I Discharge			

2. 임상진료지침서(Clinical Practice Guideline)

2.1. 임상진료지침서의 개념

임상진료지침서(Clinical Practice Guideline)는 1980년대 후반에 미국 및 캐나다 등 여러 국가에서 관심을 가지고 개발한 것이다. 환자진료를 위해 세운 하나 혹은 그 이상의 계획에 따라 관리해 나가도록 제시된 지침을 의미한다. 즉 특정질병으로 인한 의료이용시 적절한 진료가 되도록 의사 및 환자간의 의사결정을 돕기 위해 체계적으로 작성된 지침서이다.

진료적 측면 이외에도 의료 윤리적 기준이나 정책적 판단기준에 이르기까지 다양하게 사용되어 의료서비스의 질을 향상시키는 일종의 도구로 사용되었다. 임상진료지침서(Clinical Practice Guideline)는 진료의 활동과정을 명확하게 규정짓는 것으로 주 진료경로와는 차이가 있다.

2.2. 진료지침의 사용목적

1) 의료의 안전관리(risk management)를 위한 진료지침

위험관리를 철저히 하여 의료소송의 위험을 줄이고 일단 의료분쟁이 법적 문제로 다루어질 경우 진료지침에 따라 진료를 충실히 수행하였음을 입증하는 데 사용할 수 있다.

2) 질 관리를 위한 진료지침

진단과정, 검사의 실시 및 이송 등의 상황을 흐름도(flow chart)로 표현된 진료지침에 맞추어 필요한 검사나 시술이 적절한 시기에 시행되었는지를 점검하여 진료 및 의료서비스의 질을 관리하는 자료로 사용할 수 있다.

3) 규제를 위한 진료지침

진료지침대로 진료하는 것은 적정진료라는 개념하에 지침에 따라 진료를 하면 동기(incentive)를 부과하고 그렇지 않으면 불이익을 부여함으로써 규제의 수단으로 사용될 수 있다. 진료지침은 의료수가 체계를 조정하는데 참고자료로 사용될 수 있다.

4) 교육을 위한 진료지침

지역보건서비스의 계획이나 보수교육의 자료, 강의 및 진료결과에 대한 토론 및 재검토시 참고자료로 사용될 수 있다.

〈표 7-3〉 임상진료지침과 주 진료경로의 차이점

주 진료경로(Critical Pathway)	임상 진료지침(Clinical Practice Guideline)
· 특정 진단명의 진료순서 및 치료시점을 정해둔 표준화된 주 진료과정 · 환자진료의 질과 효율성에 초점 - 환자의 입원 및 시술 시행여부 결정 후	· 검사 또는 치료의 적응증이 제시된 지침서 · 진료의 적절성에 대한 의사결정(decision making) 문제 취급
· 의사 및 환자진료에 관련된 전문분야 참여 - 개발 및 실행 과정시	· 주로 의사 참여 - 개발 과정시
· 특정한 행동에 대한 시간개념 포함 · 기대하는 환자 진료 결과 제시	· 진료 활동과정 명확하게 규정 - 진료적 측면, 의료 윤리적 기준 및 정책적 판단 기준으로 사용
· 환자 진료에 관련된 대부분의 활동들 포함 - 의무기록의 일부로 이용 가능 - 경우에 따라 기존의 의무기록 대체	· 환자 진료를 위해 세운 계획을 관리해 나가는 지침서 - 의료의 위험관리, 질 관리, 규제 및 교육 진료지침

3. 적절성 평가지침(AEP)

3.1. 적절성 평가지침의 개념

적절성 평가지침(Appropriateness Evaluation Protocol, AEP)은 병원에서 입원 및 재원이 적절하게 이루어졌는지에 대해 효과적이고 능률적으로 판단하기 위한 도구이다. 즉 의료이용의 적절성에 대한 선별도구(screening tool)이다. Gertman과 Restuccia(1981)에 의해 개발된 후 몇 차례의 수정·보완을 거쳐 현재에 이르고 있다. 이것은 환자가 급성진료시설에서 치료받을 필요가 있는지 여부와 그 치료가 시기 적절했는지 여부를 판단하고자 하는 것이 주목적이다.

3.2. 적절성 평가지침의 특징

적절성 평가지침(AEP)은 대규모의 표본에 적절히 적용하면 부적절한 의료서비스 이용의 비중을 매우 정확하게 파악할 수 있다. AEP 도구를 이용하여 입원이나 재원이 부적절한 판단이 내려졌다고 해서 반드시 환자를 퇴원시켜야 함을 의미하는 것은 아니다. AEP의 기준들 뿐만 아니라 부적절한 의료이용(입원/재원)의 이유와 번복기준을 적절하게 적용하면 이를 분명히 구별할 수 있고 부적절한 의료이용의 문제들을 해결하기 위해 필요한 시정 조치를 결정하는데 도움이 된다.

현재 적절성 평가지침(AEP)은 세계 여러 나라에서 이 도구를 적용한 연구가 활발하게 이루어지고 있다. 미국을 중심으로 유럽 등 여러 나라에서 적절성 평가 지침(AEP)을 사용한 입원 및 퇴원의 적절성 조사를 적용하고 있다.

3.3. 적절성 평가지침의 내용

적절성 평가지침(AEP)은 환자가 급성진료시설에서 치료받을 필요가 있는지 여부와 그 치료시기가 적절했는지 여부를 판단하고자 하는 것이 주 목적이다.

1) 진단명과 무관하게 적용 가능(diagnosis-independent criteria)

적절성 평가 지침(AEP)은 진단명과 무관하게 대부분의 진료과, 모든 환자를 대상으로 적용가능하고, 의료이용의 적절성에 대한 선별도구(screening tool)라는 특징을 지닌다. 이는 적절성 평가 지침(AEP)이 적절성을 평가하는 일반적인 의학적 기준으로 구성되어 있기 때문이다.

2) 적절성에 대한 의학적 판단

적절성 평가 지침(AEP)은 의학적 필요성에 근거하여 적절성 여부를 판단하기 때문에 사회적 조건이나 병원환경 등의 요인은 적절성 판단에 영향을 미치지 않는다. 예를 들어, 환자의 거주지가 병원과 멀리 떨어져 있어 외래를 통하여 지속적인 진단 및 치료를 받을 수 없다고 하더라도 반드시 입원해서 진단이나 치료를 받아야 할 의학적인 이유가 없는 경우에는 부적절한 재원으로 판단한다.

3) 높은 신뢰도와 타당도

적절성 평가지침(AEP)은 적절성 여부를 판단하는 데 있어서 명시적인 기준(explicitcriteria)을 사용하기 때문에 조사자가 다르더라도 그 결과의 신뢰도는 매우 높은 것으로 알려져 있다. 이와 함께 적절성 평가지침의 명시적 기준은 의학적으로도 매우 타당도가 높은 것으로 알려져 있다.

4) 의사가 아닌 의료인이라도 조사할 수 있도록 개발

적절성 평가지침(AEP)은 의사가 아닌 의료인이라도 조사할 수 있도록 개발되었다. 실제 적절성 평가 지침(AEP)에 대한 조사는 대부분의 경우 간호사가 수행한다.

5) 미국적 상황을 반영하는 도구

적절성 평가지침(AEP)은 미국에서 개발되었기 때문에 우리나라의 진료환경에 적용하기 위해서는 부분적으로 수정이 요구될 수 있다. 국내에서 이미 적절성 평가지침(AEP)를 적용한 연구를 통해 국내에서의 적용가능성이 검증을 받은 바 있으나, 병원의 진료환경을 고려한 수정이 필요할 수 있다.

3.4. 적절성 평가의 종류

환자군별로 적용하는 적정성 평가지침(AEP)의 종류는 성인 내·외과계 기준, 소아기준, 대기 수술기준으로 분류된다.

1) 성인 : 내·외과계 기준

입원일과 재원일의 적절성을 평가하기 위한 것으로 내과, 외과, 산부인과 성인 환자에게 적용된다. 입원 적절성 평가기준은 환자상태와 임상서비스로 구분한다. 재원일 적절성 평가기준은 의사의 진료서비스, 간호서비스 환자상태로 분류한다.

2) 소아기준

6개월 이상의 모든 소아환자에게 적용된다. 입원일과 재원일의 적절성을 평가하기 위한 것이다. 소아기준은 연령과 관계없는 요소들, 즉 소아와 성인기준 양쪽 모두 수록된 항목들과 함께 소아에게만 적용되는 항목들을 포함하고 있다.

3) 대기 수술기준(elective surgery)

수술을 위해 입원한 환자들을 대상으로 수술장소의 적절성(입원과 외래)과 수술 시점의 적절성(수술 전 입원기간의 필요성)을 판단하는 데에 이용된다. 이 기준은 동반질환(수술의 종류에 무관하게 환자를 특별히 위험하게 하는 동반질환의 존재), 후유증의 위험성과 수술 후 집중적인 가료의 필요성 등으로 구성되어 있다.

이 기준 중의 하나라고 충족되면 수술을 위한 입원은 적절한 것으로 판단된다. 특히 동반질환은 진단명이나 측정치가 기록되어 있어야 한다. 입원 전 4개월 이내에 해당하는 자료(검사결과나 임상적 관찰)가 있어야 한다.

3.5. 적절성 평가지침(AEP)의 적용시점

적절성 평가지침(AEP)는 입원자에게 전향적, 동시적 및 후향적으로 적용할 수 있기 때문에 적용시점이 다양하다. 적용시점에 따라서 얻을 수 있는 정보의 양과 정보원이 달라진다.

1) 전향적 검토(prospective review)

전향적 검토는 입원의 사전승인이 필요할 경우 의사가 입원이유와 진료계획을 기록한 양식이나 구두로 얻은 정보를 근거로 평가한다. 입원 전 검토(입원승인)에서는 의사가 입원이유와 진료계획을 기록한 양식 또는 구두로 정보를 얻는 경우 제한이 따른다.

필요한 정보를 얻기 위해서는 적합한 질문을 할 수 있어야 한다. 전향적 검토는 동시적 검토 또는 후향적 검토에 비해 제한된 자료로서 입원계획양식이나 전화를 이용한 환자질문서 등이다.

2) 동시적 검토(concurrent review)

동시적 검토는 의사가 개별환자를 대상으로 적절성 여부에 대한 심층적 판단에 이용할 수 있다. 동시적 검토에서의 의무기록은 가장 중요한 자료원이나 필요한 정보를 의무기록에서 찾지 못할 수도 있다. 의무기록에서 얻을 수 있는 이상의 정보를 필요로 할 경우에는 의사, 간호사 및 관련된 직원에게 질문할 수 있다.

3) 후향적 검토(retrospective review)

후향적 검토는 전향적 검토, 동시적 검토보다 시행이 가장 쉬운 방법으로 환자를 대상으로 적용이 가능하다. 후향적 검토에 있어서의 완전한 의무기록은 적절성 검토 지침서로 신뢰도와 타당도를 높이게 될 것이다.

3.6. 적절성 평가지침(AEP)의 3가지 구성요소

적절성 평가지침은 입원기준(admission criteria)과 재원일 기준(day of care criteria)으로 되어 있다. 특히 재원일 기준은 재원일의 의학적 필요성에 대한 판단을 위한 것이다. 구체적인 내용은 다음과 같다.

1) 입원기준(admission criteria)

- 내용 : 입원의 의학적 필요성에 대한 판단
- 판단기준 : 서비스의 강도, 환자의 상태 및 중증도 고려
- 구분 : 내·외과계 기준
- 항목 : 성인용 기준 - 16개 항목
  소아용 기준 - 20개 항목

2) 재원일 기준(day of care criteria)

- 내용 : ‣ 재원일의 의학적 필요성에 대한 판단(비의학적 필요성은 고려 안함)
  ‣ 각 환자의 재원일 각각에 대하여 1일 단위로 재원일 기준을 만족하는지를 판단
- 판단기준 : 의사서비스, 간호서비스, 환자상태 요인으로 구성
- 항목 : 성인용 기준 - 25개
  소아용 기준 - 28개

3) 수술 기준 : 외과계 진료과에만 적용

(1) 수술장소 기준(location of surgery)

- 내용 : 입원이 필요로 하는 수술여부 판단
- 판단기준 : - 동반질환여부, 수술 후 후유증 발생의 위험성
  - 집중적인 수술 후 가료(medical treatment)의 필요성

· 항목 : 14개 항목

(2) 수술시점 기준(timing of surgery)

· 내용 : 입원 당일 수술 시행이 표준

· 판단기준 : 수술 전 특수검사 및 치료, 환자상태, 수술의 취소 등 입원 당일에 수술이 행해지지 못한 정당한 이유 반영

· 항목 : 16개 항목

〈표 7-4〉 내·외과계 적절성 평가지침 기준의 적용

평가 기준	내과계	외과계
· 입원기준	O	O
· 재원일 기준	O	O
· 수술기준		
- 수술장소 기준	X	O
- 수술시점 기준	X	O

적절성 평가 지침(AEP)의 주요 특징 및 목적

◐ 특징 : · 의료이용 적절성여부의 선별도구
· 진단명과 무관하게 적용 가능

◐ 목적 : · 환자가 급성진료시설에서 치료받을 필요성여부 판단
· 그 치료 시기의 적절성 여부 판단
· 재원일 기준 시 : 재원일의 의학적 필요성여부 판단(비의학적 필요성 고려하지 않음)

3.7. 적용 결과

〈표 7-5〉 적절성 평가 지침(AEP)의 예 : 성인용 재원일 판단기준

단위: %

재원일/적절성	내과	신경과	일반외과	부인과	정형외과	신경외과	이비인후과
평 균	54.6	38.2	68.7	59.6	42.6	60.4	76.8
적절 입원	68.3	51.0	70.5	61.5	45.7	64.3	77.9
부적절 입원	21.2	10.7	3.3	-	11.1	40.0	-
평 일	56.0	37.8	68.3	59.9	44.5	61.1	77.8
휴 일	51.1	39.3	69.1	59.2	37.7	59.1	72.8

〈표 7-6〉 G병원의 진료과별 재원일의 적절성

- **의사 서비스**
  - 검토 당일 수술실에서 시술
  - 별도의 수술 전 자문 또는 평가가 필요한 다음날로 예정된 수술실에서 시술
  - 심도자술 당일
  - 혈관 조영술 당일
  - 내부 장기 생검 당일
  - 중추신경계의 관혈적 진단 시술 당일
  - 엄격한 식이 제한을 요하거나 일정 기간의 식이요법을 요하는 검사
  - 의사의 직접적 감독하에 빈번한 용량 조절을 요하는 새로운 또는 실험적 치료
  - 하루에 최소한 3회 이상 의사의 밀접한 의학적 감시를 요하는 상황
  - 주요한 관혈적 시술 후 48시간 이내의 재원

- **간호/생명지원 서비스**
  - 호흡기 관리 : 간헐적 또는 지속적 인공호흡기 사용, 하루 3회 이상의 흡입 요법
  - 비경구 요법 : 간헐적 또는 지속적 정맥 수액 요법
  - 최소한 매 30분 간격으로 4시간 이상 동안 지속적 활력 증후(vital sign, V/S) 감시
  - 하루 2회 이상의 근육 주사와 피하 주사
  - 섭취량과 배출량 측정(intake and output, I/O)
  - 주요 수술 상처와 배액 관리
  - 의사의 처치 명령에 따른 하루 3회 이상 간호사의 밀접한 의학적 감시

- **환자 상태 요인**
  - 신경학적 이상에 기인하지 않은 배뇨 또는 배변장애 (과거 24시간 이내)
  - 혈액 손실에 기인한 수혈
  - 심전도 결과지나 진료경과 기록에 명시된 심실세동 또는 급성 허혈의 심전도상의 증거
  - 고열 이외의 이유로 입원한 환자에서 직장 체온 101℉(구강 체온 100℉) 이상의 고열
  - 혼수 : 1시간 이상의 무반응
  - 알콜 금단에 기인하지 않은 급성 혼돈 상태
  - 증상 또는 증후를 보이는 유의한 중성구 결핍증, 빈혈, 혈소판 결핍증, 백혈구 2.1 적혈구 과다증, 혈소판과다증, 급성 혈액학적 장애
  - 이용측면
    - 적절성 수준의 평가 : 각 진료과별 입원, 수술장소 및 시점, 재원일의 수준
    - 부적절 재원의 이유 파악
    - 기대 수입의 손실액 추정(과별, 구체적 이유별)
    - 개선 가능한 대안 도출
  - 진행성 급성 신경학적 장애

3.8. 적절성 평가지침(AEP)을 이용한 이용도 조사(UR) 시 고려사항

1) 조사계획의 수립

(1) 조사시점 : 입원 전, 입원 중, 퇴원 후

(2) 빈　　도 : 얼마나 자주 할 것인가? - 매일, 매월, 매분기 등

(3) 자료 수집자 선정

- 집중형 : 별도 검토자
- 분산형 : 각 병동

(4) 표본 추출 방법 : 조사대상이 되는 인구집단 중에서 실제조사 중에서 실제 조사가 이루어질 소집단을 골라내는 작업

- 전수 조사(= 모집단) : 분석자가 관심을 가지고 있는 모든 인구집단 조사
- 표본 조사 : 모집단의 일부로서 연구의 대상이 되는 인구집단 조사

(5) 소요인력 및 비용 추정

(6) 조사결과의 보고 및 활용 계획

2) 조사계획 보고 및 승인 : 최고 경영진

- 조사계획 확정
- 조사에 동원되는 인력, 비용 승인

3) AEP 기준 적용에 대한 의료진의 의견 수렴

- AEP 기준을 각 진료과별로 회람
- 병원 실정에 맞도록 기준을 조정
- 번복 기준(override option) 적용 시 참조

4) 조사자의 교육·훈련

- 분산형으로 시행할 경우 자료 작성자에 대한 별도의 사전 교육이 필요

5) 의료진(진료과, 병동)의 협조

- 의무기록 열람
- 자료수집 양식 작성(분산형)

6) 부적절한 입원/재원 이유 파악의 목록 작성

- 지연이유목록(delay tool) 등을 이용하여 목록을 의료기관 사정에 맞게 작성

7) 자료수집 양식의 작성

- 병원별로 실정에 맞도록 자료수집의 양식 작성
- 포함되어야 할 사항 : 분석 목적에 따라 조정
  - 환자의 일반적 특성 : 성, 연령, 등록번호 등
  - 병원 재원의 특성 : 진료과, 재원일수, 지정진료 여부, 입원일 등
  - 해당 AEP 기준 : 적용 기준의 종류, 해당 기준의 번호
  - override option(거절의견) 적용 여부
  - 부적절한 재원 이유

8) 자료의 수집

- 분산형의 경우에는 조사서가 정확히 기록되었는지 자료 회수 시 검토가 필요

9) 조사방법

- 기록조사 : 보건의료정보(의무기록), 행정기록, 전산자료 등 이용
- 면접조사 : 사전에 훈련된 조사원이 지정된 조사대상을 방문하거나 면접하여 설문지 작성
- 설문조사 : 조사하고자 하는 내용을 설문지 양식으로 개발하여 조사대상자의 의견이나 성향을 조사하는 방법
- 직접관찰 : 관찰을 통해 주제에 관련되어 발생하는 여러 현상을 조사하는 방법

10) 자료의 분석 및 결과보고

- 통계 분석, 보고서 작성 및 결과 보고

3.9. 조사양식지

〈표 7-7〉 적절성 평가지침(AEP) 조사양식지 : 인적사항 및 입원

1. 일련번호	2. 진료과	3. 병동	4. 병실	5. 환자명	6. 성별	7. 연령
8. 등록번호	9. 입원일	10. 수술일		11. 진단명		12. 주치의
13. 특진	14. 입원경로			15. 주소		16. 퇴원일
	1					
	기준	AEP	Ovary	부적절 이유		
17. 입원기준						
18. 수술장소						
19. 수술시점						

<표 7-8> 적절성 평가지침(AEP) 조사양식지 : 재원

검토일	날 짜				재원일 기준						AEP 적절성 평가지침	이 유			비 고
1															
2															
3															
4															
5															
6															
7															
8															
9															
10															

4. 지연이유 목록(Delay tool)

4.1. 지연이유 목록의 정의

지연이유 목록(delay tool)은 Selker 등(1989)이 개발한 것으로 적절성 평가지침(AEP) 적용결과 의학적으로 불필요한 입원과 재원일에 대하여 발생이유를 밝히고자 하는 도구이다. 즉 지연이유 목록은 이러한 부적절 입원 또는 재원일에 대하여 '왜 이러한 부적절 입원 또는 재원일이 생겨나게 되었는가'를 밝히고자 하는 도구이다.

4.2. 지연이유 목록의 구성

1) 지연이유 목록(delay tool)의 구성 : 주목록(6개), 중범주(33개), 소범주(79개)
2) 주범주(6개) : 범주와 구체적인 목록은 지역과 병원 사정에 따라 변경 가능

◉ 부적절 입원/재원의 이유 (표 7-9)

- 검사 시행 대기
- 검사결과 획득 대기
- 내·외과계 환자의 조기입원
- 의료진의 책임에 관련된 대기

- 환자에 관련된 대기
- 병원의 관리과정과 관련된 대기

4.3. 지연이유 목록(Delay tool) : 부적절 입원 이유의 범주

1) 외래에서 시행할 수 있는 검사나 시술

(1) 내과

- 항암치료를 위해 항암주사를 맞기 위해 입원한 경우
- CT, 초음파 등 외래에서 가능한 검사를 위해 입원한 경우
- 신장이식을 위한 사전검사 등을 위해 입원한 경우
- 결핵 및 당뇨 환자로 항결핵제 투약과 인슐린 용량조절 및 신경과 문제를 해결하기 위해 입원한 경우
- 의증(R/O), 폐암(lung ca.) 환자로 경피적 침흡인(PCNA), 폐천공 주사(lung perfusion scan), 골주사(bone scan) 등의 검사를 위해 입원

〈표 7-9〉 지연이유목록(Delay Tool)

I. 부적절 입원의 이유
- 외래에서 시행할 수 있는 검사나 시술
- 장기요양시설(nursing home 등)에서도 가능한 진료
- 사회적 이유로 인한 입원 : 거리, 기타 사회적 이유
- 조기입원
- 기타

II. 부적절 재원의 이유

1. 검사 시행 대기
   - 진단방사선과, 임상병리과 및 핵의학과 검사
   - 내과계 특수검사 : 예약이 필요한 검사
   - 예약이 필요하지 않은 검사 시행 당일
   - 검사시행과 관련된 대기

2. 검사 결과 획득 대기
   - 진단방사선과의 검사
   - 임상병리과의 검사 : 미생물 배양검사 등
   - 핵의학과의 검사 : 스캔, 혈액검사 등
   - 내과계 특수검사
   - 병리과 검사 : 조직검사, 세포학적 검사, 전자현미경 검사 등
   - 기타 검사 결과 획득 대기
   - 두 가지 이상의 검사 결과를 동시에 대기하는 경우
   - 주말로 인하여 결과를 알 수 없는 경우
   - 결과가 병실로 왔으나 결과를 분실 또는 확인 불가능한 경우
   - 검사실에서의 검체 분실로 결과를 알 수 없는 경우
3. 내·외과계 환자의 조기입원
   - 검사 시행, 검사 결과 획득 및 자문과 관련된 대기
   - 단순 시술/수술 일정 대기
   - 기타 의료진의 책임과 관련된 수술 시행 대기
4. 의료진의 책임에 관련된 대기
   - 보수적인 진료로 인한 퇴원의 대기
   - 의사의 임상적인 의사결정과 관련된 대기
   - 의료진의 검사 지시 또는 시행과 관련된 대기
   - 자문과 관련된 대기
5. 환자 또는 가족과 관련된 대기
   - 환자나 가족이 시술/치료에 대한 미결정으로 발생한 대기
   - 환자가 검사, 시술 및 치료를 거절한 경우
   - 환자 또는 가족의 요청에 의하여 상태가 안정된 말기질환 환자를 인도주의적 이유로 병원에 두는 경우
   - 퇴원 준비가 되어 있으나 환자나 가족 때문에 대기가 발생한 경우
6. 병원의 관리과정과 관련된 대기
   - 본원 내 다른 과/병동의 병상을 구하기 위한 대기와 관련된 대기
   - 외부 병원/병상을 구할 수 없어서 대기가 생기는 경우
   - 주말이라 퇴원 수속을 할 수 없어서 발생하는 대기
   - 입원 당일

(2) 이비인후과

- 내시경 동 수술(endoscopic sinus surgery, ESS), 범부비동(endopansinus surgery, EPS)시술의 경우

(3) 성형외과

- 이마융기(brow elevation) 시술의 경우

(4) 부인과

- 의증(R/O), 자궁경부암 환자로 정맥 내 신우조영도(IVP), CT, 구불결장경검사법(sigmoidoscopy) 등 추구관리(follow-up, f/u)를 위해 입원한 경우

(5) 신경과

- 의증(R/O), 바이러스성 수막염(viral meningitis) 환자로 뇌 컴퓨터 단층촬영법(brain CT), 뇌척수액 검사(cerebral spinal fluid, CSF study), 증상 치료(symptomatic therapy) 위해 입원
- 편무도병(Hemiballism) 환자로 불수의적 운동억제(involuntary movement control), 자기공명영상(brain MRI), 위험요인(risk factor) 등의 검사를 위해 입원한 경우

(6) 장기요양시설(nursing home 등)에서도 가능한 진료

- 신경과 뇌혈관사고(CVA) 후유증 환자, 길랑-바레(Guillian Barre) 환자로 보존적 치료(conservative therapy)를 위해 입원한 경우
- 현재 국내에는 이러한 시설이 없으나 재활환자의 경우 이에 해당

(7) 사회적 이유로 인한 입원 : 거리·기타 사회적 이유

- 지방환자로 거리상 검사를 며칠간 할 수 없을 때 입원하는 것이 편한 경우 (실제 이런 이유를 챠트로 찾기는 어려움)
- 사회적 이유로 입원이 필요하지 않지만 집에서 돌봐줄 사람이 없어 입원해 있는 경우

(8) 조기 입원

- 수술 시행이 입원 목적일 때, 필요한 검사나 자문 등을 외래에서 시행하지 않고 입원하여 시행하는 경우

① 내과계(medical partitioning)

- 신장(콩팥)생검(kidney biopsy)을 위해 입원하였으나 그에 필요한 기본검사(routine lab)를 외래에서 시행하지 않은 경우
- 생검(biopsy)을 입원 후 즉시 시행할 수 있도록 예약되어 있지 않은 상태에서 입원한 경우
  - 신장생검을 위해 조기입원한 경우
  - 기관지경검사를 위해 입원한 경우
  - 결핵늑막염 환자로 의원에서 검사 후 PCD위해 입원한 경우

② 외과계(surgical partitioning)

- 수술에 필요한 사전 검사가 시행되어 있지 않거나 또는 수술 일정이 입원 후 즉시 시행할 수 있도록 준비되어 있지 않은 상태에서 입원한 경우

4.4. 지연이유 목록(Delay tool)의 적용결과

<표 7-10> G병원의 주범주별 부적절 재원의 이유

단위 : %

부적절 재원이유	내과	신경과	일반외과	부인과	정형외과	신경외과	이비인후과
검사시행과 관련된 대기	9.1	4.7	4.7	5.1	4.1	3.9	0.3
검사결과 획득에 관련된 대기	1.1	0.3	0.2	0.8	-	0.6	-
수술과 관련된 대기	-	-	12.4	7.3	15.0	12.2	12.8
의료진과 관련된 대기	29.5	51.7	9.9	18.9	34.7	17.3	3.6
환자/가족과 관련된 대기	0.3	1.2	0.2	0.7	-	2.3	-
병원관리과정과 관련된 대기	5.4	3.9	3.9	7.6	3.6	3.3	6.5
계	45.4	61.8	31.3	40.4	57.4	39.6	23.2

〈표 7-11〉 G병원의 부적절 재원의 이유 : 의료진과 관련된 대기/세부 이유

단위 : %

부적절 재원 세부 이유	내과	신경과	일반 외과	부인과	정형 외과	신경 외과	이비인 후과
내과계 환자의 조기 입원/ 기본검사(routine lab) 결과	5.5	3.1	-	1.4	-	0.8	-
보수적인 환자치료 또는 관리로 인한 대기	22.2	46.4	8.2	16.1	33.4	13.0	2.9
의사의 임상적인 의사 결정에 관련된 대기	0.2	-	1.2	-	-	2.9	-
검사 지시 또는 시행의 잘못에 관련된 대기	-	-	-	-	-	-	-
자문 시행 또는 그 결과 획득에 관련된 대기	1.6	2.2	0.5	1.4	1.3	0.6	0.7
계	29.5	51.7	9.9	18.9	34.7	17.3	3.6

4.5. 계획에 없던 재입원율 조사지

분류번호							

환자명		등록번호		성/연령	남 · 여 / 만 세

입 원	1차	2차
입원경로	☐ 외래 ☐ 응급실	☐ 외래 ☐ 응급실
입원일	2024 년 월 일	2024 년 월 일
퇴원일	2024 년 월 일	2024 년 월 일
진료과		
진단명		
KCD-8 code		
수술유무	☐ 유 ☐ 무	
중환자실 입원여부	☐ 유 ☐ 무	
재입원 계획 여부		☐ planned 계획적 ☐ unplanned 비계획적
재입원 이유		

5. 임상 평가지표(Clinical indicators)의 개발과 활용

5.1. 임상 평가지표의 개념

최근 질 평가를 위한 직접적이고 객관적인 도구로 결과지표(outcome indicator)를 개발하려는 노력이 활발하다. 기존의 지표 이외에도 당뇨병, 안과 등 대상영역이 확장되고 있으며, 국가별로 다양한 시도가 이루어지고 있다. 결과지표로 대표적인 것이 미국, 캐나다 및 호주 등에서 사용하고 있는 임상지표이다.

임상 평가지표(clinical indicators)는 환자관리와 진료의 결과를 계량적 방법으로 측정하는 객관적 도구이다. 이 도구는 제공된 임상진료 서비스를 진료양상, 결과와 관련지어 표준(standards)에 부응하는지를 평가하고 관찰할 수 있는 측정가능한 객관적인 변수나 특성을 말한다. 이 지표는 과정이나 결과 어느 측면에도 적용이 가능하다. 현재 대표적인 지표로 병원감염률, 합병증발생률, 사망원인분석, 부검률, 재입원율 및 재수술률 등이 이용되고 있다. 임상 평가지표는 진료의 중요한 측면에 관한 총체적인 자료의 제공원이 될 수 있다.

5.2. 임상 평가지표 개발의 필요성

임상 평가지표는 의료기관의 신임과정에 광범위하게 이용되고 있다. 예를 들어 미국의 신임기구인 의료기관신임합동위원회(JCAHO)는 의료기관이나 진료의 제공 또는 모니터링의 잠재적인 문제점을 확인하는 선별도구로서 타당성 있고 신뢰성 있는 임상지표의 개발을 강조하고 있다. 캐나다의 신임기구인 CCHSA도 결과의 측정에 새로이 초점을 맞추고 있다. 호주에서도 보건의료표준위원회(ACHS)의 주도하에 신임과정에 임상지표를 포함하여 의료기관을 평가하고 있고, 임상지표의 종류와 내용을 개선하기 위한 노력을 지속적으로 경주하고 있다.

5.3. 임상 평가지표 개발

1) 지표(indicator)의 속성

지표는 질적 수준이나 목표 달성 정도를 나타내는 측정 가능한 변수나 특성을 말한다. 즉 달성하고자 하는 목표에서 현재 수행되고 있는 과정의 수준을 정확하고 신뢰성 있게 정략적으로 나타낸 것이다.

지표는 질 그 자체를 나타내는 것은 아니지만 진료영역 중 문제가 있거나 개선의 여지가 있는 부분을 찾는 도구로 사용된다.

지표는 분자와 분모가 있는 비(ratio) 또는 비율(ratio)의 형태로 표시하는 것이 바람직하다. 지표를 정의하기 위해서는 사전에 분자와 분모를 명확하게 규정하여야 한다.

예) '24년 한국의료질향상학회 주관으로 시행된 질 향상 조사사업 : 계획에 없던 재입원율

■ **지표의 속성**

- 명확하게 잘 정의되어야 한다.
- 해당 부서의 중요한 진료/서비스 요소가 모두 포함되어야 한다.
- 지표의 산출에 수반되는 자료수집이 정확하고 용이하여야 한다.
- 임상적으로 타당하며 진료/서비스 결과와 관련이 있어야 한다.
- 중복되지 않으면서 가치있는 정보를 제공하여야 한다.
- 전문가, 최근 문헌 또는 병원의 실정에 기초를 두어야 한다.
- 지표를 통하여 측정한 결과는 진료/서비스 개선에 적용 가능하여야 한다.
- 가능한 한 비율(ratio)의 형태로 표시하도록 한다.
- 지표를 정의하기 위해서 분자와 분모를 명확하게 규정하여야 한다.

2) 표준(Standard)

표준은 병원에서 QI 활동을 통하여 도달하고자 하는 목표를 명확하게 기술한 것이다. 즉 해당 주제에 대하여 병원이 목표로 하고 있는 진료/서비스의 질적 수준을 기술하거나 수지로 표현한 것을 말한다. 표준은 원칙적으로 현재 달성할 수 있는 가장 높은 정도의 질적 수준을 고려하여 설정하고, 정량화(quantification)가 가능한 형태로 표시하는 것이 바람직하다.

모든 의료 혹은 의료서비스의 질적 수준에 있어 표준은 일정하지 않다. 이를 변이(variation)라고 한다. 물론 이러한 변이가 있다고 해서 의료의 질이 낮다고 할 수는 없다. 그러나 변이가 있다는 것은 의료의 질에 차이가 있다는 것을 나타내는 증거이다.

■ **표준의 예**

- 모든(100%) 주사에서 일회용 주시기를 사용한다.
- 외래 환자의 60%는 예약된 시간 30분 이내에 진료를 받을 수 있다.

3) 역치(threshold)

지표를 통하여 모니터링 한 결과가 일정 수준 이상 또는 이하일 때에는 심각한 질의 문제가 있다고 보고 정밀 검토를 하게 된다. 이와같이 정밀 검토를 시작할 것인지 여부를 판단하는 기준점을 역치(threshold)라고 한다. 따라서 역치와 표준은 일치할 수도 있으나 대부분 표준보다는 역치가 낮은 수준을 보이게 되는 경향이 있다.

(1) 표준과 역치의 설정

한국의 경우 표준이나 역치를 설정할 만한 기초자료를 가지고 있지 못한 경우가 많다. 활동 초기에는 표준이나 역치를 설정하는 것보다는 기초자료를 축적하는 것이 더 필요하다.

표준이나 역치를 설정할 때에는 의사, 간호사 및 관리자 등 해당 분야의 병원내 전문가를 참여시키는 것이 바람직하다. 이러한 과정에 관련 직원들을 포함시킴으로써 향후 이루어질 집중 검토와 개선 활동을 촉진시킬 수 있다.

(2) 표준 또는 역치의 설정 시 사용되는 자료 근거

- 교과서나 권위있는 문헌에 제시된 수준
- 다른 병원의 참고치
- 과거의 자체 수준

4) 기준(criteria) : 평가항목

기준은 표준을 충족시키기 위하여 반드시 달성하여야 할 의료서비스의 질적수준을 측정 가능한 형태로 기술한 것이다. 구조(structure), 과정(process), 결과(outcome) 중 하나 이상을 이용할 수 있다.

기준을 평가항목이라고도 한다. 기준은 측정이 가능하고 표준을 설정한 의도를 반영할 수 있어야 한다. 즉 지식과 경험을 토대로 지표를 평가할 수 있는 객관적인 것이어야 한다.

용어 정의

◐ **지표(Indicator)**
- 질적 수준 또는 목표 달성 정도를 나타내는 측정 가능한 변수
- 특성비 또는 비율의 형태로 표시
- QI 활동 결과 표기시
  - 사망률, 수술 후 창상 감염률, 투약오류 발생률 등을 나타내는 것

◐ **표준(Standard)**
- 해당 주제에 대하여 병원이 목표로 하고 있는 진료/서비스의 질적 수준 기술 또는 수치로 표현

◐ **역치(Threshold)**
- 지표를 통하여 모니터링 결과에 따라 일정 수준 이상 또는 이하시 정밀 검토
- 개선 활동을 시작여부의 판단하는 기준점

◐ **기준(Criteria)**
- 평가항목
- 표준을 충족시키기 위해 달성해야 할 진료/서비스 수준을 측정 가능한 형태로 기술

5.4. 임상 평가지표의 활용

1) 의료기관의 질 관리 도구 : 양질의 진료 측정

의료기관에서 질 관리 활동 프로그램에서 임상지표를 활용할 경우 환자진료결과를 객관적으로 측정할 수 있는 하나의 질 관리 도구로 여겨야 한다.

2) 질 관리 활동의 모니터링(monitoring)

임상 평가지표를 전국적으로 사용함으로써 객관적인 결과를 기관의 질 관리 활동의 모니터링 차원에서 활용할 수 있다.

3) 환자진료의 건강수준 모니터링(monitoring)

임상 평가지표는 환자진료의 주요한 건강 수준을 모니터링 할 수 있으며, 의료기관 차원에서도 개발이 가능하다.

4) 진료결과 및 관리 강조

진료결과 및 진료관리를 강조하게 되어 잠재적 문제를 해결할 수 있으며 QA 활동에 의료진의 능동적 참여를 기대할 수 있다.

5) 지표 사용과 관련된 자료수집 : 질 관리사업의 한 분야

임상 평가지표 사용과 관련된 자료수집은 질 관리 활동의 한 분야로 이루어져야 하며, 개선방안은 질 관리사업의 기존과 현존 자원을 이용하여 해결해야 한다.

5.5. 임상 평가지표의 활용

임상 평가지표의 사례는 두 가지로 분류할 수 있다. 환자진료의 적절성 평가를 위한 임상 평가지표와 특수사례 임상 평가지표이다.

〈표 7-12〉 임상 평가지표의 사례

임상 평가지표의 예	특수사례 임상 평가지표의 예
· 사망률(질병, 처치 및 의사별)	· 계획에 없던 재입원
· 합병증(유형, 처치별 등)	· 재입원(퇴원 후 7, 14, 30일)
· 재원기간	· 사망
· 재입원	· 심폐정지
· 중환자실 재입실	· 신경학적 합병증
· 계획에 없던 재수술	· 저조한 아프가 점수(Apgar score)
· 일반병동에서 중환자실(ICU, CCU)로 입원	· 비정상 병리 또는 검사결과의 공지나 인식 실패
· 병원감염	· 수술처치
· 심폐정지	· 수술 중 정상조직의 제거
· 양성/음성 생검률	· 수술 전·후 진단의 불일치
· 진료 72시간 이내에 진단 미확정	· 수술 중 계획에 없던 장기제거 또는 손상
· 혈액 사용(특정 처치)	· 예기치 않은 과도한 또는 복수의 수혈
· 수술 전·후 진단명의 연관성	· 환자/가족 불만사항
· 의사지시(doctor's order)의 정당성	· 계획에 없던 재수술
· 부검 및 진단명의 연관성	· 계획에 없던 중환자실로 재입실
· 요청 후 24시간 이상 지연된 자문	· 다른 시설로의 전원
· 대기시간 (외래, 응급실 등)	· 병원 내 외상
· 처치의 적절성	· 병원감염
· 병리검사의 적절성	· 심각한 약물 부작용
· 의무기록 완성도	· 수술동의서의 오류
· 약품사용	· 장비불량
· 의사권고에 반한 환자의 결정	· 투약오류
· 진단을 위한 검사의 반복	· 수혈 부작용
· 입원 후 발생한 심근경색, 뇌졸중 또는 폐색증	· 외과적 진단 확정의 지연
· 환자교육(진단, 예후, 관리)	· 자문의 지연
· 퇴원요약(처방, 식사, 활동, 추구관리)	· 수술 후 24시간 이내의 심근경색증
· 비정상 검사결과의 추구관리(F/U)	· 퇴원계획의 부재 또는 지연

5.6. 미국 JCAHO(의료기관신임합동위원회)의 임상 평가지표

1) 지표측정체계(Indicator Measurement System, IMSystem)

미국의 의료기관 신임기구인 JCAHO의 지표측정체계(Indicator Measurement System, IMSystem)는 2가지 목적을 지니고 있다. 첫째는 의료기관 자체적으로 업무수행 정도를 측정하고 개선책을 마련하는 데 도움을 주기 위함이다. 둘째는 JCAHO가 의료기관을 신임하는 과정에서 평가와 신임의 수단으로 사용하기 위함이다. 1995년에 31개 지표가 산과, 수술 및 종양과 관련하여 개발되었으며, 7개 지표의 심혈관계 지표, 9개의 외상(trauma) 지표가 개발된 상태이다.

지표의 개발은 전문가로 이루어진 과제 팀에서 진행하며, 각 지표의 적절성, 신뢰성 및 타당성은 매우 복잡한 과정을 거쳐 확정된다. 1997년에는 투약과 감염관리 분야의 지표가 개발되었다. IMSystem(지표측정체계)에 참여하는 각 기관은 지속적으로 필요한 자료를 수집하고 정기적으로 의료기관합동위원회(JCAHO)의 담당 부서에 제출한다. 이 자료는 JCAHO에 의하여 종합, 분석된 다음 각 기관에는 평균이나 다른 기관과 비교할 수 있는 정보의 형태로 제공된다.

IM System(지표측정체계)의 구성요소

- 초점 : 지표의 의미와 중요성에 대한 간단한 기술
- 지표의 내용(indicator statement) : 분자, 분모, 구분(subcategories)
- 지표의 목표와 적용(indicator objectives and suggested applications)
- 용어의 정의(terminology)
- 자료수집(data collection information)

2) 임상 평가지표 사례

(1) 수술환자 대상 지표

- 입원하여 수술을 마치고 퇴원할 때까지의 기간 동안의 합병증 발생률
- 수술을 위해 입원하여 수술을 마치고 퇴원할 때까지의 기간 동안의 사망률
- 제왕절개율
- 2,500g 미만의 신생아 출산율(제왕절개 포함)
- 신생아 사망률(제왕절개 포함)

- 출산 5분 후 Apgar score 4점 미만 신생아 비율
- 관상동맥 우회로 이식술(CABG) 환자의 재원일수
- 급성심근경색증 환자가 응급실에 도착하여 혈전용해(thrombolysis) 치료를 받기까지 걸린 시간
- 경피적 경혈관 관상동맥 확장술(PTCA) 환자의 재원기간
- 관상동맥 우회로 이식술(CABG) 환자의 사망률
- 경피적 경혈관 관상동맥 확장술(PTCA) 환자의 사망률
- 급성심근경색증 환자의 사망률

(2) 응급실 환자 대상 지표

- 응급실내 두개내 손상 환자의 Glasgow coma scale(GCS) 점수
- 응급실내 의식불명의 두개내 손상환자의 기도내 삽관까지 걸린 시간
- 응급실 환자가 두부 컴퓨터단층촬영까지 걸린 시간
- 응급실 환자가 선택적 신경외과 치료를 받기까지 걸린 시간
- 응급실 환자가 선택적 정형외과 치료를 받기까지 걸린 시간
- 응급실 환자가 선택적 복부치료를 받기까지 걸린 시간
- 사망 2시간 이내에 혈압이 70 이내인 경우
- 손상 환자의 기흉/혈흉으로 인한 사망률

(3) 산부인과 환자 대상 지표

① 초점 : 산전평가, 분만 시 모니터링, 신생아 평가, 교육과 치료선택

$$\frac{\text{제왕절개로 출산한 환자 수}}{\text{모든 분만환자 총수}}$$

② 초점 : · 제왕절개의 산과력을 가진 산모의 질식분만을 고려한 산전평가
· 분만시 모니터링, 관리와 치료의 선택

$$\frac{\text{제왕절개 기왕력이 있으면서 질식분만한 환자 수}}{\text{모든 분만환자 총수}}$$

③ 초점 : 산전평가, 분만시 평가, 신생아 평가, 모니터링, 중재

$$\frac{\text{2,500g 이하의 생존 신생아 수}}{\text{모든 생존 신생아 총수}}$$

④ 초점 : 산전평가, 분만 시 평가, 신생아 평가, 모니터링, 중재
- 분자 : 적어도 다음의 조건 중 한 가지를 가진 2,500g 이상의 생존 신생아 수
  - 아프가점수가 5분의 4점 이하인 경우
  - 분만 24시간 내 신생아 중환자실에서 집중치료가 하루 이상 요구하는 경우
  - 경련 또는 현저한 분만 손상을 입은 경우
- 분모 : 2,500g 이상의 모든 생존 신생아 총수

⑤ 초점 : 산전평가, 분만시 평가, 신생아 평가, 모니터링, 중재
- 분자 : 분만 5분 후 아프가 점수가 4점 미만인 1,000~2,500g의 생존 신생아수
- 분모 : 체중 1,000~2,500g의 모든 생존 신생아 총수

3) 존스홉킨스 대학병원의 임상 평가지표

존스홉킨스 대학병원의 임상 평가지표로 표준과 역치의 수준은 (표 7-13)에 제시된 바와 같다.

〈표 7-13〉 존스홉킨스 대학병원의 표준과 역치의 수준

지 표	표준 또는 역치
· 사망률	0 ~ 6.3%
· 1,800gm 이상 신생아의 사망률	0 ~ 6.8%
· 퇴원 30일 이내 재입원율	0 ~ 9.2%
· 체류 6시간 이상의 응급실 환자 비율	0 ~ 8.2%
· 수술후 창상 감염률	0 ~ 2.6%
· 1,000명 환자 일(day) 당 균혈증(bacteremia)	0%
· 외래 수술 취소율	0 ~ 11.9%
· 내시경 취소율	0 ~ 18.9%
· 동일 입원내 계획에 없던 재수술률	1.5%
· 중환자실 재입실률	0 ~ 9.4%
· 투약오류	0%
· 혈액 반납 및 폐기율	〈 2%

5.7. 호주 보건의료표준위원회(ACHS)의 임상 평가지표

1) Care Evaluation Program(CEP)의 역할

오스트레일리아의 신임기구인 호주 보건의료표준위원회(Australian Council on Healthcare Standards, ACHS)는 1974년부터 신임업무를 수행해 오고 있다. 그러나 신임은 주로 의료기관의 구조나 과정에 초점이 맞추어져 있고, 실제 환자에게 제공되는 의료서비스의 질적인 문제는 의료기관 내의 의료 전문직에게 전적으로 맡겨져 있는 문제점이 있었다. 이에 따라 호주 보건의료표준위원회(ACHS)의 진료평가위원회(Care evaluation program, CEP)는 이미 각 병원 단위로 존재하고 있던 진료평가 프로그램을 발전시켜 진료의 결과를 평가할 수 있는 지표를 개발하였다. 9개 학회와의 공동작업을 통하여 임상지표가 개발되었고, 1993년 1월부터 ACHS의 신임 항목의 일부로 포함되었다.

현재 임상지표는 ACHS의 신임과정에 도입되는 초기단계이다. 여기서 사용되는 기준은 한시적으로 사용하는 것으로 모든 병원에 일률적으로 적용되지 않고 질 관리 활동의 내용이나 방법에 따라 융통성을 가지고 적용된다. 심사를 받는 의료기관은 임상지표를 합리적으로 적용해야 하는 것은 물론, 표준과 차이가 나는 원인을 파악하고 이에 필요한 조치를 취하고 있다는 것을 조사반에게 제시하여야 한다.

2) 임상 평가지표의 구성 요소

<표 7-14> 호주 보건의료표준위원회(ACHS) 임상지표의 구성요소

임상지표의 구성요소	임상지표의 내용
· 영역(Area)	· 질 향상의 영역 예) 병원감염
· 지표의 주제 (Topic)	· 해당 영역에 속하는 의료의 세부 영역 예) 병원감염 영역 중 수술 후 감염
· 이론적 근거(Rationale)	· 지표 개발에 대한 이유
· 용어의 정의(Definition of Terms)	· 자료수집을 위해 지표에서 사용되는 용어 정의
· 지표의 유형(Type of Indicator)	· 지표의 목적과 종류 설명
· 자료의 형태(Data Format)	· 결과를 계산할 수 있는 분모와 분자 정의
· 역치(Threshold)	· 전문가 의견, 참고문헌, 각 의료기관의 평균치 등으로부터 정해진 지표의 '상식적'인 수준

3) 임상 평가지표 사례

(1) 재입원(Hospital Re-admission)

‣ 재입원 지표 주제 : 계획되지 않은 재입원율

$$\frac{\text{일정기간 내 퇴원 후 28일 이내의 계획되지 않는 재입원 건수}}{\text{일정기간 내 총 퇴원 건수}}$$

<표 7-15> 재입원 병상규모 및 기준치

병상 규모	기준치(%)
1 ~ 99 병상	0.2 ~ 0.4
100 ~ 199 병상	0.5 ~ 0.9
200 병상 이상	0.8 ~ 1.2

(2) 재수술(Return to Operating Room)

‣ 재수술 지표 주제 : 동일 입원기간 내 계획되지 않은 재수술율

$$\frac{\text{일정기간 내 동일 입원기간 동안 계획되지 않은 재수술 건수}}{\text{일정기간 동안 총 수술 건수}}$$

<표 7-16> 재수술 병상규모 및 기준치

병상 규모	기준치(%)
1 ~ 99 병상	2.6 ~ 3.8
100 ~ 199 병상	1.8 ~ 4.2
200 병상 이상	2.4 ~ 4.8

(3) 병원감염(hospital acquired infection)

‣ 병원감염 지표 주제 : 청결(Clean)/오염(Contaminated) 수술 5일 이후 창상 감염과 병원감염 균혈증(Bacteremia) 발생율

① 청결수술 병원감염

$$\frac{\text{일정기간 내 청결수술 5일 후 창상 감염 환자 수}}{\text{일정기간 내 총 청결수술 건수}}$$

<표 7-17> 청결수술 병원감염 병상규모 및 기준치

병상 규모	기준치(%)
1 ~ 99 병상	0 ~ 0.3
100 ~ 199 병상	0.1 ~ 0.9
200 병상 이상	0 ~ 0.9

② 오염수술 병원감염

$$\frac{\text{일정기간 내 오염수술 5일 후 창상 감염 환자 수}}{\text{일정기간 내 총 오염수술 건수}}$$

<표 7-18> 오염수술 병원감염의 병상규모 및 기준치

병상 규모	기준치(%)
1 ~ 99 병상	1.4 ~ 2.6
100 ~ 199 병상	1.2 ~ 3.2
200 병상 이상	1.7 ~ 4.1

③ 병원감염 균혈증

$$\frac{\text{일정기간 내 병원감염 균열증 환자 수}}{\text{일정기간 내 재원기간 48시간 초과한 퇴원 환자 수}}$$

<표 7-19> 병원감염 균혈증의 병상규모 및 기준치

병상 규모	기준치(%)
1 ~ 99 병상	1.4 ~ 3.8
100 ~ 199 병상	2.3 ~ 5.9
200 병상 이상	3.5 ~ 7.9

5.8. 한국의료질향상학회의 질 지표 계획(Quality Indicator Project)

개별 의료기관 단위에서 질 향상 사업이 활발하게 이루어지고, 환자의 편의 이외에도 의료 자체의 질적 향상을 위한 노력이 경주되기 위해서는 이를 위한 적절한 지표(indicator)와 표준(standard)이 개발되어야 한다. 이를 의료기관에 적용하고 질 향상 사업에 활용할 수 있는 조직과 사업체계에 대한 모형이 개발될 필요가 있다. 이를 위해 1994년에 창설된 한국의료질향상학회에서는 '23년과 '24년 개별 의료기관 단위에서 포괄적인 의료의 질적 수준을 관리하고 향상시킬 수 있는 지표 및 표준을 개발하고 이를 적용하여 질 향상 사업을 할 수 있는 모형을 개발하는 것을 목적으로 몇 가지 지표를 적용한 조사를 수행하게 되었다.

〈표 7-20〉 ACHS에서 제시한 지표의 예

지 표	역치 또는 표준 / 병상수
· 수술 후의 폐색전증 발생률(퇴원 후 28일 이내)	0.2 - 0.8% (≥200 병상)
· 예정되지 않은 재입원율	2.6 - 3.8% (1 - 99 병상) 1.8 - 4.2% (100 - 199 병상) 2.4 - 4.8% (≥200 병상)
· 동일 입원기간 동안의 재수술률	0.2 - 0.4% (1 - 99 병상) 0.5 - 0.9% (100 - 199 병상) 0.8 - 1.2% (≥200 병상)
· 수술 상처부위 감염 발생률 (청결수술)	1.4 - 2.6% (1 - 99 병상) 1.2 - 3.2% (100 - 199 병상) 1.7 - 4.1% (≥200 병상)
· 수술 상처부위 감염 발생률 (오염수술)	1.4 - 3.8% (1 - 99 병상) 2.3 - 5.9% (100 - 199 병상) 3.5 - 7.9% (≥200 병상)
· 병원감염에 의한 균혈증(bacteremia) 발생률	0 - 0.3% (1 - 99 병상) 0.1 - 0.9% (100 - 199 병상) 0 - 0.9% (≥200 병상)
· 외상환자의 치료 지연 (응급실 도착과 의사 출현사이의 시간)	resucitation 즉각 emergency 〈 10분 urgent 〈 1/2시간 semi-urgent 〈 1시간
· 두부 손상 환자의 개두술(craniotomy) 지연	병원 도착 후 개두술 시행까지 4시간 이상 경과
· 외상 사망 환자	내부 검토
· 투약 착오	부작용이 알려져 있는 환자의 처방
· 독성 약물	모니터링 예) gentamicin

1) 임상 평가지표 사례

(1) 계획에 없던 재입원율(unplanned readmission)

- 분자 : 조사기간 동안에 재입원한 환자로 퇴원 후 28일 이내이면서 재입원의 계획이 없었던 환자 수
- 분모 : 조사기간 동안에 퇴원한 총 환자 수

(2) 재수술률(return to operating room)

① 재수술률

- 분자 : 동일 입원기간 동안 재수술건수
- 분모 : 조사기간 동안 총 수술건수

② 계획에 없던 재수술률

- 분자 : 동일 입원기간 동안 계획에 없던 재수술건수
- 분모 : 조사기간 동안 총 수술건수

③ 교차시험/수혈비(C/T ratio)

- 분자 : 수술 전 예약이나 수술 중 혈액의뢰로 교차시험이 시행된 혈액의 양(unit)
- 분모 : 실제 수혈된 혈액량(unit)

④ 응급실 재원시간(emergency department length of stay)

- 분자 : 개별환자의 응급실 체류시간의 합(분)
- 분모 : 응급실 방문 전체 환자 수

⑤ 제왕절개술(C/S Ratio)

- 분자 : 조사기간 중 제왕절개로 분만된 분만건수
- 분모 : 조사기간 중 분만된 전체 분만건수

⑥ 수술취소율(OP cancellation)

- 분자 : 조사기간 동안 취소된 총 수술건수
- 분모 : 조사기간 동안 예정된 총 정규수술 건수

⑦ 신생아의 합병증 비율(neonatal complications)

- 분자 : 정의된 합병증중의 하나 이상을 가지고 있는 신생아 총수
- 분모 : 질식 또는 제왕절개로 분만된 체중 2,500g 이상의 신생아 총수

⑧ 응급실의 CT 촬영 소요시간

- 분자 : 응급실에 방문한 후 CT 촬영을 시행한 환자의 촬영까지 소요된 시간의 합계(분)
- 분모 : CT 촬영 총 환자 수

〈표 7-21〉 한국의료질향상학회 임상평가지표 분석결과

지 표	2023년		2024년	
	평균	범위	평균	범위
· 계획에 없던 재입원율	2.2%	0.7~5.0%	1.54%	0.22~2.97%
· 계획에 없던 재수술률	0.95%	0.2~0.95%	1.1%	0.04~2.7%
· 교차시험/수혈비	1.76%	1.20~5.35	1.15	1.00~2.89
· 응급실 재원시간	341분	118~1,546분	339분	82~1,715분
· 균혈증		0.1~6.1%		-
· 수술 후 창상 감염				
- 청결수술		0.3~2.4%		-
- 오염수술		0.2~3.6%		-
· 응급실의 CT 촬영소요시간	171분	62~549분		-
· 신생아의 합병증 비율	3.41%	0~18.2%	2.62%	0~13.65%
· 제왕절개율(C/S rate)		-	38.5%	18.9~73.6%
· 수술 취소율		-	9%	2~21%

〈표 7-22〉 A병원의 재입원율

임상과 (Clinical Department)	평균재원일 (Average length of stay)	30일 이내 재입원 환자수(%) (Hospital re-admission)
내 과	14.1	41 (3.2)
호 흡 기	14.8	3 (3.2)
순 환 기	8.9	-
소 화 기	16.0	4 (1.2)
혈액종양	15.5	15 (6.2)
내 분 비	14.3	-
신 장	14.0	4 (5.0)
면역감염	14.3	1 (5.9)
일 반	-	14 (4.7)
소 아 과	10.1	2 (2.9)
정 신 과	20.4	1 (1.0)
신 경 과	13.1	-
피 부 과	11.0	1 (0.2)
일 반 외과	12.5	1 (0.4)
정 형 외과	21.1	6 (4.1)
신 경 외과	11.8	1 (1.2)
흉 부 외과	17.1	-
성 형 외과	8.5	11 (2.5)
산 부 인과	6.2	-
안 과	3.0	3 (1.1)
이비인후과	5.5	-
비 뇨 기과	9.4	-
재활의학과	32.0	-
가정의학과	6.5	1 (12.5)
치 과	9.4	-
방사선과/치료	81.0	-
핵의학과	-	-
계	10.0	68 (1.9)

진료의 적절성 평가 및 임상 평가지표 용어

◐ **주 진료경로(Critical Pathway)**

· 특정 진단명의 진료의 순서와 치료의 시점 등을 미리 정해 둔 표준화된 주 진료과정

◐ **임상 진료지침서(Clinical Practice Guideline)**

· 환자진료 위해 세운 하나 혹은 그 이상의 계획에 따라 관리해 나가도록 제시된 지침

◐ **적절성 평가지침(Appropriateness Evaluation Protocol, AEP)**

· 병원 입원 및 재원의 적절성 여부를 효과적으로 판단하기 위한 선별도구

◐ **지연이유 목록(Delay tool)**

· 의학적으로 불필요한 입원과 재원일의 발생 원인을 밝히는 도구

◐ **임상 평가지표(Clinical Indicators)**

· 환자관리와 진료의 결과를 계량적 방법으로 측정하는 객관적 도구

중요어휘

1. 주 진료경로(Critical Pathway)

- 환자에게 제공하는 진료 내용을 표준화한 계획으로 시작과 종료가 있는 일련의 과정
- 전 진료과정 일목요연하게 정리 및 도식화
  - 전문분야 달라도 쉽게 이해
- 환자진료의 질과 효율성에 초점
  - 평균재원기간 단축, 불필요한 진단, 치료절차 감소
- 입원, 외래, 장기요양 진료, 가정진료 등 여러 진료 분야 포함
- 포괄수가제 도입으로 비용-효과적 환자관리 위해 주 진료경로의 지침서 개발
- 개발 과정 시 의사 및 환자진료에 관련된 전문분야 참여
- 진료과정의 변이 감소 및 결과 향상시킬 수 있는 합의 도달
  - 적절한 중재 수행
- 교육적 도구로 활용
- 의료진의 역할 : 상호이해 및 협력 증진

2. 임상 진료지침(Clinical Practice Guideline)

- 환자 진료를 위해 세운 계획을 관리해 나가는 지침서
  - 진료 활동과정 명확하게 규정
  - 의료의 위험관리, 질 관리, 규제 및 교육 진료지침
- 진료의 적절성에 대한 의사결정의 문제 취급
- 진료, 의료 윤리적 기준 및 정책적 판단기준까지 다양하게 사용
- 검사 또는 치료의 적응증 기술
- 주로 의사에 의하여 개발

3. 적절성 평가지침(Appropriateness Evaluation Protocol, AEP)

· 병원 입원 및 재원의 적절성 여부를 효과적으로 판단하기 위한 선별도구
· 진단명과 무관하게 적용 가능
· 환자가 급성진료시설에서 치료받을 필요성여부 판단
· 그 치료 시기의 적절성 여부 판단
· 재원일 기준은 재원일의 의학적 필요성여부 판단
  - 비의학적 필요성 고려하지 않음

4. 지연이유 목록(Delay tool)

· 의학적으로 불필요한 입원과 재원일의 발생 원인을 밝히는 도구
· 지연이유목록의 구성 : 주목록(6개), 중범주(33개), 소범주(79개)
· 주범주(6개)
  - 부적절 재원의 이유를 검사 시행
  - 검사결과 획득
  - 조기입원
  - 의료진의 책임
  - 환자, 가족 및 병원의 관리과정
  - 관련된 대기

5. 임상 평가지표(Clinical Indicators)

· 환자관리와 진료의 결과를 계량적 방법으로 측정하는 객관적 도구
· 과정 또는 결과 어느 측면에도 적용 가능
· 대표적 지표 : - 병원감염률, 합병증 발생률, 사망원인분석, 부검률
  - 재입원율 및 재수술률 등
· 지표(indicator)
  - 질적 수준이나 목표의 달성정도를 나타내는 측정 가능한 변수 또는 특성
  - 달성하고자 하는 목표에서 현재 수행되고 있는 과정의 수준을 신뢰성 있게 정량적으로 나타낸 것

- 분자와 분모가 있는 비(ratio) 또는 비율의 형태로 표시
- 질 그 자체를 나타내는 것은 아니지만 진료 또는 의료서비스의 영역 중 개선의 여지가 있는 부분을 찾는 도구로 사용

‣ 지표의 속성

- 명확하게 분명히 정의
- 해당 부서의 중요한 진료/서비스 요소 모두 포함
- 지표의 산출에 수반되는 자료 수집의 정확성 및 용이성
- 임상적으로 타당, 진료/서비스 결과와 관련
- 중복되지 않으면서 가치 있는 정보 제공
- 전문가, 최근 문헌 또는 병원 실정에 기초
- 지표를 통하여 측정한 결과는 진료/서비스 개선에 적용 가능
- 가능한 한 비율(ratio)의 형태로 표시
- 지표를 정의하기 위해서 분자와 분모를 명확하게 규정

‣ 표준(standard)

- 병원에서의 QI 활동을 통하여 도달하려는 목표를 명확하게 기술한 것
- 해당 주제에 대하여 병원이 목표로 하고 있는 진료/서비스의 질적 수준 기술 또는 수치로 표현
- 정량화가 가능한 형태로 표시

‣ 역치(threshold)

- 지표를 통하여 모니터링 결과에 따라 일정 수준 이상 또는 이하일 때(진료 또는 서비스 측면에서 심각한 문제가 있다고 판단) 정밀 검토 또는 개선 활동 시작여부 판단하는 기준점

‣ 기준(criteria) : 평가항목

- 표준을 충족시키기 위하여 반드시 달성하여야 할 진료/서비스의 질적 수준을 측정 가능한 형태로 기술한 것
- 측정이 가능하고 표준을 설정한 의도 반영

6. 외국의 임상 평가지표

‣ 미국 : 의료기관신임합동위원회(JCAHO)의 지표측정체계

- 의료기관 자체 업무수행 정도 측정 및 개선책 마련
- 의료기관 신임하는 과정에서 평가 및 신임의 수단으로 사용

▪ 지표측정체계(IMSystem)의 구성요소

- 초점 : 지표의 의미와 중요성에 대한 간단한 기술
- 지표 내용 : 분자, 분모, 구분
- 지표의 목표와 적용
- 용어 정의
- 자료수집

‣ 호주 : 신임기구인 보건의료표준위원회(ACHS)의 진료평가위원회(CEP)

- 진료 결과 평가할 수 있는 지표 개발
- 보건의료표준위원회(ACHS)의 구성요소
  - 영역 : 질 향상의 영역 예) 병원감염
  - 지표의 주제 : 해당 영역에 속하는 의료의 세부 영역
    예) 병원감염 영역 중 수술 후 감염
  - 이론적 근거 : 지표 개발에 대한 이유
  - 용어의 정의 : 자료수집을 위해 지표에서 사용되는 용어 정의
  - 지표의 유형 : 지표의 목적과 종류를 설명
  - 자료의 형태 : 결과를 계산할 수 있는 분모와 분자 정의
  - 역치(threshold) : 전문가 의견, 참고문헌, 각 의료기관의 평균치 등으로부터 정해진 지표의 '상식적'인 수준

7. 한국의료질향상학회의 임상 평가지표 사례

- 계획에 없던 재입원율
- 계획에 없던 재수술률
- 교차시험/수혈비
- 응급실 재원시간

- 제왕절개술
- 수술취소율
- 신생아의 합병증 비율
- 응급실의 CT 촬영 소요 시간

8. 평가방법 선정 시 고려해야 할 요소

- 문제의 형태, 자료의 속성
- 관련부서의 수, 결과의 청취자

제7장 필수문제

*** 가장 맞는 것에 번호를 기재하시오.**

01 주 진료경로(Critical Pathway)의 의미로 틀린 것은?

① 환자의 진료내용을 표준화한 계획으로 시작과 종료가 있는 일련의 과정
② 전 진료과정 일목요연하게 정리한 것으로 전문분야 달라도 쉽게 이해 가능
③ 입원, 외래, 장기요양진료, 가정진료 등 여러 진료 분야 포함
④ 행위별 수가제 도입으로 비용-효과적 환자관리 위해 주 진료경로 등의 지침서 개발
⑤ 개발 과정시 의사 및 환자진료에 관련된 전문분야가 참여

02 평가방법 선정 시 고려해야 할 요소가 아닌 것은?

① 문제의 형태　② 자료의 속성　③ 의사의 수
④ 관련부서의 수　⑤ 결과의 청취자

03 입원의 사전 승인이 필요한 경우 의사가 입원이유와 진료계획을 기록한 양식으로 얻은 정보를 근거로 평가하는 것은?

① 전향적 검토(prospective review)
② 동시적 검토(concurrent review)
③ 후향적 검토(retrospective review)
④ 종합적 검토(general review)
⑤ 임상적 검토(clinical review)

04 지표(Indicator)에 대한 설명으로 맞는 것은?

① 질적 수준이나 목표의 달성정도를 나타내는 측정 가능한 변수 또는 특성
② 지표를 통해 모니터링 결과 일정수준 이상시 정밀검토 여부를 판단하는 기준점
③ 표준을 충족시키기 위하여 달성하여야 할 진료수준을 측정 가능한 형태로 기술
④ 해당 주제에 대하여 병원이 목표로 하고 있는 진료의 질적 수준을 기술
⑤ 병원에서 QI활동을 통하여 도달하고자 하는 목표를 명확하게 기술

05 진료의 주경로(critical pathway)의 개발단계이다. (　)안에 용어는?

① 진료과정 분석　② 변이의 원인파악　③ 문제점 분석
④ 진료수준 측정　⑤ 변이의 설정

정답
1. ④　2. ③　3. ①　4. ①　5. ②

06 양질의 진료를 측정하기 위한 평가항목의 예로 가장 맞는 것은?

① 입원환자수의 전년도와 비교
② 입원경로와 퇴원상태의 비교
③ 교차시험한 혈액량과 실제 수혈량의 비교
④ 진단명과 수술명의 난이도 비교
⑤ 약품재고량의 타병원과의 비교

07 환자 진료를 위해 세운 계획을 관리해 나가는 지침서는?

① 적절성 평가지침(AEP)
② 지연이유 목록(Delay tool)
③ 주 진료경로(Critical Pathway)
④ 임상 진료지침(Clinical Practice Guideline)
⑤ 임상지표(Clinical Indicator)

08 의학적으로 불필요한 입원 또는 재원일의 원인을 밝히는 도구는?

진단명 선정 → 관련팀 구성 → 진료과정 조사 → (　　　　) → 진료과정 결정 → 적용 → 적절성여부 → 지속적 모니터

① 지연이유 목록(Delay tool)
② 적절성 평가지침(AEP)
③ 주 진료경로(Critical Pathway)
④ 임상 진료지침(Clinical Practice Guideline)
⑤ 임상지표(Clinical Indicator)

09 다음 각 국의 임상평가지표에 대한 설명으로 옳지 않은 것은?

① 미국은 JCAHO의 지표측정체계로 업무수행 정도 측정 및 개선책 마련
② 미국 IMSystem의 초점은 지표의 의미와 중요성에 대한 기술
③ 호주는 신임기구인 ACHS의 진료평가위원회에서 지표 개발
④ 호주는 ACHS의 구성요소로 결과를 계산할 수 있는 분모, 분자 정의
⑤ 한국은 의료질향상학회에서 수술환자의 합병증 비율의 사례 발표

10 지표의 속성으로 틀린 것은?

① 지표를 정의하기 위해서 분모와 분자를 명확하게 규정
② 해당 부서의 서비스 요소는 제외
③ 지표의 산출에 수반되는 자료 수집의 정확성과 용이성
④ 중복되지 않으면서 가치 있는 정보 제공
⑤ 가능한 한 비율(ratio)의 형태로 표시

정답
6. ③　7. ④　8. ①　9. ⑤　10. ②

11 주 진료경로의 장점이 아닌 것은?

① 평균재원기간 단축
② 불필요한 진단 또는 치료절차 감소
③ 간호사 사이의 의사소통 증진
④ 과정 또는 결과의 변이 감소
⑤ 진료과오에 따른 소송 발생률 감소

12 미국의 임상 평가지표의 사례에 대한 설명으로 옳지 않은 것은?

① 재수술 지표는 동일 입원기간내 계획되지 않은 재수술율
② 재입원 지표는 계획되지 않은 재입원율
③ 수술환자 대상 지표는 2,500g 이상의 신생아 출산율
④ 응급실 환자가 사망 2시간 이내에 혈압이 70 이내인 경우
⑤ 산부인과 환자 대상 지표는 모든 분만환자 총수 중 제왕절개로 출산한 환자수

13 한국의료질향상학회의 임상 평가지표의 사례에 해당되지 않는 것은?

① 겸자분만
② 응급실의 CT 촬영 소요시간
③ 응급실 재원시간
④ 겸자분만
⑤ 계획에 없던 재수술률

14 지연이유 목록(Delay tool) 중 주범주에 해당되지 않는 것은?

① 검사결과 획득
② 입원지연
③ 부적절 재원의 이유를 검사 시행
④ 의료진의 책임
⑤ 환자, 가족 및 병원의 관리과정

11. ③ 12. ③ 13. ① 14. ②

제8장 신포괄수가제 (Refined DRGs)

■ 학습목표 ■

- DRG 지불제도의 개념
- 미국의 DRG 지불제도 역사
- DRG 구조 및 분류
- 한국의 DRG 지불제도
- 신포괄수가제(Refined DRGs)의 개념
- 진료과별 DRG 예제

Chapter

8 신포괄수가제 (Refined DRGs)

1. DRG 지불제도(포괄수가제)의 개념

진단명별 환자군(포괄수가제 Diagnosis Related Group, DRG)이란 입원환자들을 일정한 기준에 의하여 일정한 수의 환자군으로 분류하는 방법이다. DRG란 진단과 치료가 의학적으로 관련이 있고 재원기간이 유사하여 병원 자원의 소모가 유사한 환자들끼리 무리를 짓는 방법으로 포괄적으로 진료비를 산정하는 포괄수가제라고 할 수 있다. 즉 건별지불제도(pay for case system)로 미리 책정된 진료비를 지급하는 전향적 산정방법(Prospective payment system, PPS)인 선불제도이다.

2. 미국의 DRG 지불제도 역사

DRG 제도는 1980년대에 미국에서 개발하여 사용하기 시작한 입원진료비 상환방법으로 국가가 의료비를 지불하는 의료보호(medicare) 환자들의 진료비 상환방법으로 채택되어 1983년 10월부터 미국의 모든 주에서 의무적으로 실시되고 있다. DRG 제도는 미국 예일대학교 연구팀이 1960년대 말과 1970년대 초에 의료수요가 증가하고 의공학기술의 발달 등으로 의료비는 계속 상승하여 국가가 부담하는 의료비 액수는 계속 증가하여 1980년대에 이러한 의료비 상승을 억제하기 위하여 개발한 입원환자 중심의 분류체계이다.

DRG 제도가 1980년 미국의 뉴저지주의 지불제도로 채택되어 333개 항목군이 처음 적용된 이래, 1983년 PL98-21 법안이 통과됨에 따라 미국 전역에서 실시되었다.

이 법안은 의료보호(medicare) 환자의 입원비용 지불제도에 관한 것으로 환자들에게 제공된 실제의 진료내용과는 관계없이 미리 책정된 진료비인 선불제도(Prospective Payment System, PPS)로 지급하는 제도이다. DRG제도는 그동안 매년 보완되어 현재는 498개 군으로 증가되었으며, 1989년에는 환자의 질병에 대한 중증도를 반영한 1,144개 분류의 RDRG(refined DRG)가 개발되기도 하였다.

3. DRG 구조 및 분류

미국의 DRG 구조는 다음과 같다. 모든 주진단(principal diagnoses)을 주진단 범주(major diagnostic categories, MDC)라고 불리우는 25개의 영역으로 분류한다. 주진단명 선정은 U.S National Committee on Vital and Health Statistics에서 정한 원칙(UHDDS)에 따른다. 주진단범주(MDC)는 여러 개의 외과환자(surgical case)와 내과환자(non-surgical case)로 재분류된다. 내과환자는 특정 주진단에 따라 재분류되고, 외과환자는 특정 수술절차에 따라 재분류된다. 이는 환자의 연령, 합병증(complication) 또는 동반질환(comorbidity) 여부에 따라 498개의 질환으로 재분류된다. 이를 Case-mix DRG 번호로 명명한다. 합병증과 동반질환이 있으면 환자의 약 75%가 재원기간이 약 1일 정도 연장되는 것으로 보고된 바 있다.

3.1. 주진단범주(MDC)의 정의 및 분류

- MDC란 신체부위 또는 질병특성에 따른 질병군의 대분류 (표 8-2)
- 한 환자가 분류되는 주진단범주는 해당 환자가 갖는 주진단에 의해 결정

① 미국 : MDC (25개) : 1-25번

- 한국보다 2개 많음 : ▸ 중대한 다발성 외상(multiple significant trauma)
  ▸ 인체면역결핍바이러스 감염(HIV)

② 한국 : MDC (23개) : 1-23번

3.2. DRG 분류 예제

· MDC 6 : 소화기계질환 및 장애(Disease and disorders of digestive system)
표 8-3

〈표 8-1〉 미국 DRG 지불제도의 발전과정

년 도	내 용
1960~1970	· 의료서비스 활용 높이기 위한 사회정책으로 실시 · 의료수요 증가 및 의공학기술 발달로 의료비 지속적 상승 · 의료비 상승으로 국가재정 부담에 따른 의료비 상승억제 - 예일대학교 연구 의뢰
1980	· 국가가 의료비를 지불하는 medicare 환자 - 입원진료비 상환방법으로 채택 - 뉴저지주에서 333개 DRG 시작
1983	· 미국 "PL98-21" 법안 통과 : 전향적 산정방법 채택 - 환자들에게 제공된 의료서비스 종류와 양에 무관 - 리 정해진 일정 금액의 진료비 지불하는 방식 · 467개 DRG : 미국 전 지역에 적용
1989	· Refined DRG 개발 - 질병의 중증도 반영하여 적절한 진료비 산정 - 1,144개 DRG로 재구성

<표 8-2> 주진단범주(Major Diagnostic Categories, MDCs)†

번호	주진단범주(MDC)	
1	Diseases and disorders of the nervous system	신경계 질환 및 장애
2	Diseases and disorders of the eye	눈 질환 및 장애
3	Diseases and disorders of the ear, nose and throat	이비인후과계 질환 및 장애
4	Diseases and disorders of the respiratory system	호흡기계 질환 및 장애
5	Diseases and disorders of the circulatory system	순환기계 질환 및 장애
6	Diseases and disorders of the digestive system	소화기계 질환 및 장애
7	Diseases and disorders of the hepatobiliary system and pancreas	간 담도계·췌장 질환 및 장애
8	Diseases and disorders of the musculoskeletal system and connective tissue	근골격계 / 결합조직 질환 및 장애
9	Diseases and disorders of the skin, subcutaneous tissue and breast	피하조직 / 유방 질환 및 장애
10	Endocrine, nutritional and metabolic diseases and disorders	내분비·영양·대사성 질환 및 장애
11	Diseases and disorder of the kidney and urinary tract	신장 / 비뇨기계 질환 및 장애
12	Diseases and disorders of the male reproductive system	남성 생식기계 질환 및 장애
13	Diseases and disorders of the female reproductive system	여성 생식기계 질환 및 장애
14	Pregnancy, childbirth and puerperium	임신, 출산 및 산욕
15	Newborns and other neonatales with conditions in the perinatal period	주산기로부터 기원한 병태를 가진 신생아
16	Diseases and disorders of the blood-forming organs and immunology	혈액·조혈기관의 질환 및 장애와 면역학적 장애
17	Myeloproliferative diseases and disorders and poorly differentiated neoplasms	골수증식성 질환 및 장애와 저분화 신생물
18	Infectious and parasitic diseases (systemic or unspecified sites)	감염성 및 기생충성 질환
19	Mental diseases and disorders	정신질환 및 장애
20	Substance use and substance induced organic mental disorders	알코올/약물 사용 및 알코올/약물로 인한 기질성 정신장애
21	Injuries, poisonings and toxic effects of drugs	손상, 독성 및 약물의 독성효과
22	Burns	화상
23	Factors influencing health status and other contents with health services	건강상태에 영향을 주는 인자 및 기타 의료서비스 이용
24	Multiple significant trauma	중대한 다발성 외상
25	HIV(Human immunodeficiency virus)	인체 면역결핍바이러스 감염

† MDC(주진단범주) - 미국 : 25개(1-25번) 한국 : 23개(1-23번)

<표 8-3> MDC 소화기계 질환 및 장애 6 : DRG 분류

DRG	MDC 주진단범주	DRG 명칭	분류
G09610	6	서혜 및 대퇴부 탈장수술(장관절제 미동반), 단측, 연령 0-7, 심각하거나 중증 혹은 중등도의 합병증이나 동반상병 미동반	외과환자
G09611	6	서혜 및 대퇴부 탈장수술(장관절제 미동반), 단측, 연령 0-7, 중증 혹은 중등도의 합병증이나 동반상병 동반	외과환자
G09612	6	서혜 및 대퇴부 탈장수술(장관절제 미동반), 단측, 연령 0-7, 심각한 합병증이나 동반상병 동반	외과환자
G09810 :	6	서혜 및 대퇴부 탈장수술(장관절제 미동반), 양측 연령 0-7, 심각하거나 중증 혹은 중등도의 합병증이나 동반상병 미동반	외과환자 :

3.3. DRG 번호별 주진단명 예제 : 소화기계 주진단범주

1) DRG G0810 복잡한 주진단에 의한 충수절제술
(Appendectomy with complicated principal diagnosis)

2) 주진단명

- C181 충수의 악성 신생물
- K350 전신성 복막염을 동반한 급성 충수염
- K351 복막 고름집(농양)을 동반한 급성 충수염

3.4. DRG 번호 결정에 영향을 주는 사항

1) 진단명 : MDC(주진단 범주) 및 주진단 선정

2) 외과계 시술

- 한 환자는 한 개의 외과계로만 분류
- DRG 외과계 중에서 해당되는 분류 선정
- 여러 개 분류에 해당될 때는 가장 높은 번호 부여
- 처치명(procedure) 확인 시 그 처치가 수술실에서 시행되는지의 여부 중요

- 수술·처치 목록(OR procedure list) 참고

3) 연령

- 편도 및 아데노이드 절제술, 연령 〉 17세
  (Tonsillectomy and adenoidectomy only, age 〉 17)

4) 기타진단

(1) 합병증(complication)

- 입원기간 중 발생한 이차질환(secondary disease)

(2) 동반상병(comorbidity)

- 입원당시부터 가지고 있던 질환
- 치료 및 재원기간에 영향을 준 상태

3.5. 열외군(outliers)

1) 열외군의 정의

- 진료의 질적수준이 정상범위를 벗어나는 것
- 동일한 질병을 가지고도 다른 환자들과는 달리 오래 입원해야 하거나 의료이용량이 많은 환자
- 이들로 인한 의료기관의 손해
- 이때 의료기관은 추가지불 신청 가능

2) 열외군의 유형

(1) 재원일수 열외군(day-outlier) : 최근 미인정

- 선불제(prospective payment system, PPS)에 정해진 재원기간을 20일 이상 초과한 경우
- 병원이 추가지불 신청
- 그 이유를 심의하여 타당하다고 인정시
- DRG금액에 의한 1일 진료비의 60% 추가 지급

(2) 진료비 열외군(Cost-outlier)

- 진료비 총액이 DRG 금액의 1/5배 이상 또는 총액이 $12,000(약 1,200만 원) 초과한 경우
- 병원이 추가지불 신청
- 차액의 60% 추가 지급

<표 8-4> 재원일수 및 진료비 열외군 유형의 비교

재원일수 열외군(Day-outlier)	진료비 열외군(Cost-outlier)
· 재원기간을 20일 이상 초과한 경우 · DRG금액에 의한 1일 진료비의 60% 추가 지급	· 진료비 총액이 DRG 금액의 1/5배 이상 또는 $12,000(약 1,200만 원) 초과한 경우 · 차액의 60% 추가지급

4. 한국의 DRG 지불제도

4.1. 한국 DRG 지불제도의 배경

미국에서 DRG가 개발, 적용되고 있는 것의 영향으로 영국, 호주 및 캐나다 등 세계 여러나라에서 자국(自國) 실정에 맞게 수정·적용하고 있다. 한국에서도 1986년 서울대병원 연구소에서 의료보험 청구, 심사업무의 개선에 사용할 목적으로 의료보험 청구자료를 미국의 DRG분류체계에 적용하여 국내 실정에 맞게 수정한 한국형 DRG (Korean Diagnosis Related Groups, KDRG)를 개발하였다. 1991년에는 미국의 Refined DRG를 적용하여 두 번째 한국형 DRG 1,199개를 개발하였다.

보건복지부에서는 현행 진료행위별 수가제도하에서 발생 가능성이 있는 과잉진료, 의료의 오·남용 야기 등 현행 제도의 문제점들을 합리적으로 해결하기 위한 방안을 모색하기 위하여 포괄수가제인 DRG 지불제도의 단계적 도입 및 실시방안이 건의되었다. 1995년 학계, 의료계, 보험자 단체, 보건복지부 관련자 등에 의해 "DRG 지불제도 도입 검토위원회"가 구성 운영되었다. 이 위원회에서는 시범사업을 실시한 후 문제점과 파급효과를 분석하는 것이 바람직하다고 결론 내리고 정부에 건의하였다. 이러한 상황에서 시범사업은 1년 단위로 3년간 실시하였다.

1997. 2.1~1998. 1. 31에 KDRG를 적용하여 제1차 DRG 시범사업과 참여를 희망하는 54개 의료기관에서 시범적으로 실시하였다. '98년에 132개 의료기관이 참여한 2차 시범사업, '99년에 649개의 의료기관이 참여한 제 3차 시범사업이 입원환자를 대상으로 실시하고 있다. 2002년 1월부터는 희망병원에 본사업을 실시하였다.

〈표 8-5〉 한국 DRG 지불제도의 발전과정

년 도	내 용
1986	· 서울대 병원연구소에서 KDRG 338개 개발 - 미국의 medicare DRG 기초로 국내 실정에 맞게 수정
1991	· KDRG 2.0 개발 - 예일대학의 R-DRG체계 도입
1997 ~ 2001	· DRG 지불제도 시범사업 실시 - 국내 현실 반영하여 조정 - 다빈도 질환 선택 : 희망병원 시행
2002. 1	· 희망병원에 본사업 실시
2003. 12	· KDRG 3.0 적용
2005. 3	· KDRG 3.1 적용
2005. 9	· 2,152개 의료기관 참여

〈표 8-6〉 한국과 미국의 DRG 지불제도 비교

구 분	미 국	한 국
연구팀	· 예일대학교(1980)	· 서울대학교 병원연구소(1986)
DRG 역사	· 1980년 : DRG 333개 항목군 처음 적용 · 1983년 : DRG 467개 항목군 · 1989년 : 1,144개 항목군 · R-DRG(Refined DRG) 분류체계 개발 - 중증도에 따라 의료서비스량 차이 보정 - 1,144개 DRG로 재구성	· 1986년 : KDRG(한국형 DRG)개발 · 1991년 : 미국의 R-DRG 적용 - 한국형 DRG(2번째) 1,199개 개발 · 1994년 진단명 분류체계 - ICD-9 → ICD-10 변경 - KDRG 분류체계 개정
형성 과정	· MDC : 25개 영역 · 내 · 외과계 분류 - 내과환자(특정 주진단) - 외과환자(특정 수술절차) · DRG 번호 결정 관련 사항 - 환자의 연령 - 합병증 및 동반질환여부	· MDC : 23개 영역 · 2004년 이후 - 4개 진료과 + 7개 질환군

4.2. 행위별 수가제(Fee for service)

1) 행위별 수가제의 개념

행위별 수가제란 환자가 병원에 입원해 있는 동안 제공된 의료서비스들의 단위당 가격과 서비스의 양에 따라 진료비를 보상해 주는 제도이다. 이 경우 제공된 의료비스의 양이 많아질수록 의료서비스 공급자에게 보상되는 진료비 총액이 증가되므로 공급자가 서비스의 양을 증가시키고자 하는 유인이 될 수 있다.

2) 행위별 수가제의 문제점

(1) 진료량 증가로 의료비 상승 가속화

행위별 수가제는 의료서비스 양을 늘려야 수익이 증가되기 때문에 정부의 수가 억제정책에도 불구하고 진료량의 증가 추세로 의료비의 상승이 가속화되는 경향이 있다.

(2) 심사절차의 복잡 및 행정업무 과다

의료기관은 약 2,000여 항목의 행위, 약 12,000항목의 약품, 30,000여종의 재료 사용에 대해 처방전을 분류해서 확인 청구해야 된다. 보험자는 진료비 청구명세서상의 행위, 투약 및 재료 사용 등을 대조 심사함으로써 인력과 비용 부담이 클 뿐만 아니라 심사 지불기간도 1개월 이상 소요되고 있다.

(3) 진료비 심사에 따른 의료인과 보험자 간의 마찰

진료비 심사는 의학의 전문성과 진료의 자율성에 대한 갈등이 계속되어 의료인과 보험자 간의 마찰과 갈등의 요인이 되고 있다.

(4) 비급여 분야 투자 집중으로 인한 의료공급 형태 왜곡

현행 행위별 수가제는 각 진료수가항목간 불균형이 있으므로 상대적으로 수익성이 높은 수가항목이나 근시교정술, 성형술 등 비급여 분야에 투자가 집중되므로 의료공급 형태가 왜곡되고 있다.

〈표 8-7〉 포괄수가제와 행위별수가제의 비교

포괄수가제(DRG)	행위별수가제
· 입원환자 분류체계 · 재원기간 유사 · 병원 자원의 소모가 유사한 환자군 · 전향적 산정방법 : 선불제도(PPS) · 건별지불제도(Pay for case system) 예) 충수절제술(appendectomy) - 충수절제술 환자의 DRG군 - 미리 책정된 일정액의 진료비 지불	· 퇴원환자 분류체계 · 후향적 산정방법 : 후불제도 예) 충수절제술 시행 - 진료비는 수술, 처치, 검사 및 약 등 - 단가 또는 횟수에 따라 지불

4.3. DRG 지불제도의 목적

1) 시범사업 실시를 통해 의료계, 보험자, 환자의 이해 증진을 도모한다.
2) 시범사업을 통해 DRG 지불제도가 의료비, 의료의 질, 의료공급자와 진료형태, 의료보험 진료비 청구, 심사 및 관리업무에 미치는 영향을 평가하고 그 결과에 따라 추후 사업 전개 방향을 설정한다.

4.4. DRG 지불제도의 효과

1) 효율적인 의료행위의 유도로 의료기관의 자발적인 비용 절감으로 적정량의 의료 서비스 제공이 가능해 질 수 있다.
2) 재원일수의 단축, 병원 생산성 증가 및 전문화 등의 효과를 가져올 수 있다.
3) 의료기관의 진료비 청구방법이 간편해지면서 행정비용의 절감이 예상된다.
4) 진료비 청구 및 심사 조정에서의 마찰이 감소되어 진료비의 범위 내에서 의사들의 임상적인 자율권이 보장된다.
5) 의료기관은 병원경영의 합리화를 위한 의식전환 및 DRG 분류 정보를 활용함으로써 의료의 질 향상 프로그램이 활성화될 수 있다.

4.5 DRG 본사업 대상 진료과 및 질병군

DRG(포괄수가제)는 안과, 이비인후과, 일반외과 및 산부인과 등 4개 진료과와 수정체 수술, 자궁 적출술, 기타 자궁 및 자궁부속기 수술, 제왕절개 분만, 충수절제술,

서혜 및 대퇴부 탈장수술, 항문수술, 편도 및 아데노이드 절제술 등 7개 질환군이 대상 질병군에 해당된다.

4.6 DRG 사업 현황

5년간의 시범사업을 거쳐 2002년 1월 1일부터 본 사업이 시행되었다. 2012년 7월 1일부터 입원환자가 많은 백내장 수술 등 7개 질병군에 대해 모든 병·의원에 적용되었다. 2013년 7월 1일부터는 종합병원과 상급종합병원에도 당연적용되어 전국 모든 병원에서 7개 질병군의 입원환자는 포괄수가제 혜택을 받을 수 있게 되었다

4.7 DRG의 진료비

DRG(포괄수가제)의 진료비는 요양기관종별(상급종합병원, 종합병원, 병원, 의원, 입원일수, 환자의 상태(중증도) 등에 따라 금액이 다르다. 포괄수가제 대상 질병군으로 수술을 받고 퇴원할 때 정해진 정액 진료비 전체(기존의 환자 별도부담 비급여 항목까지 포함)에 건강보험이 적용되어 환자는 그 진료비의 20%만 부담하게 된다. 다만, 식대, 선택진료료, 상급병실료 등에 따라 본인부담금이 추가될 수 있다.

환자가 전액 부담하는 항목은 상급병실료차액, 선택진료료(특진료), PCA(통증자가조절법), 이송처치료, 질병별 급여대상 및 산정기준에 해당하지 않는 MRI, 초음파 등 단순피로 등 일상생활에 지장이 없는 질환, 미용목적의 수술, 본인희망에 의한 건강검진 등 예방진료에 해당된다.

4.8 DRG 시행 목적

질병군별 포괄수가제도는 행위별 수가제도 적용시 환자가 별도로 부담하던 대부분의 비급여 항목을 보험급여 대상으로 포함시켜 환자 본인부담금 수준을 낮추고 나아가 과잉검사나 항생제 남용 등을 줄여 국민건강권을 보호하는데 있다.

4.9. DRG 관계법령

- 국민건강보험법 시행령 : 제 22조(비용의 본인부담)
- 국민건강보험 시행규칙 : 제 10조(요양급여 비용의 본인부담)

- 국민건강보험법 요양급여의 기준 규칙
  - 제 5조 : 요양급여의 적용기준 및 방법
  - 제 7조 : 요양급여비용 계산서의 발급 및 보존
  - 제 8조 : 요양급여의 범위 등
  - 제 9조 : 비급여 대상

포괄수가제(DRG)

▸ **DRG 적용분야**
- 이용도조사(utilization review, UR), 병원관리(hospital management)
- 적정진료보장(quality assurance), 지불체계(payment system)

▸ **DRG 장점**
- 의료기관의 비용절감, 재원일수 단축효과
- 병원경영의 합리화, 의료비 절감효과

4.10. DRG 번호 구성 : 총 6자리 (표 8-8)

- 질병군(첫 4자리=ADRG), 연령그룹(5번째 자리), 합병증 및 동반상병(6번째 자리)

예) D111 1 1

↙ ↓ ↘

질병군(ADRG) **연령** **합병증 및 동반상병(1 : 수술 후 출혈)**

(편도 및 아데노이드절제술) (연령 13세, 연령 0-17)

〈표 8-8〉 편도 아데노이드절제술 DRG 분류

분류번호	질병군
D11121	▸ 편도 및 아데노이드절제술, 연령 〉 17, 심각하거나 중증 혹은 중증도의 합병증 및 동반상병 동반
D11110	▸ 편도 및 아데노이드절제술, 연령 0-17, 심각하거나 중증 혹은 중증도의 합병증 및 동반상병 미동반
D11111	▸ 편도 및 아데노이드절제술, 연령 0-17, 심각하거나 중증 혹은 중등도의 합병증 및 동반상병 동반

DRG 급여대상 진료과 및 질병군 : 4개 진료과 + 7개 질병군

1) **안과** : 안과계 질환을 주진단으로 수정체 수술을 받은 자

2) **이비인후과** : 이비인후과계 질환을 주진단으로 편도와 아데노이드 절제수술을 받은 자
   - 기타 다른 수술을 함께 받은 경우 제외

3) **일반외과** : 소화기계 질환을 주진단
   - 항문 및/또는 항문주위 수술을 받은 자
   - 서혜부(샅) 및 대퇴부 탈장수술을 받은 자
   - 충수절제술을 받은 자

4) **산부인과** : 악성종양 제외
   - 여성생식기계 질환을 주진단으로 자궁 또는 자궁부속기 수술을 받은 자
   - 분만을 주진단으로 제왕절개 분만한 자

4.11. 신포괄수가제(Refined DRG)의 개념

1) 신포괄수가제 도입

- 2009년 국민건강보험 일산병원으로 시작
  - 지역거점 공공병원에서 시행해 옴
- 2018년 민간 의료기관이 참여하게 되었음

2) 신포괄수가제의 질병군

(1) 신포괄수가제 : 기존 수가제 장점의 혼합형

- 신포괄수가제 = 포괄수가제 + 행위별수가제 + 4대 중증질환
- 4대 중증질환(암, 뇌, 심장, 희귀난치성질환)까지 포함
  - 입원환자 확대 혜택 받음

(2) 신포괄수가제 변경 : 포괄(묶음) 및 행위별 수가(건당)

- 포괄수가제에 행위별수가제적인 성격을 반영한 혼합모형 지불제도
  - 입원기간 동안 발생한 입원료, 처치 등 진료에 필요한 기본적 서비스
    → 포괄수가로 묶음
  - 의사의 수술, 시술 등 서비스
    → 행위별 수가로 건당으로 보상하는 제도

(3) 전액비포괄 변경 항목 : 총 5종류

- 2022년 1월 1일부터 전액비포괄 변경 항목(총 5종류)
  - 표적항암제, 면역항암제가 포함되는 2군 항암제 및 기타약제
  - 초고가 약제 및 치료재료, 사전승인약제, 희귀의약품, 일부선별급여 치료

    예) ▶ 신포괄수가 참여병원 환자들 약값의 5%만 부담
      - 치료 받았던 표적 항암제, 면역항암제 등 2군 항암제
      - 2022년 1월 1일부터 약값의 100% 부담

        → 암환자들은 2군 항암제 이전 약값의 20배 지불

〈표 8-9〉 7개 질병군 포괄수가제 및 신포괄수가제

구 분	7개 질병군 포괄수가제	신포괄수가제
대상 기관	· 7개 질병군 진료가 있는 전체 의료기관	· 국민건강보험 공단일산병원, · 국립중앙의료원, 지역거점공공병원 · 총 98개 기관
적용 환자	· 7개 질병군 입원환자 - 백내장수술, 편도수술, 충수절제술 - 항문수술, 탈장수술, 제왕절개분만 - 자궁수술	· 603개 질병군 입원환자
장점	· 포괄수가(묶음) - 의료자원의 효율적 사용	· 포괄수가(묶음)+행위별수가(건당) - 의료자원의 효율적 사용 + 적극적 의료서비스 제공

신포괄수가제

▣ 신포괄수가제 = 포괄수가제(7개 질병군) + 행위별수가제 + 4대 중증질환(암/뇌/심장/희귀 난치성 질환)

- 신포괄수가제 : 포괄수가제 + 행위별수가제
  - 포괄수가제(묶음) : 입원료, 치료, 처치 등 진료에 필요한 기본 서비스
  - 행위별수가제(건당) : 의사의 수술, 시술, 치료행 → 별도로 비용을 책정하여 운영/각각 비용
- 심평원 전액 비포괄 항목 = 환자전액지불대상 비급여 항목
  - 희귀의약품/2군 항암제/기타약제/사전승인약제
  - 초고가 약제/치료재료/일부 선별급여 치료재료

▣ 신포괄수가제 : 면역관문억제제의 경우

- 희귀 및 중증질환에 사용 : 면역항암치료제 또는 표적항암치료제

▣ 비포괄 및 비급여 의미 : 전액비포괄 (환자전액지불) 대상항목 + 비급여 (건강보험 적용 안함)

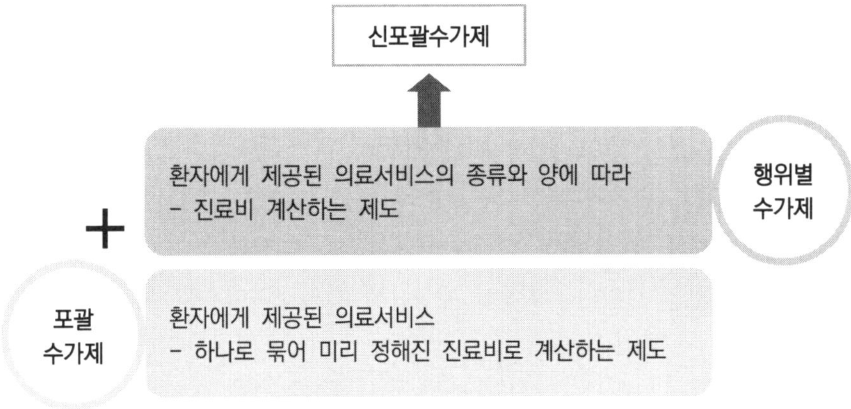

그림 8-1. 신포괄수가제

4.12. 급여대상 DRG 분류

1) DRG 대상에서 제외되는 경우

- 주진단범주(MDC)는 해당 주진단범주에 분류된 진단명들에 의해 정의
- DRG에 해당되는 수술을 받은 환자라도 그 DRG가 속한 주진단범주에 분류된 진단명 중의 하나를 주진단명으로 갖지 않은 경우 그 환자는 DRG 대상에서 제외

2) 여러 개 수술받은 경우 : 외과적 우선순위가 가장 높은 수술로 결정

- 여러 개의 수술을 받은 환자의 DRG번호
  - 수술 중 외과적 우선순위가 가장 높은 수술에 의해 결정
- 외과적 우선순위
  - 각 수술을 받은 환자가 입원기간 동안 필요로 하는 의료자원 소모량의 크기에 따라 결정

  예) 안과계 수술 중 안와(orbita)수술이 수정체수술보다 우선순위를 가짐

3) 서로 다른 주진단범주에 속하는 여러 개의 수술을 받은 환자

- 서로 다른 주진단범주(MDC)에 속하는 여러 개의 수술을 받은 환자의 DRG번호
  - 환자의 주진단(principal diagnosis)이 분류된 주진단범주 안에 정의된 수술에 의해 결정

4.13. DRG 번호의 결정 방법

1) 입원환자의 주진단명에 따라 주진단범주를 결정한다.
2) 질병군 범주는 외과계 수술 등에 결정된다.
3) 연령구분이 필요한 질병군에서는 연령에 따라 질병군을 세분화한다.
4) 기타 진단명에 따라 합병증 및 동반상병분류를 결정한다.
5) DRG 분류번호는 DRG 본부에서 대상군별로 결정하여 제시하고 있다.

DRG 번호 결정 요인

· 주진단 · 외과계 시술여부 · 연령 · 기타진단

4.14. 진단 및 수술·처치 분류의 기준 : 5자리

1) 주진단 및 기타진단명

· KCD-8th(한국표준질병사인분류 8판)

2) 수술 및 검사명 : EDI 코드(건강보험 진료수가 청구에 사용)

예) 검사코드 : E7500-E7750

4.15. 주진단 및 기타진단 정의

1) 주진단명(Principal Diagnosis)

· 입원하게 된 주원인이 되는 병태
· 입원기간 중 모든 검사결과 후 최종적으로 밝혀진 진단명
· 한번 입원한 건에 대하여 하나의 주진단 선정
· 퇴원 전의 주진단은 그 당시의 임시 주진단
· 주진단명 선정원칙
  - U.S. National Committee on Vital and Health Statistics(UHDDS)

2) 기타 진단(Secondary Diagnosis) : 합병증 및 동반상병 결정

- 합병증(complication) : 입원기간 중에 발생된 이차 질환
- 동반상병(comorbidity) : ▸ 입원당시부터 주진단과 함께 가지고 있던 질환
  ▸ 치료 또는 입원기간에 영향을 준 질환

단) 과거의 입원과는 관련이 있지만, 이번 입원과는 무관한 병태는 제외

3) DRG별 합병증 및 동반상병(중증도) : 기타진단

▸ 0 : 합병증 및 동반상병 없음
▸ 1 : 경미한(minor) 합병증 및 동반상병
▸ 2 : 중등도(moderate) 합병증 및 동반상병
▸ 3 : 중증(severe) 합병증 및 동반상병
▸ 4 : 파국(catastrphic) 합병증 및 동반상병

4) ADRG 분류

(1) ADRG(Adjacent/기본 DRG)의 의미

- ADRG란 DRG를 세분화하기 이전 단계 분류
- DRG(6자리) 중 첫 4자리(질병군)

예) DRG : D111 1 0 (편도 및 아데노이드절제술)

↙ ↓ ↘

질병군(ADRG) 연령 합병증 및 동반상병

(2) ADRG 분류 기준

① 외과적 그룹 : 재시행된 시술명에 따라 세분화

- 시행된 외과적 시술의 범위에 따라 분류
  - major surgery(대수술), minor surgery(소수술), other surgery(기타수술)

② 내과적 그룹 : 입원을 하게 된 주진단명에 따라 세분화

- 각 MDC(주진단범주) 내의 내과적 질병군
  - 해당 신체 기관과 관련된 악성종양과 증상 혹은 특정 상태에 따라 분류

③ 한 환자의 동일 입원기간 내 여러 시술시

- '외과적 우선순위'에 따라 우선순위가 가장 높은 외과 질병군으로 배정

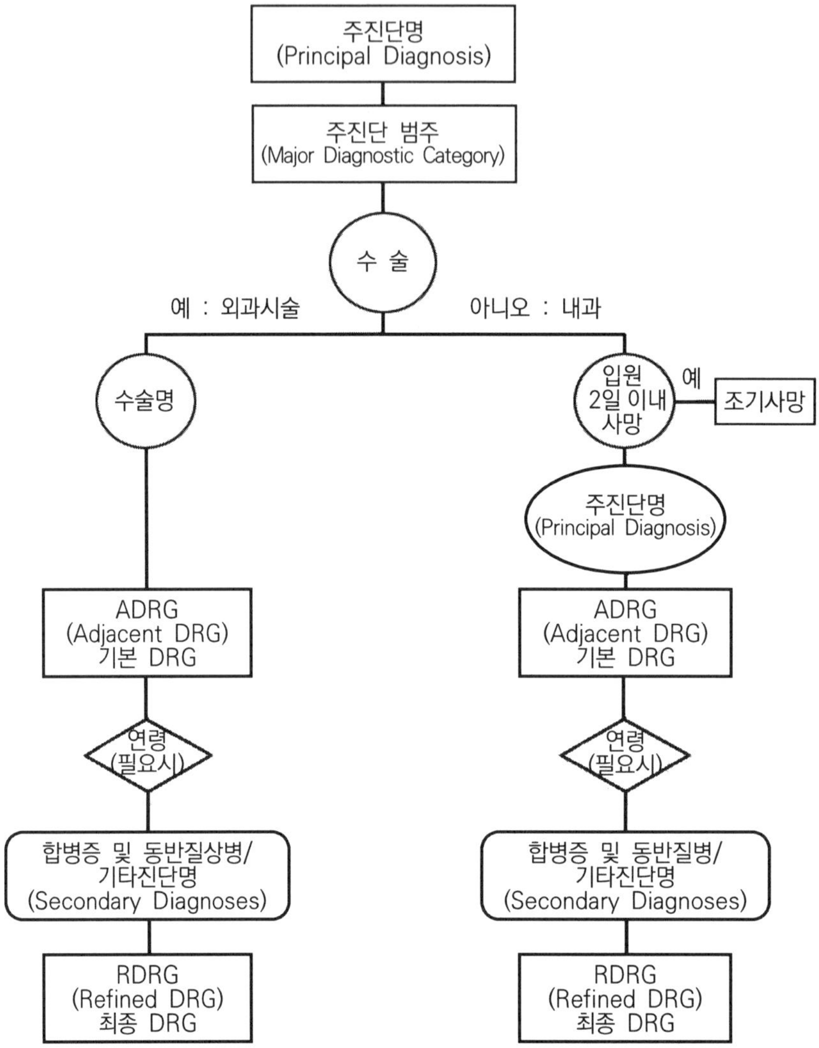

〈그림 8-2〉 한국 DRG 분류체계도

* ADRG(Adjacent DRG/기본 DRG) : DRG 앞 4자리(질병군)

4.16. DRG 환자 구분 (표 8-9)

1) 정상군 : 입원기간과 행위별 총진료비가 정상인 환자
2) 하단열외군 : 입원일수 〈 정상군의 하한 입원일수
   - 입원기간이 상대적으로 짧은 자
3) 상단열외군 : 입원일수 〉 정상군의 상한 입원일수

- 입원기간이 상대적으로 긴 자

4) 진료비 열외군 : 정상군 및 상·하단 열외군 진료비 산정 원칙
- 보험자부담 + 본인부담 진료비 < 총진료비(일정금액 초과 환자)

〈표 8-10〉 복잡한 주진단에 의한 충수절제술 입원일수의 예

DRG 번호	DRG 명칭	입원일수/일			평균 입원일수 기준 진료비		
		평균	정상군하한	정상군상한	본인 부담금	보험자 부담금	총진료비
G08101	복잡한 주진단에 의한 충수절제술, 중증의 합병증 및 동반 상병 동반	9.98	4	20	331,860	1,305,200	1,637,060

4.17. DRG 진료비 산정 방법

DRG별 정상군, 하단열외군, 상단열외군 환자에 따른 보험자 부담금과 본인 부담금 산정방법은 다음과 같다.

1) 보험자부담금 산정방법(내과계 제외)

(1) 정상군 환자

· 보험자부담금 : DRG별로 요양기관 종별 기준수가의 80%인 일정액으로 결정

정상군 환자

· 보험자 부담금 = 기준수가 × 0.8

(2) 하단열외군 환자

가. 구성 : · 보험자 부담금
- DRG별로 요양기관 종별 기준수가의 일정비율(고정비율)로 결정되는 진료고정비의 80%인 일정액

· 일당 진료비가 입원일수만큼 지불되는 변동액

나. 일당 진료비 : DRG별로 요양기관종별 기준수가 중 변동비의 80%를 해당 DRG의 정상군 하한 입원일수로 나눈 값으로 결정

하단열외군 환자

- 보험자 부담금 = 기준수가 × 고정비율 × 0.8 + 기준수가 × (1-고정비율) × 0.8 × 입원일수/(정상군 하한 입원일수)

(3) 상단열외군 환자

가. 구성 : ・보험자 부담금
- DRG별로 요양기관 종별 기준수가의 80%로 결정되는 일정액

・일당 진료비가 입원일수 중 정상군 상한 입원일수를 넘긴 일수만큼 지불되는 변동액

나. 일당 진료비 : DRG별로 요양기관종별 기준수가 중 변동비를 해당 DRG의 평균 입원일수로 나눈 값의 72%로 결정

상단열외군 환자

- 보험자 부담금 = 기준수가 × 고정비율 × 0.8 + 기준수가 × (1-고정비율) × 0.72 × (입원일수-정상군 상한 입원일수) / 평균 입원일수

(4) 진료비 열외군 환자

- 정상군 및 상·하단 열외군 진료비 산정 원칙에 따른 보험자 부담(I) 및 본인 부담 진료비보다 행위별 총 진료비가 일정금액(300만원)보다 큰 경우
  - 일정금액을 초과한 차액 진료비의 90%에 I을 합한 금액으로 결정

진료비 열외군 환자

- **보험자 부담금** = 정상군 및 상·하단 열외군 진료비 산정원칙에 따른 보험자 부담(I) + (행위별 총진료비 - I - 본인부담금 - 300만원) × 0.9

2) 내과계 보험자 부담금 산정방법

(1) 일당 진료비 산정을 위한 내과계 질병군의 고정비용 비율

- 내과계 DRG의 경우 : 환자의 진료를 위해 입원 초기에 발생하는 고정비용 개념의 진료비는 전체 진료비의 약 15%로 나타남 (3차 진료기관 중증도 0 환자 자료 이용한 회귀분석 결과)
- 내과계 DRG의 고정비용 비율은 15% 적용

- 2024년 현재 고정비용 비율 0%가 적용되고 있는 내과계 질환인 단순폐렴 성인/소아 DRG(8900-8912)의 경우도 고정비용비율 15% 적용

(2) 보험자 부담금 산정방법

가. 정상군 환자, 하단열외군 환자, 진료비 열외군 환자의 보험자 부담금
- 내과계를 제외한 보험자 부담금 산정방법과 동일

나. 상단 열외군 환자
- 구성 : - 입원일수가 극히 긴 상단열외군 환자의 경우 보험자 부담금은 기준수가의 80%로 결정되는 일정액
  - 일당 진료비가 입원일수 중 정상군 상한 입원일수를 넘긴 일수만큼 지불되는 변동액

다. 정상군환자의 진료비 외에 추가로 정상군 상단 재원일수를 넘는 재원일에 대하여 DRG 기준수가 중 변동비를 평균재원일로 나눈 값의 70%를 추가 보상
→ 외과계 경우 : 90%

라. 내과계 DRG의 경우 : 기준수가 중 고정비용의 비중(15%)이 낮아 변동비와 평균재원일로 산정된 일당진료비의 수준이 높게 나타남

마. DRG 진료변동비 = 기준수가 - 진료고정비
- 재원일수 증가(↑)와 함께 진료비 증가(↑)

내과계 보험자 부담금 산정방법

- 보험자 부담금 = 기준수가 × 0.8 + 기준수가 X (1-고정비율) × 0.8 × 0.7 × (입원일수 - 정상군 상힌 입원일수) ÷ 평균입원일수

(3) 본인부담금 산정방법

가. 구성 : 본인부담금은 DRG환자구분(정상군, 하단열외군, 상단열외군 및 진료비 열외군)에 관계없이 DRG별로 요양기관 종별 기준수가 중 고정비의 20%로 결정되는 일정액
- 일당 진료비가 입원일수만큼 지불되는 변동액

나. 일당 진료비 : DRG별 요양기관 종별 기준수가 총 변동비를 해당 DRG의 평균 입원일수로 나눈 값의 20%로 결정

본인부담금 산정방법

- 본인부담금 = 기준수가 × 고정비율 × 0.2 + 기준수가 × (1-고정비율) × 0.2 × 입원일수 / 평균 입원일수

단) • 내과계 질병군의 경우 외과계에 비해 일당 진료비가 높고 입원일수가 긴 환자들 상대적으로 많음
- 입원일수가 긴 환자들의 환자본인부담을 경감시킬 필요
  - 입원일수에 따라 체감된 일당 진료비 산정방식 적용
- 1 ~ 30일 : 현행 계산방식에 따른 일당진료비의 100%
- 31 ~ 60일 : 현행 계산방식에 따른 일당진료비의 80%
- 61일 이상 : 현행 계산방식에 따른 일당진료비의 60%

DRG 진료비관련 용어

◉ **기준수가(DRG payment rate)**
- DRG 지불제도에서 입원환자 건당 진료비 산정
  - 각 DRG별, 의료기관 종별로 결정된 수가

◉ **진료고정비 및 변동비**
- DRG 기준수가는 진료고정비와 진료변동비로 구분

▸ 진료고정비(Fixed cost)
- 수술 또는 분만환자와 같이 해당 DRG 분류되는 진료를 받는 경우
- 재원일수와 무관하게 발생하는 진료비

▸ 진료변동비(Variable cost)
- DRG 기준수가 - 진료 고정비 = 진료변동비
- 재원일수 증가와 함께 증가하는 진료비

4.18. DRG 진료비 청구

1) 청구방식

- DRG 진료비 청구는 전자문서교환(EDI), 서명청구, 인터넷, 포털서비스 및 CD 등 전자매체 등의 방식에 의한다.

2) 진료비 청구용 작성

- 요양기관은 국민건강보험공단이 정한 DRG진료비 전산매체 청구방법에 의하여 작성하여 청구하여야 한다.

〈표 8-11〉 DRG 청구 자료 : 항목 구성

I. 인적사항

1. 퇴원년월
2. 챠트번호 : 각 요양기관의 환자 챠트번호
3. 조합기호 : 보험자(기관) 기호
4. 보험자종별 : 1. 직장조합, 4 : 국민공단
5. 건강보험증 번호 : 하이픈(-) 포함
6. 피보성명 : 피보험자 성명(한글)
7. 환자성명 : 입원환자 성명(한글)
8. 진료과목 : ‣ 실제 진료를 받은 진료과목
   ‣ 상병명에 해당되는 진료과목

   01 : 내과 02:신경과 03: 정신과
   04 : 일반외과 05:정형외과 06: 신경외과
   07 : 흉부외과 08:성형외과 09: 마취과
   10 : 산부인과 11:소아과 12: 안과
   13 : 이비인후과 14:피부과 15: 비뇨기과
   16 : 진단방사선과 20:결핵과 21:재활의학과
   22 : 핵의학과 23:가정의학과 24:응급의학과
   25 : 산업의학과 55 : 치과
9. 주진단과 관련되어 수술을 시행한 경우
   0 : 무, 9 : 유
10. 입원경로
   ‣ 요약기관 도착경로
   1 : 타요양기관경유 2 : 응급구조대 후송
   3 : 기타
   ‣ 요악기관 도착경로
   1 : 응급실 2 : 기타
11. 상해외인코드
   ‣ 한국표준질병사인분류(KCD-8th) 제 20장
   ‣ 상병의 원인 분류(V, W, X, Y) 첫자리

II. DRG 번호 생성

1. 주민번호 : 환자 주민등록번호
2. 입원일자 : 당월 최초 입원일자/진료개시일
3. 입원일수 : 입원진료를 받은 실일수
4. 총투약일수 : 입원환자의 당월진료기간
   - 입원일수+투약일수(중복일 제외)
5. 진단고드 : 한국표준질병시인분류(KCD 7th)
   ‣ 첫 필드 : 주진단코드 기재
   ‣ 기타 필드 : 기타진단코드 기재
6. 처치 · 수술코드 : 건강보험수가코드(5자리)
7. 검사코드 : 건강보험수가코드(5자리)
8. 진료결과 : 진료비 명세서상 최초 진료일의 환자 상태
   1. 계속 2. 이송 3. 회송 4 : 사망 5 : 기타
9. 행위별 총진료비 : 비급여 대상 제외
   - 건강보험 진료수가 및 약제비 기준에 의거
   - 행위별 수가 계산방식에 따라 산정한 진료비
10. 방사선 진단
   - 방사선진단(진료수가기준 제 3장 : 심장 및 혈관 조영촬영 실시) 여부
     1 : 유 2 : 무
11. 방사선 치료
   - 방사선치료(진료수가기준 제 3장의 강내치료 실시) 여부
     1 : 유 2 : 무
12. 요양기호 : 요양기관지정번호

III. 실행결과

1. 총진료비
   - DRG별 수가산정 방법에 의해 산정된 (본인부담금 + 보험자 부담금) 금액

2. 본인부담금
   - DRG별 수가산정 방법에 의해 산정된 환자본인 부담금
   - 본인부담금을 전액 면제 또는 일부 감면한 경우 → 실제 수납금액 기재

3. 보험자 부담금
   - DRG 수가산정방법 의해 산정된 보험자부담금 (청구액)

4. DRG 번호
   - DRG 번호 : 합병증 및 동반상병 포함(6자리)
   예) DRG 번호 : G09611
   * 서혜(샅) 및 대퇴(넙다리) 탈장수술, 단측
   (예, 6세, 연령 0-7, 1 = 합병증 및 동반상병)

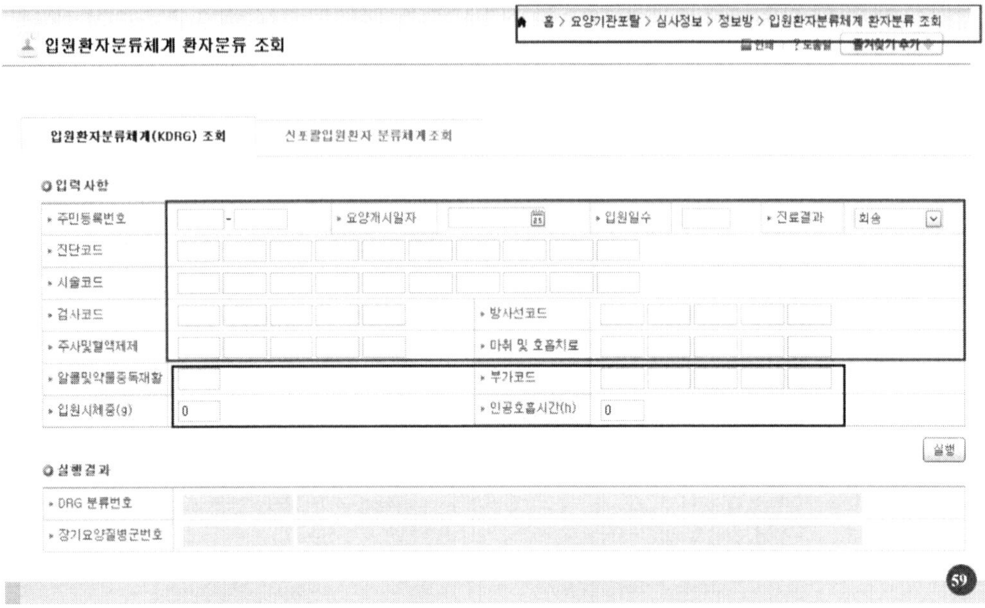

〈그림 8-3 (A)〉 KDRG 분류 : 필요 정보

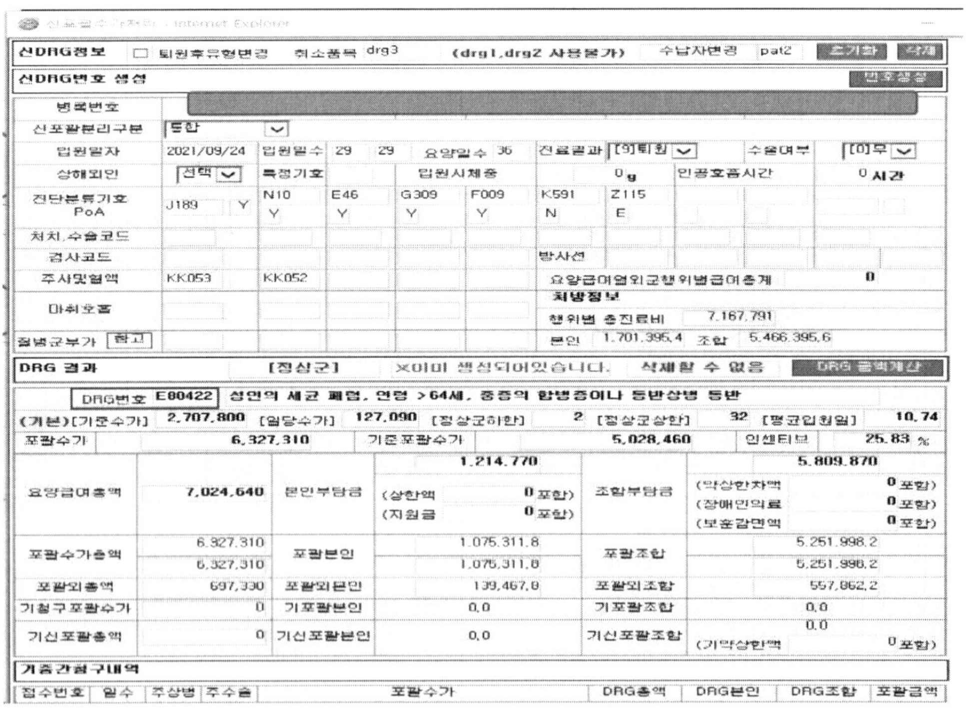

〈그림 8-3 (B)〉 DRG 그루퍼(Grouper) : 행운의료기관 사례

4.19. 질병군 요양급여비용 모니터링

1) 모니터링 목적

- DRG 지불제도 실시에 따른 의료서비스의 질 저하 예방
- 요양기관의 질 향상 활동 활성화

2) 의료의 질 향상을 위한 모니터링 주요사항

- DRG 분류 정보 오용 등으로 인한 착오 청구 여부
- 진료비 열외군 환자의 진료비 및 재원일수 열외군 산정의 타당성 여부
- 본인부담금 과다징수 여부
- 의료의 질과 퇴원의 적정성 여부 등 평가

3) 모니터링 실시시기 및 담당

모니터링은 정기적으로 실시하는 것이 원칙이지만 필요하다고 판단될 경우 수시로 실시한다. 담당은 보건복지부 및 연합회가 한다.

4) 모니터링 심사 및 자료 제출방법

요양기관에 대해 DRG 진료비를 지급한 후 확인 심사하는 방법으로 실시하는 것이 원칙이다. 확인심사는 요양기관으로부터 진료기록부, 환자에게 발행된 진료비 계산서 사본, 행위별수가 계산방식에 따라 작성된 진료비 명세서 등을 제출받아 제출된 자료와 청구된 DRG 진료비 명세서를 대조·확인하는 서면 확인 방법을 한다. 이때 현장확인이 필요하다고 판단되는 경우 직접 방문하여 현장확인심사를 실시한다.

요양기관은 보건복지부와 국민건강보험공단이 모니터링과 관련하여 진료기록부, 진료비계산서 및 의료의 질 향상을 위한 점검표(표 8-10) 등의 자료제출을 요구할 때는 제출하여야 한다. 진료비 열외군에 해당된 건은 비대상환자의 입원진료비를 청구할 때 진료비 명세서를 작성하여 행위별 청구방법{서면청구, 인터넷, 포털서비스, CD 등 전자매체 또는 전자문서교환(EDI)}으로 제출하여야 한다.

질병군 요양급여 비용

- 보건복지부 : 지도 및 감독/총괄운영관리
- 건강보험심사평가원 : 관리, 운영 및 모니터링 수행
- 한국보건사업진흥원 : 기술지원 및 사업평가
- 요양기관 : DRG 진료비 및 평가자료 제출

☞ **요양기관의 종류** : · 상급종합병원/종합병원/병원급/의원급/보건기관
· 약국/한국희귀의약품센터

4.20. 포괄수가(DRG) 모형 사례

1) 일산병원 입원환자 대상 DRG 시범사업

보건복지부는 2010년 7월 1일부터 기존 일산병원 입원환자 대상 20개 질병군 포괄수가(DRG) 모형 시범사업을 항암치료, 정상분만 등 76개 질병군으로 확대하였다.

포괄수가모형 시범사업은 암, 중증질환 등 복잡한 진료를 포함하는 질병에 대해서도 적용할 수 있는 포괄수가 모형을 개발하기 위한 것으로 보건복지부는 2009년 4월부터 보험자병원인 일산병원에서 20개 질병군에 대한 시범사업을 실시하였다. 7월 1일부터 기존 20개 외에 56개 질병군을 추가해 질병군이 총 76개로 확대됨으로써 일산병원 입원환자의 약 50%에게 포괄수가제가 적용하였다.

보건복지부는 일산병원 대부분의 입원환자에 대한 포괄수가모형 시범사업을 통해 포괄수가모형의 지불정확도 등을 평가하고 모형을 개선·보완하기 위해 2011년 하반기 4개, 2011년 이후 36개 공공병원에 대해 시범사업을 확대하였다.

2) 일산병원 DRG 수가모형 설계

(1) 조기퇴원 유도

일산병원에 적용되는 신포괄수가 모형은 일당정액방식을 혼합해 환자가 병원에 입원한 재원일자에 따라 진료비가 달라지도록 함으로써 조기퇴원을 유도하도록 설계되었다.

(2) 지불정확도 높임

일정금액 미만 치료재료나 수술 행위료 등은 포괄수가를 적용하되 고가의 검사·수술료, 비급여 항목 등에 대해서는 별도 보상해 지불정확도를 높이도록 하였다.

(3) 진료비 감면효과

일정금액 미만 비급여 항목을 포괄수가에 포함했고, 비급여 항목의 급여전환에 따라 환자본인 부담금액이 줄어드는 진료비 감면효과가 발생하도록 하였다.

3) DRG(포괄수가제) 수가모형 개선

(1) 비포괄 영역의 행위별 단가 보상 변경

DRG(포괄수가제)에 대한 수가모형이 7년만에 개선되면서, 2016년 1월 1일부터 입원환자 청구에 주의가 요구되었다. 비포괄 영역의 행위별 단가를 80%만 보상하던 것도 100% 보상으로 변경되었다.

건강보험심사평가원은 '신포괄지불제도 시범사업 2016년 적용수가 설명회'를 열고 이 같은 사항을 밝혔다. 신포괄수가제는 기본진료는 포괄수가로 묶고, 의사가 제공하는 수술행위·고가 의료서비스 등은 행위별수가로 별도 보상하는 지불제도이다. 이에 대한 시범사업은 2009년 4월 국민건강보험공단 일산병원에서 20개 질병군에서 시작되었다. 최근에는 국립중앙의료원 등 41개 공공병원에서 553개 질병군을 대상으로 확대 실시하고 있다.

(2) 질병군 증가 및 단가 10만원 이상 비포괄 영역

2016년 1월 1일부터 입원환자 대상으로 적용되는 새로운 신포괄수가 모형은 559개 질병군으로 증가하였다. 질병군을 보다 세분화하면서 증가한 결과다. 그동안 단가 10만원을 포괄과 비포괄의 구분 기준으로 삼던 것에서 '의사행위'는 의사의 전문적 노력에 대한 보상으로 대부분 비포괄로 구분하기로 했다. 그 외 필수적 성격의 행위 및 약제·치료재료는 포괄 대상으로 확정되었다.

필수적 성격의 의사행위 부분에 있어서 기존에는 수술 및 시술과 혈관조영 촬영·소화기 내시경 검사 등에서만 비포괄로 되었으나 이번 개선으로 심도자술·방사선 모의치료 및 치료계획·신경차단술·방사선치료 등이 추가로 증가하였다.

현재 단가 10만 원 이상이 비포괄로 설정된 약제에 대해서는 항암제와 정신과 특정약제·제한 항생제 일부 계열 등으로 구체화되어 있다. 치료재료는 척추재료 군·흉부외과용 군·신경외과용 군 등은 비포괄 항목으로 구분되어 있다. 약제와 치료재료에서 비포괄영역으로 지정된 부분 외에는 포괄로 모두 포함되어 있다.

이에 따라 행위 부분의 포괄영역은 2.1% 감소했으며, 약제와 치료재료에 대한 포괄영역은 3.2% 증가했다.

4.21. 상급종합병원 DRG 적용 결과

1) 상급종합병원 산부인과 수술 감소

상급종합병원들이 DRG제도 도입이후 제왕절개술, 전자궁적출술, 자궁부속기 수술 모두 감소한 것으로 나타났다. 국민건강보험 일산병원연구소는 '상급종합병원 산부인과에서 포괄수가제제 적용이후 진료형태 변호'를 연구했다. 연구결과에 따르면, 포괄수가제 시행 이후 상급종합병원에서의 제왕절개술, 전자궁적출술, 자궁부속기 수술 모두 감소했다는 것이다. 세 수술 모두에서 재원일수는 통계학적으로 모두 의미있게 감소했다.

2) 대형병원 제왕절개분만시 재원일수 감소

상급종합병원들이 DRG제도 도입 이후 서울대병원, 신촌세브란스병원, 가톨릭대병원, 아산병원, 삼성병원 등 빅5 병원에서는 제와절개분만 시 재원일수는 감소했다. 제왕분만 중 향후 추가 수술을 예방할 수 있지만 수가가 산정되지 않는 근종 절제술 및 수술과 같은 동시 수술의 빈도는 제도 시행 전후로 변화가 없었다.

비뇨부인과 영역에서 골반장기탈출증이 있는 환자의 자궁적출술에서는 질봉합술의 빈도에 변화가 없었지만 질고정술이나 요실금 수술의 빈도는 감소했다. 전자궁적출술 시 복강 내 유착이 심한 것으로 의심돼 수술을 용이하게 하기 위해서 시행되는 요관삽관시술은 감소했다. 또한 수술 전 검사비가 포함되지 않는 응급실 경유 역시 수술의 경위 포괄수가제 시행 이후 자궁적출술과 자궁부속기수술 모두에서 감소했다.

3) 제왕분만 및 자궁수술의 변화

국민건강보험 일산병원연구소에 의하면 제왕분만시 대량 출혈이 있는 경우 포괄수가제에서 제외되는 적극적 치료의 경우 풍선확장술과 자궁동맥색전술은 증가했지만 제왕자궁적출술은 감소했다고 보고되었다. 제왕절개율은 증가했지만 전체 병원의 제왕분만율도 증가해 실질적으로 큰 차이는 없는 것으로 분석되었다. 세 수술군 모두에서 수술 후 50일 이내 환자 1인당 외래 이용 회수는 차이가 없고, 수술 후 30일 이내 재입원율은 감소했다.

행위별수가제이지만 전자궁적출술과 수술 방법이 크게 다르지 않은 자궁경부상피내암에서의 Type1 자궁적출술의 경우에도 총 급여 진료비가 감소하고, 입원 기간도 감소했으며 포괄수가제의 학습효과가 있는 것으로 보고되었다.

행위별수가제에서 포괄수가제 변화 이후 상급종합병원에서의 세 수술군 모두에서 수술 건수는 감소했다. 전체 병원의 수술 감소폭을 고려했을 때 상급종합병원에서의 제왕분만은 증가했고 전자궁적출술은 변화가 없었으며 자궁부속기수술에서는 감소했다.

4) 지불 적정성 확보 요구

상급종합병원의 포괄수가제 도입 이후 의료서비스 패턴에 변화가 생겼으며, 추후 포괄수가 제도로 인한 의료서비스의 질 저하가 발생하지 않도록 다양한 정책적 연구와 고려가 필요하다. 일선병원에서 적절하고 효율적 진료의 유지가 가능한 지불 적정성 확보도 요구된다.

<표 8-12 (A)> 의료의 질 향상 점검표 : 외과계

외과계 입·퇴원 시 점검사항			DRG Code No.	
등록번호		성 명		
입원일		퇴원일		
주진단		부상병	1. 2. 3.	

1. 입원 시 점검사항

□ 1.1 임상증상
- □ 1) 불의의 병원 내 물리적 사고 (낙상 등)
- □ 2) 수혈사고 또는 수혈부작용 - code □
- □ 3) 투약실수 또는 약물부작용 - code □
- □ 4) 마취사고 또는 마취부작용 - code □ □

□ 1.2 중환자실 이용

□ 1.3 감염증 - code □

□ 1.4 수술에 따른 합병증 code □

□ 1.5 재수술

□ 1.6 사망

2. 퇴원 시 점검사항

2.1 퇴원 시 환자상태

2.1.1 임상소견(Sx. & Sign)
- 1) 통증(Pain) : □ 없음 □ 있음
- 2) 압통(Tenderness) : □ 없음 □ 있음
- 3) 발적감(Redness) : □ 없음 □ 있음
- 4) 수술부위(Wound) : □ 감염

2.1.2 활력증후(Vital sign)
- 1) 혈압(B.P) / (mmHg)
- 2) 맥박(Pulse) : (회/분)
- 3) 체온(Temperature) : (℃)

2.1.3 검사소견(Lab)
- 1) 혈액소(Hgb) (g/dl)
- 2) 백혈구(WBC) (mm^3)
- 3) 혈침속도(ESR) (mm/hour)

2.2 퇴원 시 처방제제

(진단 및 처치와 직접 관련된 약제)
- 1) 주사제 처방 : □ 없음 □ 있음
- 2) 경구투약처방 : □ 없음 □ 있음

2.3 타병원 이송 : □ 없음 □ 있음

2.4 퇴원계획

<표 8-12 (B)> 의료의 질 향상 점검표 : 외과계

외과계 DRG 입 · 퇴원시 점검사항

1.1 입원중 발생 상해
 1) 불의의 병원내 물리적 사고 (낙상 등)
 2) 상해의 정도와는 상관없이 물리적 사고 그 자체가 병원의 질적 문제에 속함
 3) 입원기간 중에 발생한 모든 물리적 사고 해당

1.2 수혈사고 또는 수혈부작용
 1) 부적합 혈액의 투여
 2) 기타 이유로 발생한 수혈 부작용

〈 Code 〉

1 급성 용혈성 반응 : ABC 부적합(Incompatibility)으로 인해 초기에 발열, 오심, 구토 및 저혈압 심하면 비정상적 출혈, 과다출혈을 초래한 경우

2 단순 발열반응(Non-hemolytic febrile reaction)

3 두드러기성 반응

4 아나필락스(Anaphylaxis) 반응
- 극소량의 혈액이 주입되면 즉시 기관지 경련, 호흡곤란, 쇽(shock)을 초래
- 세균오염에 의한 부작용

5 세균의 내독소(endotoxin)에 의한 고열, 쇼크, 신부전증 초래

6 기타 부작용
‣ 투약실수 또는 약물부작용
 - 심각한 해를 끼칠 수 있는 투약실수 및 약물(경구 및 주사제) 투여시 발생

〈 Code 〉

1 사무착오로 인한 투약 실수

2 과다투여 (Overdosage)

3 약물 알레르기 (Drug allergy)

4 약물열 (Drug fever)

5 기타 부작용
‣ 마취 사고 또는 마취부작용
 - 이 항목은 마취와 관련된 부작용으로 한정(외과적 시술에 따른 부작용 제외)
 - 환자의 이환 또는 사망의 가능성 증가시키는 모든 사항 포함

〈 Code 〉

A 전신마취

B 척추마취

C 기타 국소마취

1 중추신경계 (경련, 마비, 의식장애 등)

2 순환계 (부정맥, 저혈압, 심장정지 등)

3 호흡계 (후두경련, 호흡장애, 폐렴 등)

4 과민반응 (Anaphylaxis)

5 국소합병증 (염증, 혈종, 손상 등)

6 기타 부작용
 예) 전신마취 후 발생한 폐렴 A B

1.3 중환자실 이용
 외과적 수술합병증 또는 마취과적 합병증으로 중환자실을 이용한 모든 경우

1.4 감염증
‣ 창상감염을 포함한 병원내 감염을 말한다.
‣ 병원감염
 - 입원당시 발생하지 않았음은 물론 잠복상태도 아니었던 감염이 입원기간중 발생한 경우
 - 입원 후 72시간 이후 다음중 하나라도 해당

1 체온 38.3℃ 이상 (구강체온의 경우)

2 백혈구 상승

3 X-ray 상, 비정상체(abnormal lesion) 발견

4 고름 등 화농성 유출(purulent discharge)

5 열, 발적, 국소압통, 동통

6 농뇨, 배뇨장애

7 감염의 증상을 동반한 기침

8 미생물 배양검사 양성

〈표 8-12 (C)〉 의료의 질 향상 점검표 : 외과계

입원 시 점검사항	퇴원 시 점검사항
1.5 수술에 따른 합병증 · 해당 합병증의 code 기재 1.6 재수술 · 수술 후 행해진 예기치 않았던 모든 외과적 처치 · 수술 시 뿐만 아니라 병실에서 시행된 벌어진 상처에 대한 외과적 처지 1.7 사망 · 입원기간 중에 발생한 모든 사망	2.1 퇴원 시 환자 상태 · 퇴원 전 마지막 측정한 증상 및 진찰소견 및 검사결과 기록 · 수술 후 혈액검사를 시행하지 않은 경우 - 공란으로 남겨둠 2.2. 퇴원계획 · 퇴원의 적절성에 대한 평가 - 퇴원에 대한 향후계획 및 환자교육 내용 등이 포함된 퇴원계획이 세워져 있는지 점검 · 기타 : 해당되는 code가 둘 이상이면 모두 기재 · 점검표 작성 : 점검표는 원칙적으로 환자를 치료한 병동의 주치의 또는 간호사가 기재

5. 진료과별 DRG 예제

DRG 코드(code) 부여

- 진단명 : 한국표준질병사인분류(KCD-8th)
- 처치·수술 및 검사명 : EDI 코드
- DRG 번호 구성 : 6자리
  - ▸ D11120 → D111(첫 4자리) : 질환군, 2(5자리) : 연령, 0(6자리) : 합병증 및 동반상병분류
  - → D111 : 편도 및 아데노이드 절제술 2 : 연령 〉17(예, 21세)
  - 0 : 합병증 및 동반질병(예, 없음 = 미동반)

5.1. 안과

1) 대상 (MDC 2)

- 안과계 질환을 주진단으로 갖고 백내장수술, 인공수정체 삽입술을 한 환자
- 단, 수정체 수술보다 외과적 우선순위가 높은 수술을 하지 않은 환자

〈표 8-13 (A)〉 안과 수술명

수술코드	안과 수술명	
주수술		
S5111	백내장 및 수정체수술(수성제 낭 · 내외 방법)	Intra or extra cataract extraction
부수술		
S5043	섬유주 절제술	Trabeculectomy
S5112	백내장 수술	Cataract extraction
S5113	수정체수술, 양안	Lens operation, both eyes
S5117	인공수정체 삽입 또는 교환술-삽입술-일차	Intraocular lens implantation-primary
S5116	인공수정체 삽입 또는 교환술-삽입술-이차	Intraocular lens implantation-second
S5122	유리체절제술-부분절제술	Vitrectomy

<표 8-13 (B)> 안과 DRG 번호 및 명칭

DRG 번호	안과 DRG 명칭	입원일수/일		
		평균	정상군 하한	정상군 상한
C05100	수정체 소절개 수술(유리체절제술 유무와 무관), 단안, 심각하거나 중증 혹은 중등도의 합병증이나 동반상병 미동반	1.51	1	7
C05101	수정체 소절개 수술(유리체절제술 유무와 무관), 단안, 중증 혹은 중등도의 합병증이나 동반상병 동반	1.84	2	8
C05102	수정체 소절개 수술(유리체절제술 유무와 무관), 단안, 심각한 합병증 및 동반상병 동반	2.16	2	9
C05300	수정체 대절개 수술(유리체절제술 유무와 무관), 단안, 심각하거나 중증 혹은 중등도의 합병증이나 동반상병 미동반	1.51	1	7
C05301	수정체 대절개 수술(유리체절제술 유무와 무관), 단안, 중증 혹은 중등도의 합병증이나 동반상병 동반	1.85	2	8
C05302	수정체 대절개 수술(유리체절제술 유무와 무관), 단안, 심각한 합병증 및 동반상병 동반	2.18	2	9
C05200	수정체 소절개 수술(유리체절제술 유무와 무관), 양안, 심각하거나 중증 혹은 중등도의 합병증이나 동반상병 미동반	2.92	2	8
C05201	수정체 소절개 수술(유리체절제술 유무와 무관), 양안, 중증 혹은 중등도의 합병증이나 동반상병 동반	3.23	3	9
C05202	수정체 소절개 수술(유리체절제술 유무와 무관), 양안, 심각한 합병증 및 동반상병 동반	3.54	3	10
C05400	수정체 대절개 수술(유리체절제술 유무와 무관), 양안, 심각하거나 중증 혹은 중등도의 합병증이나 동반상병 미동반	2.92	2	8
C05401	수정체 대절개 수술(유리체절제술 유무와 무관), 양안, 중증 혹은 중등도의 합병증이나 동반상병 동반	3.23	3	10
C05402	수정체 대절개 수술(유리체절제술 유무와 무관), 양안, 심각한 합병증 및 동반상병 동반	3.54	3	11

안과 질환 및 관련용어

1. 눈 및 귀 용어 비교

- 눈 : 왼쪽 눈(oculus sinister, OS), 오른쪽 눈(oculus dexter OD), 양쪽 눈(Ooculus unitas, OU)
- 귀 : 왼쪽 귀(auris sinistra, AS), 오른쪽 귀(auris dextra, AD), 양쪽 귀(aures unitas, AU)

2. 백내장 종류 : 노인성, 외상성, 합병성, 당뇨병성, 선천성 백내장

3. 백내장 및 녹내장 비교

1) 백내장(cataract) : 수정체 혼탁해져 시력감퇴 진행

- 수정체 낭내적출(intracapsular cataract extraction, ICCE) : 최근 사용 저조
  - 수정체 피낭을 포함하여 수정체 전체 적출
- 수정체 낭외적출(extracapsular cataract extraction, ECCE)
  - 수정체 피낭 열고 후낭 남기고 수정체 내용물만 적출
- 후방 인공수정체 삽입술(posterior chamber lens, PCL)

2) 녹내장(glucoma) : 안압의 상승으로 인해 시력상실 초래

- 홍채절제술(iridectomy)
- 섬모체(모양체)해리술(cyclodialysis)

4. 안와(orbita)

- 안구 및 이와 관계된 근, 혈관 및 신경을 포함하고 있는 골성의 강
- 안와의 형성
  - 사골(벌집뼈), 전두골(이마뼈), 누골, 비골(코뼈)
  - 구개골, 접형골(나비뼈), 관골(광대뼈) 및 상악골(위턱뼈)

2) 안과 DRG 예제

예제 57세 남자환자는 당뇨병성 백내장(diabetic cataract) 진단하에 양안(OU), 수정체 소절개수술을 받은 후 인공수정체 삽입술을 시행하였다. 한편 4년 전 고혈압 치료를 받아 왔으나 이번 입원기간 중에는 고혈압에 대한 치료는 시행하지 않았다.

- 주 진 단 H28.0 (당뇨병성 백내장)
- 기타진단 없음 (I10 부여하지 않음 : 이번 입원기간과 관계없는 병태)
- 주 수 술 S5111 (수정체 적출술)
- 기타수술 S5116 (인공수정체 삽입술), S5113(수정체수술, 양안)
- DRG번호 C05200 (수정체 소절개술 양안, 합병증 및 동반상병 0)

  ☞ 합병증 및 동반상병 O : 기타진단 없음

예제 45세 여자환자는 당뇨병성 백내장(diabetic cataract)으로 진단받고 우안(OD)의 수정체 소절개술을 한 후, 인공수정체를 삽입한 환자이다. 수술 중 수술부위에 열상을 입어 유리체절제술도 실시하였다.

- 주 진 단 H28.0 (당뇨병성 백내장)
- 기타진단 T81.2 (수술 중 수술부위 열상) - 합병증 및 동반상병에 영향 줌
- 주 수 술 S5111 (수정체적출술)
- 기타수술 S5112 (백내장수술), S5116(인공수정체 삽입술)
- DRG번호 C05101 (수정체소절개술 단안, 합병증 및 동반상병 1)
  ☞ 합병증 및 동반상병 1 : 합병증 및 동반상병에 의해 결정

예제 67세 된 여자환자는 양안(OU) 노인성 초기 백내장(senile incipient cataract)으로 진단되어 양안 수정체대절개술, 인공수정체 삽입술을 시행하였다. 한편 입원 시 시행한 흉부 X-ray와 객담 현미경 검사상 폐결핵으로 확인되어 입원중 폐결핵 치료를 실시했다.

- 주 진 단 H25.02 (노인성 초기 백내장)
- 기타진단 A15.01 (폐결핵 : 입원기간에 영향 줌) - 합병증 및 동반상병에 영향 줌
- 주 수 술 S5111 (수정체적출술)
- 기타수술 S5113 (수정체수술, 양안), S5117 (인공수정체 삽입술)
- DRG번호 C05402 (수정체대절개술, 양안, 합병증 및 동반상병 2)
  ☞ 합병증 및 동반상병 2 : 기타진단에 의해 결정

예제 73세 된 여자환자는 좌안(OS)의 노인성 백내장과 원발성 개방우각 녹내장(primary open-angle glaucoma) 진단하에 수정체 적출술, 인공수정체 삽입술, 섬유주 절제술(trabeculectomy)을 받았다.

- 주 진 단 H25.81 (노인성 백내장)
- 기타진단 H40.1 (원발성 개방우각 녹내장)
- 주 수 술 S5111 (수정체 적출술)
- 기타수술 S5117 (인공수정체 삽입술)
  S5043 (섬유주 절제술 : 본사업 대상 DRG 아님)
- DRG번호 없음 (본사업 대상 DRG 아님)

5.2. 이비인후과

1) 대상 (MDC 3)

- 이비인후과계 질환을 주진단으로 갖고 아데노이드 절제술, 편도선 적출술을 시행한 환자
- 단, 편도 및/또는 아데노이드수술보다 외과적 우선순위가 높은 수술을 갖지 않은 환자
- 상기 두 가지 이외 다른 수술을 시행하지 않은 경우

〈표 8-14 (A)〉 이비인후과 수술명

수술코드	이비인후과 수술명	
Q2280	아데노이드적출술	Adenoidectomy
Q2300	편도선적출술	Tonsillectomy
Q1002	비중격성형술	Septoplasty

〈표 8-14 (B)〉 이비인후과 DRG 번호 및 명칭

DRG번호	이비인후과 DRG 명칭	입원일수/일		
		평균	정상군하한	정상군상한
D11120	편도 및 아데노이드 절제술, 연령 〉17, 심각하거나 중증 혹은 중등도의 합병증이나 동반상변 미동반	3.75	2	7
D11121	편도 및 아데노이드 절제술, 연령 〉17, 심각하거나 중증 혹은 중등도의 합병증이나 동반상변 동반	5.51	2	10
D11110	편도 및 아데노이드 절제술, 연령 0-17, 심각하거나 중증 혹은 중등도의 합병증이나 동반상변 미동반	3.70	2	8
D11111	편도 및 아데노이드 절제술, 연령 0-17, 심각하거나 중증 혹은 중등도의 합병증이나 동반상변 동반	5.27	3	10

이비인후과 질환 및 관련용어

▸ 아데노이드(adenoids) : • 코인두에 있는 림프조직 모임
• 일명 인두편도(phayngeal tonsil)
▸ 편도(tonsil) : 목/인두(pharynx) 뒤에 있는 림프조직 덩어리
▸ 횡격막/가로막(diaphragm) : • 복강과 흉강을 나누는 근육성 격막(partition)
• 호흡과정 도움

2) 이비인후과 DRG 예제

예제 31세 남자 환자로 만성 편도염(chronic tonsillitis)으로 편도와 아데노이드 절제술을 시행했다.

• 주 진 단 J35.0 (만성 편도염)
• 주 수 술 Q2300 (편도선 적출술)
• DRG번호 D11120 (편도 및 아데노이드 절제술, 연령 〉 17, 합병증 및 동반상병 0)
☞ 합병증 및 동반상병 O : 기타진단 없음

예제 10세 여자 환자로 편도와 아데노이드비대(hypertrophy of tonsils and adenoids)로 편도와 아데노이드 절제술을 시행하였으며, 수술 후 출혈이 있었다.

• 주 진 단 J353 (아데노이드 비대 동반한 편도 비대)
• 기타진단 T81.0 (처치에 합병된 출혈 및 혈종) - 합병증 및 동반상병에 영향 줌
• 주 수 술 Q2300 (편도선 적출술)
• 기타수술 Q2280 (아데노이드 적출술)
• DRG번호 D11111 (편도 및 아데노이드 절제술, 연령 0-17, 합병증 및 동반상병 1)
☞ 합병증 및 동반상병 1 : 기타진단에 의해 결정

예제 25세 남자 환자로 만성 편도선염(chronic tonsillitis)과 편위된 비중격(nasal septum deviation)으로 진단받고 편도절제술과 비중격성형술(septoplasty)를 시행하였다.

- 주 진 단 J35.0 (만성 편도염)
- 기타진단 J34.2 (편위된 비중격)
- 주 수 술 Q2300 (편도절제술)
- 기타수술 Q1002 (비중격성형술 : DRG 대상 아님)
- DRG번호 없음 (본사업 대상 DRG 아님)

5.3. 일반외과

1) 대 상 (MDC 6)

- 소화기계 질환을 주진단으로 갖음
- 항문 또는 항문주위 수술보다 외과적 우선순위가 높은 수술을 갖지 않은 환자
- 직장주위 농양 절개술, 항문열창수술, 항문샛길(치루)수술
  항문주위 농양 절개술, 치질수술, 적출술, 근치술을 실시한 경우

<표 8-15 (A)> 일반외과 수술

수술코드	일반외과 수술명	
Q2880	직장주위 농양 절개술	Drainage of perirectal abscess
Q2950	치열(항문열창) 수술 치루수술	Operation of anal fissure Operation for perianal fistula
Q2971	좌골직장극 또는 골반직장극	Ischiorectal or pelvirectal type
Q2972	항문샛길(치루)수술 : 항문괄약근 절단	Including sphincterotomy
Q2973	항문샛길(치루)수술 : 항문괄약근 절단하지 않음	Excluding sphicterotomy
Q3000	항문주위 : 농양절개술	Drainage of perianal abscess
Q3012	치질수술/혈전성치질(내치질)절제술	Hemorrhoidectomy
Q3013	치질수술/근치술	Hemorrhoidectomy
Q2757	대퇴탈장(넙다리헤르니아) 수술	Femoral hernia procedures
Q2752	기타, 서혜부탈장(서경 고음순 허니아) 근본수술	Inguinal herniorrhaphy
Q2850	충수주위 농양절개술	Drainage of periappendical abscess
Q2860	충수절제술	Appendectomy

<표 8-15 (B)> 일반외과 DRG 번호 및 명칭

DRG 번호	일반외과 DRG 명칭	입원일수		
		평균	정상군 하한	정상군 상한
G10600	주요 항문수술, 심각한 혹은 중중의 합병증이나 동반상병 미동반	4.14	3	10
G10601	주요 항문수술, 중증의 합병증이나 동반상병 동반	6.17	3	14
G10602	주요 항문수술, 심각한 합병증이나 동반상병 동반	6.35	3	14
G10400	기타 항문수술, 심각하거나 중증 혹은 중등도의 합병증이나 동반상병 미동반	3.38	2	9
G10401	기타 항문수술, 중증 혹은 중등도의 합병증이나 동반상병 동반	5.04	3	12
G10402	기타 항문수술, 심각한 합병증이나 동반상병 동반	5.19	3	12
G09620	서혜 및 대퇴부 탈장수술(장관절제 미동반), 단측, 연령 8-69, 심각하거나 중증 혹은 중등도의 합병증이나 동반상병 미동반	5.64	3	12
G09621	서혜 및 대퇴부 탈장수술(장관절제 미동반), 단측, 연령 8-69, 중증 혹은 중등도의 합병증이나 동반상병 동반	8.41	3	18
G09610	서혜 및 대퇴부 탈장수술(장관절제 미동반), 단측, 연령 0-7, 심각하거나 중증 혹은 중등도의 합병증이나 동반상병 미동반	3.05	2	6
G09611	서혜 및 대퇴부 탈장수술(장관절제 미동반), 단측, 연령 0-7, 중증 혹은 중등도의 합병증이나 동반상병 동반	4.51	2	10
G09820	서혜 및 대퇴부 탈장수술(장관절제 미동반), 양측, 연령 8-69, 심각한 합병증이나 동반상병 미동반	6.26	3	13
G09821	서혜 및 대퇴부 탈장수술(장관절제 미동반), 양측, 연령 8-69, 심각한 합병증이나 동반상병 동반	8.41	3	18
G08100	복잡한 주진단에 의한 충수절제술, 심각한 혹은 중증의 합병증 및 동반상병 미동반	6.86	3	14
G08101	복잡한 주진단에 의한 충수절제술, 중증의 합병증 및 동반상병 동반	9.98	4	20
G08102	복잡한 주진단에 의한 충수절제술, 심각한 합병증 및 동반상병 동반	11.37	5	23
G08200	복잡한 주진단이 없는 충수절제술, 심각한 혹은 중증의 합병증 및 동반상병 미동반	5.72	3	12
G08201	복잡한 주진단이 없는 충수절제술, 중증의 합병증이나 동반상병 동반	7.77	4	16
G08202	복잡한 주진단이 없는 충수절제술, 심각한 합병증 및 동반상병 동반	8.67	4	18

일반외과 및 예제와 관련된 질환

1. 일반외과

   1) **치루(항문샛길 anal fistula)** : 항문 근처에 생기는 비정상적인 튜브같은 통로로 직장으로 통함
   2) **탈장, 헤르니아(hernia)** : 어떤 장기나 그 일부분이 속해 있는 근육을 통하여 돌출된 것
   3) **장폐쇄증(ileus)** = intestinal obstruction
      · 연동부전(failure of peristalsis) 또는 장의 비정상적인 꼬임

2. 심혈관계

   1) **세동(잔떨림 fibrillation)** : - 빠르고, 불규칙한 심장수축
      - 1분에 350번 이상 (정상 : 1분 60-100번)
   2) **제세동기(defibrillator)** : 정상 심장리듬 회복하기 위해 전기기구를 가슴에 댐
   3) **조동(된떨림 flutter)** : 심방 또는 심실의 빠르고 규칙적인 수축 : 1분에 300까지 가능
   4) **심장마비(cardiac arrest)** : 심장의 움직임이 멈추는 것
      심장질환에 따른 심장블럭(heart block) 또는 심실세동 (ventricular fibrillation) 등이 원인
   5) **심계항진, 두근거림(palpitation)** : 여러 유형의 부정맥과 관련된 가슴에 불편한 감각

3. 내분비계

   1) **부신피질(adrenal cortex)**
      - ▸과다분비 : · 쿠싱증후군(Cushing's syndrome) : 코티졸 과잉 생산
        · 부신성 남성화(adrenal virilism) : 다모증, 무월경
      - ▸과소분비 :에디슨병(Addison's disease)
   2) **부신수질(adrenal medulla)** : 카테콜라민(catecholamine) 호르몬 분비
      - ▸과다분비 : · 크롬친화세포종(pheochromocytoma) : 종양
        · 교감신경흥분제
          - 에피네프린(epinephrine) : 심장활동 증가, 기관지 확장
          - 노르에피네프린(norepinephrine) : 심박동률과 혈압상승

4. 뇌하수체

   1) **뇌하수체 전엽(adenohypophysis) 선하수체**
      - ▸**호르몬** : · 부신피질자극호르몬(Adrenocorticotropic hormone, ACTH) : cortisol 분비자극
        · 성장호르몬(Growth hormone) 뼈 및 조직성장 증가
        · 난포자극 호르몬(Follicle-stimulating hormone, FSH) : 난소자극
        · 갑상선자극 호르몬(Thyroid-stimulating hormone, TSH) : 갑상선자극 호르몬
        · 황체 형성 호르몬(Luteinizing hormone, LH) : 난소자극 및 배란
        · 흑색세포자극 호르몬(Melanocyte-stimulating hormone, MSH): 피부색소 증가
        · 황체자극호르몬(Prolactin, PRL) : 모유분비 자극
      - ▸**분비과다** : 선단거대증(Acromegaly), 거인증(Gigantism)
      - ▸**분비과소** : 왜소증(Dwarfism)
   2) **뇌하수체 후엽(neurohypophysis) 신경하수체 : 요붕증**
      - ▸**호르몬** : · 항이뇨호르몬(Antidiuretic hormone, ADH) : 수분재흡수
        · 옥시도신(Oxytocin) : 자궁수축 자극
      - ▸**분비과다** : 부적합 분비증후군 - ADH의 과잉분비
      - ▸**분비과소** : 요붕증(Diabetes insipidus, DI) - 항이뇨호르몬(ADH)의 불충분한 분비

2) 일반외과 DRG 예제

예제 37세 여자환자는 항문주위 농양(고름집 perianal abscess)으로 농양절개술을 받았다.

- 주 진 단 K61.0 (항문농양)
- 주 수 술 Q3000 (항문주위 농양절개술)
- DRG번호 G10600 (주요 항문 및 항문주위수술, 합병증 및 동반상병 0)

  ☞ 합병증 및 동반상병 0 : 기타진단 없음

예제 37세의 의료보호 남자환자로 괴저가 없는 폐쇄성 양측 샅(서혜) 탈장(헤르니아)으로 서경 고음순탈장 근본수술을 받았다.

- 주 진 단 K40.0 [폐쇄는 있지만 괴저가 없는 양쪽 샅(서혜) 탈장(헤르니아)]
- 주 수 술 Q2752 [서경 고음순(서혜부) 탈장 근본수술]
- DRG번호 없음 (의료보호) : DRG 해당 안됨

예제 좌측 대퇴탈장(bilateral femoral hernia with gangrene)에 괴저가 있어 근본수술을 받은 21세 환자이며 수술 다음날 봉합부위에 혈종이 생겼다.

- 주 진 단 K41.4 (괴저가 있는 한쪽 대퇴탈장)
- 기타진단 T81.0 (처치에 합병된 출혈 및 혈종) : 합병증 및 동반상병에 영향 줌
- 주 수 술 Q2757 (대퇴탈장수술)
- DRG번호 G09621 (서혜 및 대퇴부 탈장수술, 단측, 연령 〉 17세)

  ☞ 합병증 및 동반상병 분류 = 1 : 기타진단에 의해 결정

예제 47세의 여자환자는 입원일수가 43일이었다. 대장경 검사와 위내시경 검사 결과 내치핵으로 진단되었으며, 기타진단으로 장폐색증과 결장 흑피증(melanosiscoli)도 있어 치질수술을 시행하였다.

- 주 진 단 K64.8 (내치핵)
- 기타진단 K56.6 (장폐색), K63.8 (결장 흑피증 : 장의 기타 명시된 질환)
- 주 수 술 Q3012 (치질수술)
- 검 사 E7660 (결장경검사), E7620 (위내시경검사)
- DRG번호 G10401 (기타 항문 및 항문주위수술, 합병증 및 동반상병 1)

  ☞ 정상군 상한 21일 〈 본 환자 입원일수 43일 = 재원일수 상단열외군

예제 56세의 여자환자로 범(전신성) 복막염을 동반한 급성 충수염(acute appendicitis, unspecified)으로 충수절제술을 받았다. 심방세동(잔떨림, atrial fibrillation)과 쿠싱 증후군(Cushing's syndrome)도 진단받았다.

- 주 진 단 K35.2 (범복막염을 동반한 급성 충수염)
- 기타진단 I48.90 (상세불명의 심방세동, 잔떨림), E24.9 (상세불명의 쿠싱 증후군): 합병증 및 동반상병 결정에 영향 줌
- DRG번호 G08101 (복잡한 주진단에 의한 충수절제술, 합병증 및 동반상병 1)

  ☞ 합병증 및 동반상병 1 : 기타진단에 의해 결정

예제 51세의 남자환자로 위암으로 진단받고 부분 위절제술을 받았다. 한편 6개월 전부터 항문에 통증이 있어 본 입원기간 동안 치핵수술을 받았다.

- 주 진 단 C16.99 (상세불명의 위암)
- 기타진단 K64.9 (상세불명의 치핵)
- 주 수 술 Q2591 (부분 위절제술)

  Q3012 (치질절제술)
- DRG번호 없음 (본사업 대상 DRG 아님)

  ☞ 치질절제술보다 외과적 우선순위가 높은 수술인 부분 위절제술 시행

5.4. 산부인과

1) 대상

(1) 여성생식기계 질환 (MDC 13)

- 여성생식기계 질환을 주진단으로 갖음 : 악성종양 제외
- 자궁 및/또는 자궁부속기 수술보다 외과적 우선순위가 높은 수술을 갖지 않는 환자
- 다음의 수술을 복강경하에 또는 개복하여 실시한 경우
  - 자궁근종 적출술, 자궁질 상부 절단술, 자궁전절제술
  - 자궁탈출 근본수술, 자궁파열 수술, 유착성 자궁부속기 절제술
  - 난관구 절개 및 난관성형술, 난관난소 이식술, 부속기 종양 적출술
  - 난소 부분 절제술

(2) 제왕절개 분만 (MDC 14)

- 초산, 경산 및 태아수 불문
- 제왕절개술 및 자궁 적출술, 제왕절개 만출술을 실시한 경우

<표 8-16 (A)> 여성생식기계 : 외과계 시술 및 부가코드

수술코드	수술명	원 어
복강경 미이용한 자궁적출술(악성종양 제외)		
R4143	전자궁적출술 - 림프절절제술 시행 - 단순	Total hysterectomy
R4145	전자궁적출술 - 림프절절제술 미시행 - 단순	Total hysterectomy
복강경 미이용한 기타 자궁 및 자궁부속기수술(악성종양 제외)		
R4121	자궁근종절제술 - 복부접근 - 단순(장막하근종)	Myomectomy-simple
R4122	자궁근종절제술 - 복부접근 - 복잡	Myomectomy-complex
R4123	자궁근종절제술 - 질부접근	Myomectomy-vaginal
R4224	자궁파열 수술 - 자궁파열봉합술	Operation for uterine rupture
R4430	난소부분절제술(질식포함)	Wedge resection of ovaries
R4223	자궁파열 수술	Operation for uterine rupture
복강경을 이용한 기타 자궁 및 자궁부속기수술(악성종양 제외)		
R4121	자궁근종절제술 - 복부접근 - 단순(장막하근종)	Myomectomy-simple
R4122	자궁근종절제술 - 복부접근 - 복잡	Myomectomy-complex
R4123	자궁근종절제술 - 질부접근	Myomectomy-vaginal
R4330	유착성 자궁 부속기 절제술 : 양측	Adnesectomy
R4410	난관난소 이식술, 난관 가교술	Tubal implantation
R4430	난소부분질제술 : 실식 포함	Wedge resection of ovaries
제왕절개 분만		
R4513	제왕절개만출술 - 1태아 임신 - 초회	Cesarean hysterectomy-primipara
R4514	제왕절개만출술 - 1태아 임신 - 반복	Cesarean hysterectomy-multipara
R4515	제왕절개 만출술 - 다태아 임신 - 초회	Cesarean section-primipara
R4516	제왕절개 만출술 - 다태아 임신 - 반복	Cesarean section-multipara

<표 8-16 (B)> 여성생식기계 종류에 따른 수술코드

DRG 번호	산부인과 DRG 명칭	입원일수(일)		
		평균	정상군 하한	정상군 상한
N04200	기타 자궁적출술(악성종양 제외), 심각한 혹은 중증의 합병증 및 동반상병 미동반	7.31	3	13
N04201	기타 자궁적출술(악성종양 제외), 중증의 합병증 및 동반상병 동반	8.83	4	15
N04202	기타 자궁적출술(악성종양 제외), 심각한 합병증 및 동반상병 동반	9.12	4	15
N04100	복강경을 이용한 자궁적출술(악성종양 제외), 심각한 혹은 중증의 합병증 및 동반상병 미동반	5.55	3	13
N04101	복강경을 이용한 자궁적출술(악성종양 제외), 중증의 합병증 및 동반상병 동반	6.33	3	15
N04102	복강경을 이용한 자궁적출술(악성종양 제외), 심각한 합병증 및 동반상병 동반	6.48	3	15
N04500	복강경을 이용한 기타 자궁수술(악성종양 제외), 심각한 합병증 및 동반상병 미동반	4.15	2	13
N04501	복강경을 이용한 기타 자궁수술(악성종양 제외), 심각한 합병증 및 동반상병 동반	4.81	2	13
O01600	제왕절개분만(단태아), 심각하거나 중증 혹은 중등도의 합병증 및 동반상병 미동반	6.69	3	9
O01601	제왕절개분만(단태아), 중등도의 합병증 및 동반상병 동반	9.49	3	13
O01701	제왕절개분만(다태아), 중증 혹은 중등도의 합병증 및 동반상병 동반	11.3	3	18

2) 산부인과 DRG 예제

예제 4-1 31세 여자 환자로 자궁평활근종(Leiomyoma of uterus)이 있어 복강경을 이용한 자궁근종 절제술을 시행하였다. 요실금(urinary incontinence)이 있어 요실금 근본수술도 함께 시행하였다.

- 주 진 단 D25.9 (상세불명의 자궁의 평활근종)
- 기타진단 N39.4 (기타 명시된 요실금)
- 주 수 술 R4121 (자궁근종절제술 - 복부접근 - 단순)
- 기타수술 R3560 (요실금 근본수술)
- DRG번호 N04500 (복강경을 이용한 기타 자궁수술 / 악성종양 제외)
  - ☞ 합병증 및 동반상병 0 : 기타진단이 '분류 0'에 속함
  - ▣ DRG별 합병증 및 동반상병(중등도) - 기타진단
    - 0 : 합병증 및 동반상병 없음
    - 1 : 경미한(minor) 합병증 및 동반상병
    - 2 : 중등도(moderate) 합병증 및 동반상병
    - 3 : 중증(severe) 합병증 및 동반상병
    - 4 : 파국(catastrphic) 합병증 및 동반상병

예제 4-2 자궁벽과 난소에 자궁내막증(endometriosis)으로 단순 전자궁적출술과 난소부분절제술을 시행하였다.

- 주 진 단 N80.0 (자궁의 자궁내막증)
- 기타진단 N80.1 (난소의 자궁내막증)
- 주 수 술 R4145 (전자궁적출술 - 림프절절제 미시행 - 단순)
- 부 수 술 R4430 (난소부분절제술)
- DRG번호 N04200 (기타 자궁적출술 / 악성종양 제외)
  - ☞ 합병증 및 동반상병 0 : 기타진단이 '분류 1, 2' 속하지 않음

예제 4-3 27세 여자환자로 2024년 3차례 만성 자궁주위조직염 및 골반 연조직염의 병력이 있는 환자이다. 간헐적으로 하복부 통증과 외음부 가려움증이 발현되어 개인병원에서 치료받았으나 증세가 악화되어 본원에 재입원하게 되었다. 골반경 검사 결과 장과 복막이 유착되어 있었다. 자궁체부(uterus)는 육안으로는 정상이었으나 양측 난소가 복막에 유착되어 있어 유착분리와 골반 세정(irrigation)을 해주었다.

- 주 진 단 N73.6 (여성골반복막유착)
- 기타진단 N73.1 (만성 자궁주위조직염 및 골반연조직염)
- 주 수 술 Q2810 (골반경 유착분리)
- DRG번호 없음 (본사업 대상 DRG 아님)

예제 4-4 35주 3일된 31세 2번째 다태아 경산부 환자는 출혈과 양막파열로 응급실을 통해 입원하였다. 초음파 검사상 전치태반(placenta previa)으로 발견되었으며 응급으로 제왕절개를 하였다.

- 주 진 단 O82.1 (응급 제왕절개 분만)
- 기타진단 O44.1 (출혈을 동반한 전치태반),
O60(조기분만 : 35주) - 합병증·동반상병
- 주 수 술 R4516 (2번째 다태아 제왕절개술)
- DRG번호 O01701 (제왕절개술, 중증도 1)
☞ 합병증 및 동반상병 1 : 기타진단 영향

산부인과 질환 및 관련용어

1. 전자간증(Pre-eclampsia)

・임신 20주 이후에 발생되는 단백뇨, 부종을 동반한 고혈압, 시력장애

◉ 전자간증의 분류

1) 경도 전자간증(mild pre-eclampsia) : O13

・혈압상승(140/90 mmHg 이상), 체중증가(0.9kg 이상/주), 손과 안면 부종

・무균 배뇨검사결과 단백뇨 (trace 또는 +)

2) 중등도 전자간증(moderate pre-eclampsia) : O14.0

3) 중증 전자간증(severe pre-eclampsia) : O14.1

・혈압(160/110 mmHg 이상), 심한 단백뇨 (3+ 또는 +4), 뇨량의 감소, 부종, 시력장애 초래

2. 골반내 염증성 질환(pelvic inflammatory disease, PID)

・정　의 : 골반영역내의 염증(자궁관염)

・주원인 : 임질(gonorrhea)과 클라미디아 감염(흔히 동시 발생, 재발시 자궁관협착 발생)

・증　상 : 복부 통증, 질분비물, 자궁경부 압통

3. 자궁근종(myoma) : 자궁내 양성종양

・월경간 출혈, 골반통 등

・자궁절제술(hysterectomy) 또는 자궁근절제술(myomectomy)

4. 전치태반(placenta previa)

・태반이 제위치를 벗어나 자궁목 통로를 막거나 자궁벽 아래쪽에 착상

5. 태반박리(abruptio placentae)

・정상적으로 착상된 태반의 조기박리

6. 임신 및 분만 관련 용어

1) 정상 임신기간 : 37~42주 예) 36wk^{+2} = 36주 2일 : 조기분만

2) 정상분만(normal spontaneous vaginal delivery, NSVD) : 질분만

3) 제왕절개분만(cesarean section) : 복부절개하여 자궁속에 태아 만출시키는 수술

▶ 적응증 : ・아두골반불균형(cephalopelvic disproportion, CPD)
・태반조기박리(abruptio placenta), 전치태반(placenta previa)
・태아곤란증(fetal distress), 둔위(볼기태위, breech presentation)
어깨태위(shoulder presentation)

7. 내분비계 (뇌하수체 후엽) ・**옥시토신(oxytocin)** : 자궁수축 자극
・**항이뇨호르몬(antidiuretic hormone, ADH)** : 수분재흡수
・**요붕증(diabetes insipidus, DI)** : 항이뇨호르몬 불충분한 분비

5.5. 소화기계 질환

1) 주진단 및 기타진단 선정기준

(1) 악성종양(tumor)의 주진단 선정 지침

① 악성종양의 치료가 지시된 경우

악성종양이 주진단

② 입원목적이 방사선/화학요법인 경우

방사선요법(Z510) 또는 화학요법(Z511)이 주진단

③ 입원 중 원발/전이부위 암 제거 및 주위조직에 화학/방사선요법 시행

악성종양(원발 또는 전이부위)이 주진단

④ 암 확장여부를 판단하거나 복강/흉강 천자와 같은 처치를 시행하기 위해 입원

화학/방사선 요법 시행했어도 악성종양(원발/전이부위)이 주진단

⑤ 원래의 치료계획을 수행하지 못했을 경우

예기치 못한 상황으로 인해 치료 수행되지 못했을 경우
병원에 입원하게 된 원인과 관련된 조사 후 확진된 병태 주진단 선정

예) 외래에서 생검결과

- 직장암 진단받은 환자가 직장암 적출술을 위해 입원
- 수술 전 투약하기 전 환자가 다른 치료 고려하기까지 수술 받지 않기로 결정 퇴원
- 주진단 : 직장의 악성종양(치료되지 않아 입원하게 된 병태)

(2) 기타진단명 선정기준

환자진료에 영향을 준 주진단 이외의 추가진단

① 이번 입원과 관련된 최종진단명 기타진단 인정

의사가 퇴원요약 또는 입퇴원기록지의 최종진단명으로 기재한 경우

- 의사들이 이번 입원과 관련이 없는 지난 입원 시 시행한 수술 또는 병력의 진단은 기타 진단이 아님

② 현재 병태로 기재, 최종진단에 포함되지 않은 진단 : 추가여부 문의

보건의료정보(의무기록)에 현재 병태인 것처럼 기재되어 있지만 최종 진단에는 포함되어 있지 않은 진단은 의사에게 문의한 후 기타진단으로 추가

③ 현재 있는 추가 병태 인정

질병의 발전과정과 연관이 없는 추가 병태는 현재 있는 경우에만 기타진단으로 인정

④ 비정상적인 검사결과 임상적 의미 부여시만 인정

- 비정상적인 검사결과(임상병리, 진단방사선, 조직병리 검사결과 및 기타진단 결과)는 의사가 임상적인 의미를 부여하지 않은 한 기타진단으로 인정 안 함
- 검사결과가 정상 범위를 벗어났기 때문에 그 병태를 평가하기 위해 다른 검사 또는 치료를 지시했다면 의사에게 문의 후 진단 추가

2) 소화기계 질환 주·기타진단 예제

예제 37세 여자환자는 아침 식사 후 설사와 구토가 수차례 있어 본원 응급실을 경유하여 입원하였다. 대변(stool) CT 검사결과 감염성 설사(살모넬라균)로 진단되어 수분공급을 해주면서 항생제 투여후 증상이 호전되어 퇴원하였다. 입원일수는 3일이었다.

- 주 진 단　A02.0　(살모넬라장염)

예제 28세 남자환자는 상복부 불편과 소화곤란이 있어 입원하였다. 내시경 검사결과 유문부 협착증, 표재성(얕은) 위염으로 나타나 치료 후 증상이 완화되었다. 입원일수는 3일이었다.

- 주 진 단　K31.1 (유문부 협착증)
- 기타진단　K29.3　(만성 표재성 위염)

예제 68세 여자환자는 혈변을 주소로 입원하였다. 혈변의 양이 점차 증가하여 입원시 Hgb(혈색소)이 7.0으로 4pint 수혈을 한 후 수치는 9.8로 나타났다. 내시경 검사결과 상행결장암으로 진단되어 수술을 시행하였다. 이 환자의 입원일수는 8일이었다.

- 주 진 단 C18.2 (상행결장암)
- 기타진단 D50.0 (실혈에 의한 철 결핍성 빈혈)

예제 60세 남자환자는 식도암으로 진단받고 뼈로 전이되어 화학요법을 2번째 받기 위해 입원하였다. 치료 중 구토나 오심 증상은 없었으며, 외래치료를 하기로 하고 퇴원하였다.

- 주 진 단 Z51.1 (신생물에 대한 화학요법 받기 위해 입원)
- 기타진단 C79.5 (골 및 골수의 이차성 악성 신생물)

3) 소화기계 질환 일반적 분류

(1) 식도염 또는 식도궤양의 경우

원인이 화학물질에 의한 경우 그 원인을 밝혀 주기 위해 : 외인 분류번호 부가적 사용

☞ Gastritis due to accidental drinking of acetic acid in the lab of college
대학 실험실에서 모르고 초산을 마셔서 생긴 위염 K29.7 X49.2

(2) 위, 십이지장 및 공장 등의 궤양 : K25-K28

급성, 만성 출혈 및 천공의 동반 여부에 따라 세 분류번호 : (.0-.9)

☞ A. Chronic duodenal ulcer with hemorrhage K26.4
출혈이 있는 만성 십이지장 궤양

B. Acute gastric ulcer with perforation K25.41
천공이 있는 급성 위궤양

(3) 외상(injury)에 의한 장기의 천공 : S code 분류

장기의 천공이 감염성 질환에 의한 경우 그 원인에 해당하는 : A code 분류

☞ A. Traumatic perforation of jejunum due to car accident S36.40
교통사고에 의한 공장의 천공

B. Perforation of small intestine due to typhoid feve A01.0
장티푸스에 의한 소장의 천공

(4) 수술 후 소화기계 합병증 : K91

인공개구상태 : Z93 　　인공개구에 대한 관리 : Z43

☞ A. Colostomy and enterostomy malfunction　K91.4
결장조루 및 장조루 기능부전

B. Ileostomy status　Z93.2
회장조루술 설치술 상태

C. Admission for ileostomy repair　Z43.2
회장조루술 치료를 위한 입원

(5) 장 폐쇄(intestinal obstruction) : K56

수술 후 합병증으로 인한 장 폐쇄 : K91

☞ A. Intussusception　K56.1
장중첩증

B. Postoperative adhesive ileus　K91.3
수술 후 유착성 장 폐쇄

(6) 복막염(peritonitis) : 질병의 진행정도, 환자의 상황, 동반되는 질환에 따라 분류

☞ Peritonitis following artificial abortion　O08.0
인공유산과 동반된 복막염

Peritonitis in appendicitis　K35.3
복막염이 동반된 급성 충수염

4) 소화기계 신생물 분류

(1) 중복병소의 분류

위치 한계가 중복되는 악성 신생물

☞ Adenocarcinoma of stomach, involving antrum and greater curvature
유문동과 대만이 포함된 위의 선암종　C16.8

(2) 독립된 다발성 부위의 분류 : C97

둘 이상의 독립된 부위에 원발성 악성 신생물

각각의 악성 신생물 : 추가번호 사용 가능

☞ Multiple myeloma and primary adenocarcinoma of stomach C97, C90.0, C16.9

다발성 골수종과 위의 원발성 선암종

(3) 과거 암(history, 병력)과 현재 암의 분류 비교

☞ **A. 과거 암의 경우 : 병력 (Z80. 가족력, Z85. 개인력)**

Metastatic cancer of lung
폐의 속발성 악성 신생물
Post-total gastrectomy status due to cancer
악성 신생물로 위 전절제술후 상태
No recurrence at primary site
원발 재발없음(과거암 = Z code) C78.09 Z85.0(개인력)

- 가족력은 아버지, 어머니 등 언급있음
- 가족력 언급이 없을 경우 개인력에 해당
- 전이암 : C77_,(림프절), C78_, C79_

B. 현재 암의 경우 : 원발 재발(recurrence) → C___

Metastatic cancer of lung, right
오른쪽 폐의 속발성 암종
Recurrent stomach cancer, cardia
위의 분문 재발(현재 암 = C code) C78.00 C16.09

(4) 림프절(lymph node) 및 림프종의 분류

☞ A. Adenocarcinoma of intrathoracic lymph node C77.1
흉곽 내 림프절의 선암종

B. Non-Hodgkins lymphoma of cecum C85.7
맹장의 비호지킨스 림프종

C. Diffuse large cell lymphoma of breast C83.3
유방을 침범한 미만성 대세포 림프종

(5) 부위 명시가 없는 신생물(Unknown primary site) : C80

원·속발성 상관없이 cancer, carcinoma, carcinomatosis, multiple cancer 등 표기

원발성 암 모르고 전이성 암(metastatic cancer)만 표시

☞ A. Carcinomatosis 암종증 C80

B. Unknown primary site 원발부위 모름

Metastatic esophagus 식도 전이 C80, C78.88

(6) site-specific tumor(특이 부위적 형태학적 용어)와 관련된 분류

metastasis(전이) A of B : A(원발성 암), B(전이성 암)

site-specific tumor : 조직형태에 장기(organ) 포함

☞ Metastatic osteoma of pancreas C41.9, C78.81

췌장으로 전이된 전이성 골육종

osteoma(조직형태) : 장기는 bone(뼈)

(7) 기타 (질병분류 찾는 공식 용어)

① 추후검사(Follow-up)

☞ Follow-up exam of ovarian cancer

난소암 추후검사

Post radiation therapy : no evidence of recurrence Z08.1, Z85.4

방사선치료 후 : 재발없음

② 회복기(Convalescence)

☞ Convalescence of following hysterectomy for cervical cancer

자궁경부암(자궁목암)으로 인한 사궁절제술 후 회복기 Z54.0, C53.9

③ 선별검사(Screening examination)

☞ Special screening exam for neoplasm of cervix Z12.4

자궁경부(자궁목)의 신생물에 대한 특수 선별검사

④ 관찰(Observation) : 의심되는 악성 신생물

☞ Observation for carcinoma of stomach, ruled out Z03.1

의심되는 위암의 관찰, 배제됨

<표 8-17 (A)> 소화기계 질환분류

질병코드	주진단 범주(MDC)	비 고
A	· 감염성 위장염, 결핵성 장염, 바이러스 장염 등 포함	
B	· 기생충에 의한 감염 포함	
C	· 위장관 악성신생물 포함	
D	· 위장관의 상피내암 및 양성 신생물 포함	· 간 담도계 · 췌장의 신생물 제외
E	· 유당불내증과 과당 대사이상 · 장관성 탄수화물 흡수의 기타장애	
I	· 복강동맥 압박증후군, 치핵, 식도정맥류, 장간막 림프절염	
K	· 식도, 위 및 십이지장 질환, 충수의 질환, 탈장(헤르니아) · 비감염성 장염 및 대장염, 장의 기타질환, 복막의 질환 · 소화기계 기타질환	· K20-K938 진단 - K70-K87 제외 - 간 담도계·췌장 질환 제외
N	· 장관의 자궁내막증, 소장과 대장으로 열린 질 누공 · 기타 장관-생식기 누공, 처치 후 골반 복막 유착	
Q	· 소화기의 선천성 기형과 관련된 진단 포함	
R	· 소화기와 관련된 증상 및 검사결과의 이상	
S	· 소화기의 외상에 의한 손상	
T	· 소화기의 이물, 화상 및 부식, 복부내 및 골반 장기 · 손상의 후유증	
Z	· 위조루술(gastrostomy), 회장루조성술(ileostomy) · 결장조루술(colostomy)과 관련된 진단 포함	

소화기계 질환 및 관련용어

1. 음식물의 소화기계 (순서대로 기재)
- 구강(oral cavity)
- 인두(pharynx)
- 식도(esophagus)
- 위(stomach)

1) 작은창자(intestine)
- 십이지장(샘창자 duodenum)
- 공장(빈창자 jejunum)
- 회장(돌창자 ileum)

2) 큰창자(large intestine)
- 맹장(막창자 cecum)
- 상행결장(ascending colon)
- 횡행결장(transverse colon)
- 하행결장(desending colon)
- S자상결장(구불결장 sigmoid colon)
- 직장(곧창자 rectum)
- 항문(anus)

2. 위(stomach)의 구성
- 분문(들문 cardia) : C160
- 기저(바닥부 fundus) : C161
- 체(몸통 body) : C162
- 동(antrum) : C163
- 유문(날문 pylorus) : C164
- 소만곡(lesser curvature) : C165
- 대만곡(greater curvature) : C166

3. 림프종(lymphoma)

1) Nodal lymphoma (75%)
- 림프절(lymph node)
- 편도(tonsil)
- 비장(지라 spleen)
- 흉선(가슴샘 thymus)

2) Extranodal lymphoma (25%)
- 위(stomach), 장(intestine), 유방(breast)

4. 림프종(lymphoma)의 유형

1) 호즈킨병(Hodgkin's disease)
- 비장과 림프절에 있는 림프조직의 악성종양

2) 비호즈킨림프종(Non-hodgkin's lymphoma)
- 림프구성 림프종(lymphatic lymphoma)
  - 림프구로 형성
- 조직구 림프종(histocytic lymphoma)
  - 조직구 또는 큰 대식구를 닮은 큰 림프구로 이루어짐

5. 궤양(Ulcer)
- 피부조직의 병소 또는 미란
  예) 위, 십이지장, 소화성 궤양

6. 천공성 궤양(perforating ulcer)
- 장기 두께가 얇아져 구멍이 뚫리는 병소

7. 빈혈(Anemia)
- 적혈구 또는 헤모글로빈의 결핍
- 정상수치(Hgb) : 남) 13.0~17.0g/dl
  여) 12.0~16.0g/dl

8. 빈혈의 종류

1) 철결핍성 빈혈(iron-deficiency anemia)
- 철분 결핍

2) 무형성 빈혈(aplastic anemia)
- 골수세포의 형성부전증으로 혈구생성 부전

3) 용혈성 빈혈(hemolytic anemia)
- 과잉 파괴로 인한 적혈구 감소

4) 악성빈혈(pernicious anemia)
- Vt. B_{12} 적혈구 결핍

5) 낫(겸상) 적혈구 빈혈(sickle cell anemia)
- 낫모양의 적혈구
- 비정상적인 형태와 용혈이 특징인 유전성 질환

6) 지중해 빈혈(thalassemia)
- 유전적 결함으로 지중해연안 사람에게 발생 빈번

중요어휘

1. 진단명별 환자군(Diagnosis Related Groups, DRG) 지불제도 정의

- 입원환자 분류체계
- 재원기간 유사
- 병원 자원의 소모가 유사한 환자군
- 산정방법 : 전향적 산정방법 - 선불제도(prospective payment system, PPS)
- 진료비 상환방법 : 건별지불제도(pay for case system), 포괄수가제

2. DRG 지불제도의 역사

1) 미 국

- 예일대학교 DRG 개발
- MDC 25개(1-25번) : 한국보다 2개 많음
  - 중대한 다발성 외상(trauma), 인체면역결핍바이러스(HIV)
- 내 · 외과계 분류
  - 내과환자(특정 주진단), 외과환자(특정 수술절차)에 따라 재분류
- Case-mix DRG 번호 : 환자의 연령, 합병증 및 동반질환 여부
  - 467개 질환 재분류
- R-DRG(Refined DRG) 분류체계 개발 : 1,144 항목군

2) 한 국

- 1986년 : 서울대 병원연구소 - KDGR(한국형 DRG) 개발
- 1991년 : 미국의 R-DRG 적용 - 두번째 KDRG(한국형 DRG) 1,199개 개발
- MDC : 23개
- 2005년 : KDRG 3이 적용

3. 행위별 수가제

- 퇴원환자 분류체계
- 진료비상환방법 : 진료행위별 지불제도(pay for service system)
- 후향적 산정방법 : 후불제도(retrospective payment system)

4. 행위별 수가제의 문제점

- 급격한 의료비 상승
- 진료비 청구심사 업무의 복잡함 및 업무량의 과중
- 보험진료비 심사에 따른 의료인과 보험자간의 마찰 및 갈등
- 의료수가관리의 어려움 및 의료서비스 공급 형태의 왜곡현상 유발

5. DRG 지불제도의 기대효과

- 의료기관 비용절감 : 적정량의 의료서비스 제공
- 병원경영의 합리화 : 의료의 질 향상
  - 재원일수 단축, 병원 생산성 증가 및 전문화
- 의료기관의 진료청구방법 간편
  - 행정비용 절감, 진료비청구 및 심사조정 마찰감소
  - 진료비 범위내에서 의사들의 임상적인 자율권 보장
- 불필요한 서비스 감소 유도
  - 최소한 의료서비스 제공 유도는 아님
- 의료비 절감

6. DRG 번호 결정에 영향을 주는 사항

- 입원환자의 주진단명에 따라 주진단범주(MDC) 결정
- 외과 질병군(surgical cases)과 내과 질병군(medical cases) 분류 : 수술유무
- 연령에 따라 질병군 세분화 : 연령구분 필요시
- 기타 진단명에 따라 합병증 및 동반상병 결정
- 퇴원시 상태

7. 주진단범주(Major Diagnostic Categories, MDC)

- 신체부위 또는 질병특성에 따른 질병군의 23개 대분류
- 각 DRG는 하나의 주진단범주에 속함

8. 주진단명(Principal Diagnosis)

- 입원하게 된 주원인이 되는 병태
- 입원기간 중 모든 검사결과 후 최종적으로 밝혀진 진단명
- 한번 입원한 건에 대하여 하나의 주진단 선정
- 퇴원 전의 주진단은 그 당시의 임시 주진단
- 주진단명 선정원칙
  - U.S. National Committee on Vital and Health Statistics(UHDDS)

9. 기타 진단(Secondary Diagnosis) : 합병증 및 동반상병 결정

- 합병증(complication) : 입원기간 중에 발생된 이차 질환
- 동반질환(comorbidity) : - 입원당시부터 주진단과 함께 가지고 있던 질환
  - 치료 또는 입원기간에 영향을 준 질환
- 제외 : 과거의 입원과는 관련이 있지만, 이번 입원과는 무관한 병태

10. DRG : 합병증 및 동반상병(중증도) - 기타 진단

- O : 합병증 및 동반상병 없음
- 1 : 경미한(minor) 합병증 및 동반상병
- 2 : 중등도(moderate) 합병증 및 동반상병
- 3 : 중증(severe) 합병증 및 동반상병
- 4 : 파국(catastrphic) 합병증 및 동반상병

11. DRG 번호 : 총 6자리

예) DRG : G09621 서혜 및 대퇴부 탈장수술(장관절제 미동반), 단측, 16세, 감염

▸ 질병군(ADRG) : G096 → 첫 4자리 서혜 및 대퇴부 탈장수술(장관절제 미동반),

단측

▶ 연령그룹 : 2 → 5번째 자리 (8-69세, 예, 16세)

▶ 합병증 및 동반상병 동반(= 기타질환) : 1 → 6번째 자리(예, 감염)

12. 합병증 및 동반상병에 영향을 주지 않는 경우

- 기타진단이 환자의 주진단과 동일
- 주진단이 속한 질병군과 동일한 질병군에 분류
- 기타진단이 건강보험 비급여 대상

13. 여러 개의 기타진단이 있을 경우

- 기타진단에 의한 합병증 및 동반상병 분류 중 단계가 가장 높은 것으로 결정

14. 열외군(Outliers)

- 진료의 질적수준이 정상범위를 벗어나는 것
- 동일 질병으로 다른 환자들보다 오래 입원 또는 의료 이용량 많은 환자
- 이들로 인한 의료기관의 손해
- 의료기관은 추가지불 신청 가능

15. 진료비 열외군(Cost-outlier)

- 진료비 총액이 DRG 금액의 1/5배 이상 또는 총액이 약 1,200만 원 초과한 경우
  - 차액의 60% 추가 지급
- 진료비 총액 〉 DRG 금액의 1/5배 이상 또는 총액 약 1,200만 원
  - 차액의 60% 지급

16. 포괄수가제 : 진료과 및 대상 질환군

* 진료과(4개) + 질환군(7개)
  - 안과 : 수정체 수술(vitrectomy)

- 이비인후과 : 편도와 아데노이드 수술(tonsillectomy and adenoidecotmy)
- 외과 : - 항문과 또는 항문주위 수술(anal or stomal procedures)
  - 서혜 및 대퇴부 탈장수술(inguinal and femoral hernia procedures)
  - 충수절제술(appendectomy)
- 산부인과 : 악성종양 제외
  - 자궁 또는 자궁부속기 수술(uterine or adnexa procedures)
  - 제왕절개 분만(cesarean section)

17. DRG 번호의 결정 방법

- 입원환자의 주진단명에 따라 주진단범주 결정
- 결정된 주진단범주 내에서 수술을 받은 자는 수술명 코드에 따라 외과적 질병군으로, 수술을 받지 않은 자는 주진단명 코드에 따라 내과적 질병군으로 구분
- 연령구분이 필요한 질병군에서는 연령에 따라 질병군 세분화
- 기타 진단명에 따라 합병증 및 동반상병 분류 결정

18. 급여대상 DRG 분류

- DRG 본사업 대상에서 제외되는 경우
  - DRG가 속한 주진단범주에 분류된 진단명에 속하지 않을 경우
- 여러 개 수술받은 환자의 DRG 번호
  - 외과적 우선순위가 가장 높은 수술로 결정
- 다른 주진단범주에 속하는 여러 개 수술받은 환자
  - DRG번호는 주진단이 분류된 주진단범주안에 정의된 수술에 의해 결정

19. DRG 환자 구분

- 정상군 : 입원기간과 행위별총진료비가 정상인 환자
- 하단열외군 : 입원일수가 정상군의 하한 입원일수보다 짧은 자
  = 입원일수 〈 정상군의 하한 입원일수
- 상단열외군 : 입원일수가 정상군의 상한 입원일수보다 긴 자
  = 입원일수 〉 정상군의 상한 입원일수

- 진료비 열외군 : 정상군 및 상·하단 열외군 진료비 산정 원칙
  = 보험자부담 + 본인부담 진료비 〈 총진료비 (일정금액 초과자)

20. DRG 적용분야

- 병원관리(hospital management)
- 의료이용도조사(utilization review)
- 지불체계(payment system)
- 의료의 질 관리(quality assurance)

21. 신포괄수가제(Refined DRG, RDRG) 특징

- 신포괄지불제도 = 행위별 수가제 + 포괄수가제 + 4개 중증질환
  (암/뇌/심장/희귀난치성 질환)
  - 신포괄수가제는 입원기간동안 발생한 입원료, 처치 등
    → 진료에 필요한 기본적인 서비스는 포괄수가로 묶음
  - 의사의 수술, 시술 등
    → 행위별 수가로 별도 보상하는 제도

제8장 필수문제

*** 가장 맞는 것에 번호를 기재하시오.**

01 DRG의 진료비 지불방식으로 맞는 것은?

① 포괄수가제　② 진료행위별 지불제도　③ 후불제도
④ 수술건당 지불제도　⑤ 퇴원환자 지불제도

02 미국에서 사용하고 있는 입원진료비 상환방법은?

① MDC　② DRG　③ PPS
④ medicaid　⑤ medicare

03 진단명별 환자군(DRG)을 활용할 수 있는 분야에 속하지 않는 것은?

① 경제분석체계(economic analysis system)
② 병원관리(hospital management)
③ 의료이용도조사(utilization review)
④ 지불체계(payment system)
⑤ 적정진료보장(quality assurance)

04 진료의 질적수준이 정상범위를 벗어나는 열외군을 뜻하는 것은?

① medicare　② medicaid　③ outlier
④ outline　⑤ case-mix

05 DRG에 대한 내용으로 틀리게 기재한 것은?

① 미국 예일대학에서 개발한 것이다.
② 퇴원환자들을 일정한 기준에 의하여 환자군으로 분류하는 방법이다.
③ 전향적 산정방법으로 건별 지불제도이다.
④ 재원기간이 유사한 환자들끼리 무리를 짓는 방법이다.
⑤ 병원자원의 소모가 유사한 환자들끼리 무리를 짓는 방법이다.

06 2016년부터 한국에서 사용하는 DRG 진단명분류 기준은?

① ICD-9　② ICD-0-3　③ ICD-9-CM
④ EDI　⑤ KCD-8th

정답

1. ①　2. ②　3. ①　4. ③　5. ②　6. ⑤

07 DRG에 대한 내용으로 맞게 기재된 것은?

① 이비인후과는 급여 대상 진료과에 해당된다.
② 한국에서는 2004년부터 희망하는 병원에 한하여 시범사업을 실시한다.
③ 제왕절개술과 각막이식술은 DRG 대상질환군에 포함된다.
④ 여러 개 수술받은 환자의 DRG번호는 외과적 우선순위가 가장 낮은 수술로 결정한다.
⑤ DRG는 질병군별로 기타진단명, 연령, 중증도에 따라 총 71개로 구분한다.

08 DRG별 환자구분에 속하지 않는 것은?

① 정상군 ② 하단 열외군 ③ 중간 열외군
④ 진료비 열외군 ⑤ 상단 열외군

09 DRG 환자 구분 중 정상군보다 의료이용량이 많아 의료기관에서 추가지불신청을 할 수 있는 의료기관 비용부담을 완화하는 관리군은?

① 상단열외군 ② 하단열외군 ③ 재원일수열외군
④ 진료비열외군 ⑤ 중간열외군

10 DRG 번호 결정에 영향을 주는 사항이 아닌 것은?

① 수술유무 ② 주진단범주(MDC)와 주진단 선정
③ 합병증 ④ 입원상태 ⑤ 연령

11 질병군 포괄수가제(DRG)에 대한 내용으로 옳은 것은?

① 최소한의 의료서비스 제공 유도
② 불필요한 서비스 감소 및 과잉진료 방지
③ 소비자의 의료서비스 선택 폭 확대
④ 의사가 담당한 환자수에 따라 보수 지급
⑤ 의사의 자율권 보장 및 양질의 서비스 제공

12 미국의 MDC에 대한 설명으로 옳은 것은?

① 환자들의 주진단명에 따라 23개 중 한 곳으로 분류한다.
② 손상과 인체면역결핍 바이러스가 포함되어 있다.
③ 원어는 Medical diagnostic categories이다.
④ 신체부위나 질병특성에 따른 질병군의 중분류이다.
⑤ 각 DRG는 하나의 주진단범주에 속하게 된다.

정답 7. ① 8. ③ 9. ④ 10. ④ 11. ② 12. ⑤

13 포괄수가제의 DRG 질병군에 해당되지 않는 것은?

① 난소암 ② 항문주위 농양(고름집) ③ 충수염
④ 대퇴탈장(넙다리 헤르니아) ⑤ 자궁근종

14 DRG에 대한 설명으로 옳지 않은 것은?

① DRG 번호 중 경미한 합병증 및 동반상병인 경우 '분류 1'에 해당
② ADRG 분류 기준은 입원하게 된 기타진단명에 따라 세분화
③ DRG 코드 분류에서 합병증 및 동반상병은 기타진단에 해당
④ DRG 번호 중 합병증 및 동반상병 분류의 자리는 6번째
⑤ ADRG 분류는 첫 4자리의 질병군에 해당된다.

15 한국 DRG 지불제도의 기대효과로 옳지 않게 기재한 것은?

① 의료기관 비용절감 ② 병원 생산성 증가
③ 재원일수 증가 ④ 의료기관의 진료청구방법 간편
⑤ 진료비 청구 및 심사 조정 마찰 감소

16 주진단에 대한 설명으로 옳지 않은 것은?

① 입원하게 된 주원인이 되는 병태이다.
② 검사후 최종적으로 밝혀진 진단을 말한다.
③ 한번 입원한 건에 대해 하나의 주진단으로 선정한다.
④ 주진단명 선정은 UHDDS에 정한 원칙에 따른다.
⑤ 입원당시부터 있던 것으로 치료나 입원기간에 영향을 준 병태이다.

17 하단열외군이란?

① 입원일수가 정상군의 상한 입원일수보다 긴 자
② 입원일수가 정상군의 하한 입원일수보다 긴 자
③ 입원일수가 정상군의 상한 입원일수보다 짧은 자
④ 퇴원일수가 정상군의 상한 입원일수보다 긴 자
⑤ 퇴원일수가 정상군의 하한 입원일수보다 짧은 자

18 DRG 질병군의 수술로 옳은 것은?

① 폐절제술 ② 조기간암 수술 ③ 녹내장 수술
④ 편도 및 아데노이드 수술 ⑤ 변형 유방절제술

정답

13. ① 14. ② 15. ③ 16. ⑤ 17. ① 18. ④

19 DRG 번호의 결정방법으로 옳지 않은 것은?

① 입원환자의 주진단명에 따라 주진단범주 결정한다.
② 질병군범주는 외과계 시술 등에 의해 결정된다.
③ 질병군은 항상 연령에 따라 세분화한다.
④ 기타진단명에 따라 합병증 및 동반상병 분류를 결정한다.
⑤ 연령구분이 필요한 질병군에서만 연령에 따라 질병을 세분화한다.

20 신포괄수가제와 관련이 없는 것은?

① 입원기간 입원료는 포괄수가로 묶음
② 암, 뇌, 신장, 희귀난치성 질환 포함
③ 행위별수가와 포괄수가제 장점 혼합제도
④ 시술은 행위별 수가에 보상하는 제도
⑤ 입원기간 처치 등은 포괄수가로 묶음

21 행위별수가제의 문제점이 아닌 것은?

① 급격한 의료비 상승
② 진료비 청구심사 업무의 복잡성
③ 보험진료비 심사에 따른 병원과 환자간의 마찰
④ 의료수가관리의 어려움
⑤ 의료서비스 공급 형태의 왜곡현상

22 주진단에 대한 설명으로 옳지 않은 것은?

① 입원하게 된 주원인이 되는 병태이다.
② 검사 후 최종적으로 밝혀진 진단을 말한다.
③ 한번 입원한 건에 대해 하나의 수진단으로 선성한나.
④ 주진단명 선정은 UHDDS에 정한 원칙에 따른다.
⑤ 입원당시부터 있던 것으로 치료나 입원기간에 영향을 준 병태이다.

23 신포괄수가제 중 환자전액지불대상 비급여 항목에 해당되지 않는 것은? 2

① 희귀의약품　　② 1군 항암제
③ 사전승인약제　　⑤ 치료재료
③ 초고가 약제

정답
19. ③　20. ②　21. ③　22. ⑤　23. ②

제 9 장 보건의료데이터 거버넌스, 인공지능(AI) 및 원격의료

■ 학습목표 ■

- 데이터 및 보건의료데이터 거버넌스 개념
- 정보거버넌스의 개념 및 원칙
- 보건의료정보 보호 및 빅데이터의 활용방안
- 보건의료데이터 거버넌스의 국제적 동향
- 디지털 헬스케어 및 스마트 헬스의 개념
- 인공지능 및 원격의료의 개념

Chapter

9 보건의료데이터 거버넌스, 인공지능(AI) 및 원격의료

1. 데이터 및 보건의료데이터 거버넌스 개념

1.1 데이터 거버넌스

1) 거버넌스의 정의

· 공동의 목표를 달성하기 위하여 주어진 자원 제약 하
 - 모든 이해 당사자들이 책임감을 가지고 투명하게 의사결정을 수행할 수 있게 하는 제반 장치
 - 프로세스(process 과정)
· 조직의 자산을 관리하기 위한 정책을 수립하고 적절한 실행
 - 지속적으로 모니터링하여 조직의 번영과 실행력을 강화하는 활동
 - 전사적 활동(Enterprise activity)

2) 데이터 거버넌스의 정의

· 전사적으로 보유하고 있는 데이터를 관리하기 위한
 - 정책, 지침, 표준, 전략 및 방향을 수립
 - 데이터를 관리할 수 있는 조직 및 서비스를 구축하는 통합적 데이터 관리체계
· 조직에서 사용하는 데이터의 가용성, 유용성, 통합성, 보안성을 관리
 - 이를 위한 정책과 프로세스를 다루며 프라이버시, 보안성
 - 데이터품질, 관리규정 준수를 강조
· 프라이버시나 보안성 등 국가에서 정한 기준이 있는 경우
 - 국가의 기준을 반영하여 시행

- 데이터 거버넌스의 영역
  - 데이터의 질, 가용성, 유용성, 무결성, 보안성

거버넌스의 개념

◐ **거버넌스의 포괄적 개념**

▸ 거버넌스 = 의사결정 = 데이터와 정보의 파생 = 통합관리체계

▸ 데이터 양 증가 → 데이터 신뢰, 관리 및 활용문제 → 해결방안 데이터 거버넌스

◐ **거버넌스의 의미**

▸ 공동 목표 달성하기 위함
- 주어진 자원하에서 이해 당사자들
- 의사결정을 수행할 수 있게 하는 제반 장치

3) 데이터 거버넌스의 영역

(1) 데이터의 질(quality)

- 데이터의 정확성(accuracy), 일관성(consistency), 무결성(integrity)
  - 유효성/타당성(validity), 적시성(timeliness), 접근성(accessibility)이 유지되는 상태

(2) 가용성(availability)

- 데이터가 정상 상태에서 사용될 수 있는 유효한 정도로 사용자
  - 사용하고자 할 때 사용할 수 있음을 의미

(3) 유용성(usability)

- 데이터가 명확하게 구조와 문서화, 분류된 상태로 검색이 쉬움
  - 사용자가 사용하는 도구(시스템)와 쉽게 호환되는 상태

(4) 무결성(integrity)

- 데이터의 정확성과 일관성 등 질이 확보된 상태
- 다른 플랫폼에서 저장, 변환, 전송 및 열람되더라도 질이 확보됨
- 데이터의 저장 또는 전송시
  - 인가되지 않은 방법으로 변경할 수 없음을 의미

(5) 보안성(security)

- 데이터의 민감도에 따라 분류됨
  - 데이터의 손상 및 유출을 보호하기 위한 장치가 정의된 상태

중요 내용

◐ 데이터 거버넌스의 의미

- ▸ 데이터를 관리하기 위한 정책, 지침, 표준, 전략 및 방향을 수립
- ▸ 데이터를 관리할 수 있는 조직 및 서비스를 구축
  - 통합적 데이터 관리체계

◐ 데이터 거버넌스의 영역

1) 데이터의 질

- ▸ 데이터의 정확성, 일관성, 무결성, 유효성, 적시성, 접근성 유지

2) 가용성

- ▸ 사용자가 사용하고자 할 때 사용할 수 있음

3) 유용성

- ▸ 데이터가 명확하게 구조와 문서화, 분류된 상태로 검색이 쉬움
  - 사용자가 사용하는 시스템과 호환되는 상태

4) 무결성

- ▸ 데이터의 정확성과 일관성 등 질이 확보된 상태
- ▸ 다른 플랫폼에서 저장, 변환, 전송 및 열람되더라도 질이 확보

5) 보안성

- ▸ 데이터의 손상 및 유출을 보호하기 위한 장치

4) 데이터 거버넌스의 구성요소 및 의미

(1) 데이터 거버넌스의 구성요소

- 사람, 기술, 프로세스(process 과정)
  - 데이터 거버넌스가 이루어지기 위해 3가지 요소가 유기적으로 연계되어야 함
- 원칙 및 정책, 조직, 프로세스
- 데이터 관리체계 정착을 위한 교육 및 협약체 구성 등 변화관리
- 데이터 관리 지원을 위한 조직적 인프라
  - 각 요소는 유기적으로 연계되어야 함

(2) 데이터 거버넌스 주요 구성요소의 의미

① **원칙 및 정책(principle and policy)**

- 데이터 운영 및 관리에 통일된 방향성을 유지함
  - 일관된 의사결정을 위한 전사적 공통 규정

② **조직(organization)**

- 데이터 관리조직 및 역할을 정의하고 데이터 생성, 변경 및 폐기 등
  - 운영 및 관리주체 정의

③ **프로세스(process)**

- 데이터 라이프 사이클 관리, 표준 체계관리, 품질관리
  - 데이터 흐름관리 및 메타데이터 관리 프로세스 등 정의

5) 데이터 거버넌스 기능

(1) 데이터 품질관리(Data quality management)

- 데이터의 품질 보장을 위한 데이터의 입력, 저장 또는 관리 방식
  - 불완전하거나 표준화되어 있지 않은 데이터의 프로파일링(profiling) 및 정제 포함
    - ☞ 프로파일링(profiling)
      - 검사법을 조합해서 검사하는 경우 그 검사항목의 조합
    - ☞ 정제 : 물질에 섞인 불순물을 없애 그 물질을 더 순수하게 함

(2) 메타데이터 관리(Meta data management)

- 데이터 저장소에 있는 데이터를 쉽게 검색
  - 이를 위한 정의된 프로세스 필요
  - 데이터 위치와 내용, 작성자에 관한 정보, 권리 조건
  - 이용 조건, 이용 내력 등

(3) 데이터 주기관리(Data lifecycle management)

- 데이터 생성 및 초기 저장에서부터 데이터가 폐기될 때까지
  - 시스템의 데이터 흐름을 관리하는 것
  - 데이터 저장 기간을 정의함

(4) 데이터 보안 및 프라이버시(Data security and privacy)

· 데이터 사용자의 역할을 기반으로 필요한 데이터 보호 수준을 정의

〈표 9-1〉 데이터 거버넌스의 기능

데이터 품질관리 (Data quality management)	메타데이터 관리 (Metadata management)
▸ 데이터 프로파일링 및 데이터 정체와 같은 작업 포함 - 데이터 사용 방법에 따라 실행	▸ 데이터 검색 중 데이터를 찾음 - 분석 도구가 빅데이터를 정확하게 해석하고 사용할 수 있도록 실행
데이터 주기관리 (Data cycle management)	**데이터 보안 및 프라이버시 관리 (Data security and privacy)**
▸ 데이터 생성 및 초기 저장에서부터 데이터가 폐기될 때까지 - 시스템의 데이터 흐름을 관리하는 정책 수립 필요	▸ 데이터 요구 사항 및 정책은 사용자의 역할을 기반 - 필요한 데이터 보호 수준을 정의

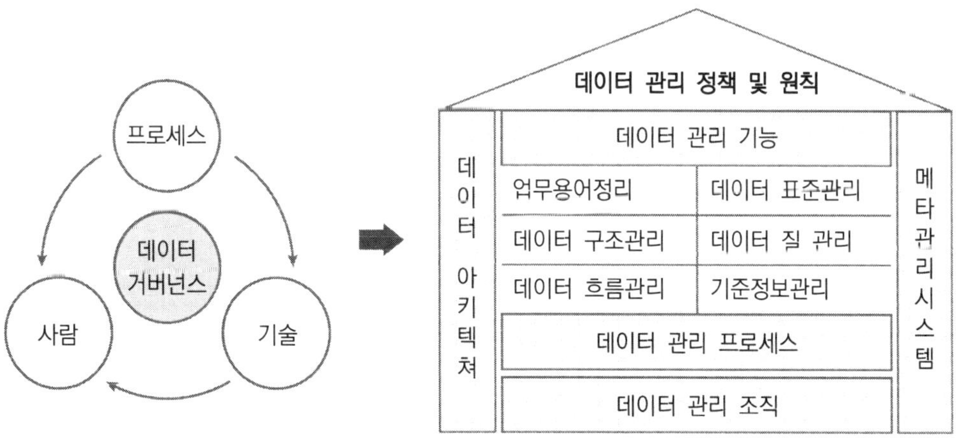

〈그림 9-1〉 데이터 거버넌스의 구성요소

1.2 보건의료데이터 거버넌스

1) 보건의료데이터 거버넌스의 의미

- 환자의 의료정보 데이터와 의료기관의 운영에 관련된 데이터
  - 정책과 프로세스, 프라이버시 방안, 비밀보장 방안
  - 데이터 질 관리 방안 등을 만들고 준수하는 것
- 보건의료데이터의 가용성, 유용성, 통합성, 보안성을 관리하기 위한 정책과 프로세스를 다루는 것

2) 보건의료데이터 거버넌스의 필요성

- 데이터 양의 증가
- 데이터 활용 영역의 확대
- 데이터가 자산인 시대
- 데이터의 신뢰성과 낮은 품질 수준
- 데이터 활용은 최대화, 프라이버시 피해는 최소화

3) 보건의료데이터 관리전략

(1) 데이터 표준화 및 통합

- 데이터 표준화를 기반으로 각 시스템 간 유기적인 통합을 통해
  - 체계적 데이터 관리를 의미
- 의학용어 및 서식의 표준화를 통해 EMR 시스템 내
  - 정보를 구조적으로 수집·저장하고 타 시스템과의 통합·연계함
  - 이로써 데이터를 효율적으로 관리, 활용의 극대화 기대

(2) 데이터 품질관리

- 사용자에게 유용한 가치를 제공할 수 있는 수준
  - 데이터의 질을 확보하기 위한 활동
  - 그 결과는 데이터의 유용성과 효용성을 결정함

(3) 메타데이터 관리

- 각 시스템의 메타데이터를 정의하고 관리함
  - 활용목적에 따른 데이터의 수집이 명확해 질 수 있음

- 데이터의 생성일, 데이터의 전송 및 수신일
  - 데이터의 최근 접속일과 수정일 등을 정확히 관리할 수 있음

(4) 데이터 모델링 기반의 관리

- 데이터베이스(DB) 및 데이터웨어하우스(DW) 모델링 기법을 기반
  - 데이터의 유기적 통합과 관리가 가능
  - ☞ DB(Database 데이터베이스), DW(Data Warehouse 데이터웨어하우스)

(5) 데이터 소유권

- 데이터에 대한 소유와 책임을 의미
- 데이터에 대한 통제와 관리권한을 의미
- 각 데이터에 대한 관리부서와 담당자가 선정
  - 데이터 관리에 대한 책임이 해당 부서(또는 담당자)에게 있음

(6) 데이터 관리권

- 데이터 자산에 대한 관리·감독을 의미
- 고품질 데이터의 제공과 데이터 요구사항 충족 여부 및 적정성
  - 검토 위해 의료기관 내 데이터 관리자 및 사용자 간 협력을 실행함

(7) 데이터 보안 및 프라이버시 보호

- 동의(consent) 기반의 식별가능 데이터 활용
- 비식별화된 데이터 활용방안 수립

〈표 9-2〉 보건의료데이터 거버넌스의 필요성 및 의미

보건의료데이터 거버넌스의 필요성	보건의료데이터 거버넌스의 의미
▸ 데이터 양의 증가 ▸ 데이터 활용 영역의 확대 ▸ 데이터가 자산인 시대 ▸ 데이터의 신뢰성과 낮은 품질 수준 ▸ 데이터 활용은 최대화 ▸ 프라이버시 피해는 최소화	◑ **의료정보 데이터와 의료기관 운영** ▸ 데이터 정책, 프로세스 ▸ 프라이버시 방안, 비밀보장 방안 ▸ 데이터 질 관리 방안 등 준수 ◑ **보건의료데이터** ▸ 가용성, 유용성, 통합성, 보안성 - 관리 위한 정책과 프로세스 다룸

1.3 보건의료데이터 거버넌스의 영역

1) 보건의료데이터 관리의 영역 및 활동

(1) 보건의료데이터 관리의 영역

- 전사적 보건의료데이터 관리의 영역 분류
  - 데이터의 생애주기별 관리, 데이터 아키텍쳐, 메타데이터 관리
  - 마스터 데이터 관리, 내용관리, 데이터 보안관리
  - 비즈니스 인텔리전스, 데이터 질 관리, 용어관리
  - 각 영역을 유기적으로 연계시키는 활동

(2) 보건의료데이터 거버넌스 활동

- 각 영역별로 요구되는 보건의료데이터 거버넌스 활동
  - 미션과 범위 정의, 목표와 성공 가능한 지표 실행
  - 데이터 거버넌스의 구조·프로세스·의사소통 계획 설정
  - 재정확보, 의사결정권 실행, 책임 정의

2) 보건의료데이터 거버넌스의 세부 영역

(1) 데이터 아키텍쳐(Data architecture)

- 조직의 핵심 자산인 데이터를 전사적 관점에서 구조적으로 조망
  - 리모델링하는 것을 목표
- 데이터에 관한 모든 계층을 총망라해서 객관적이고 접근 방법
  - 명시한 체계적인 방법론
- 조직정보화의 원천인 데이터의 기초를 세우는 작업
  - 정보시스템의 성패를 좌우하는 핵심요소

(2) 메타데이터 관리(Meta data mangement)

- 데이터에 관한 구조화된 데이터로 다른 데이터를 설명해 주는 데이터
  - 데이터를 보다 쉽게 검색, 사용 또는 관리할 수 있게 해주는 구조화된 정보

(3) 마스터 데이터 관리(Master data management)

- 환자나 개인의 데이터를 수집, 통합하여 데이터를 유지·관리

- 적시에 정확하고 일관성 있는 자료의 고유 및 사용을 지원하기 위한 데이터 관리 활용

(4) 내용관리(Content management)

- 문서, 레코드 및 이미지를 포함하는 비정형화된 데이터와 관련된 디지털 정보를 관리하는 기술
- 내용관리와 관련된 활동에는 레코드의 작성, 저장 및 검색, 레코드 내 정보의 목록 작성 및 분류가 포함

(5) 데이터 보안관리(Data security management)

- 정보 및 정보시스템을 무단 액세스로부터 보호하는 것
- 정보를 수정 또는 파기하는 것을 방지하기 위해
  - 정보의 사용, 공개, 수정 또는 파기 등과 관련된 접근 및 공개에 대한 제한을 유지

<표 9-3> 데이터 거버넌스의 구성요소과 기능

데이터 거버넌스의 구성요소	데이터 거버넌스의 기능
◑ **데이터 거버넌스의 구성요소** 1) **원칙** ▸ 데이터 운영 및 관리에 통일 - 일관된 의사결정을 위한 전사 2) **조직** ▸ 데이터 관리조직 및 역할 정의 - 데이터 생성, 변경 및 폐기 등 - 운영 및 관리주체 정의 3) **프로세스(process)** ▸ 데이터 라이프 사이클 관리, 표준 체계관리, 품질관리 - 데이터 흐름관리 및 메타데이터 관리 프로세스 등 ◑ **데이터 관리체계 정착 위한 교육** - 협약체 구성 등 변화관리 ◑ **데이터 관리 지원** - 이를 위한 조직적 인프라 - 각 요소는 유기적으로 연계	◑ **데이터 품질관리** ▸ 데이터의 품질 보장을 위한 - 데이터의 입력, 저장 또는 관리 방식 ◑ **메타데이터 관리** ▸ 데이터 저장소에 있는 데이터 - 쉽게 검색하기 ◑ **데이터 주기관리** ▸ 데이터 생성 및 초기 저장에서 데이터가 폐기될 때까지 - 시스템의 데이터 흐름 관리 ◑ **데이터 보안 및 프라이버시** ▸ 데이터 사용자의 역할 기반 - 필요한 데이터 보호 수준

(6) 비즈니스 인텔리전스(Business intelligence, BI)

- 조직이 소유하고 있는 수많은 데이터를 분석
  - 의사결정에 효율적으로 할용하도록 하는 일련의 프로세스
- 조직의 비전을 달성하기 위해 비즈니스 전략을 효율적이고 효과적으로 지원
  - 각 조직의 구성원에게 적시에 의사결정을 할 수 있도록 지원하는 정보체계

(7) 데이터 질 관리

- 데이터의 질 관리
  - 정확성, 일관성, 무결성, 타당성, 적시성, 접근성의 속성으로 정의

① 정확성(accuracy)

- 데이터가 현실과 사전 정의된 근거에 의해
  - 얼마나 정확하게 반영되고 있는지 보여 주는 것

② 일관성(consistency)

- 데이터가 신뢰할 수 있고 응용 프로그램간에 동일한 정도의 적합성을 유지하는 것

③ 무결성(integrity)

- 데이터의 정확성과 일관성이 유지되고 있음을 나타내는 것
- 데이터의 저장 또는 전송시 인가되지 않은 방법으로 변경할 수 없음

④ 유효성/타당성(validity)

- 관측치들이 사전 정의된 개념에서 발생 가능한 범위에 존재하는지 여부

⑤ 적시성(timeliness)

- 데이터가 최신성을 유지하고 사용자가 데이터를 필요로 할 때
  - 적절하게 사용할 수 있는지를 나타냄

⑥ 접근성(accessibility)

- 사용자가 데이터에 쉽게 접근할 수 있고 이를 이해하고 사용할 수 있어야 함

<표 9-4> 데이터 거버넌스와 보건의료데이터 거버넌스 영역

데이터 거버넌스의 영역	보건의료데이터 거버넌스 영역
▸ 무결성, 가용성 ▸ 보안성, 유용성	▸ 용어 및 분류체계관리 ▸ 데이터 보안관리 ▸ 데이터 내용관리

2. 정보 거버넌스의 개념 및 원칙

2.1 정보 거버넌스(Information governance, IG)의 개념 및 8원칙

1) 정보 거버넌스의 의미

- 거버넌스는 기업 거버넌스, 정보기술 거버넌스 등으로 구분하여 사용
- IT 분야에 거버넌스가 있음
- 정보기술의 자원과 정보, 조직을 기업의 경영 전략 및 목표와 연계
  - 경쟁 우위를 확보할 수 있도록 의사결정 및 책임에 관한 프레임워크 의미
  - 이때 기업 지배 구조의 일부로 존재
  - 리더십, 조직구조 및 프로세스 통제 및 관리 체제로 구성

2) 정보 거버넌스의 통합관리시스템

- 정보 거버넌스는 데이터와 정부를 사용
  - 정보 품질, 마스터 데이터, 보안 및 보존, 건강정보의 교류
  - 법적 준수에 대한 감사(audits), 기록의 전자적 검색 및 보관
  - 정보수명주기 등
  - 정보를 기업의 비즈니스를 위한 핵심자산으로 최적화하고 보호하며 활용하는 방안
- 정보 거버넌스는 조직과 조직 내의 프로세스와 정보기술 기반의 일환으로 통합되어 관리되는 시스템

<표 9-5> 데이터 및 정보 거버넌스의 차이점

데이터 거버넌스	정보 거버넌스
▸ 기업에서 사용하는 데이터의 가용성, 유용성, 통합성 및 보안성을 관리하기 위한 정책과 프로세스 다룸 ▸ 데이터의 가치를 보전하고 활용하기 위해 정책, 지침, 표준, 전략 및 방향을 수립하는 관리체계 및 프로세스	▸ 정보 거버넌스는 데이터와 정보를 사용 ▸ 이를 통해 정보 품질, 마스터 데이터, 보안 및 보존, 건강정보의 교류, 법적 준수에 대한 감사(audits) ▸ 기록의 전자적 검색 및 보관, 정보수명 주기 등

2.2 정보 거버넌스의 8원칙

1) 책임의 원칙(Principle of Accountability)

- 조직의 리더십 중에 한 구성원이 정보 거버넌스를 책임짐

2) 투명성 원칙(Principle of Transparency)

- 정보 거버넌스는 공개적이고 검증 가능한 방식으로 수행

3) 무결성의 원칙(Principle of Integrity)

- 정보 관리는 데이터의 신뢰성을 유지함

4) 보호의 원칙(Principle of Protection)

- 모든 정보는 안전하게 보호됨

5) 준수 원칙(Principle of Compliance)

- 정보 거버넌스 프로그램은 적용 가능한 모든 법률이나 표준 또는 정책을 준수

6) 가용성 원리(Principle of Availability)

- 정보 거버넌스 전략은 이해 관계자가 데이터에 접근할 수 있도록 보장

7) 보유 원칙(Principle of Retention)

- 정보는 법률, 재정, 운영 또는 기타 요구 사항에 따라 필요한 만큼 보관됨

8) 처분의 원칙(Principle of Disposition)

- 조직에서 더 이상 필요하지 않은 정보는 안전하고 합법적인 방법으로 처리됨

3. 보건의료정보 보호 및 빅데이터의 활용방안

3.1 보건의료정보 보호의 필요성

1) 의료인의 규정 대응의 어려움

- 개인정보 보호 및 보안을 위한 비밀유지 등 의료인에게 국한되는 일부 규정
  - 보건의료정보시스템을 사용하는 의료인 및 의료기관에 근무하는 직원, 내/외부의 공개, 활용의 요구에 대응하기가 어려운 현실

2) 건강정보의 보호 및 보안 세부지침 필요성

- 현행법과 국제적 표준에 근거하여 관리적, 기술적 및 물리적 측면
  - 총체적인 보안대책을 검토
  - 의료기관의 특성을 반영한 건강정보의 보호 및 보안을 세부치침을 확립할 필요싱

3.2 보건의료 빅데이터의 활용방안

1) 보건의료 빅데이터의 출현 배경

- 보건의료 빅데이터의 출현 배경
  - 4차 산업혁명과 보건의료체계 패러다임의 변화와 관련이 있음
- 4차 산업혁명의 기반 : 6대 기술 분야 + 응용서비스 분야
  - 사물인터넷(IoT), 인공지능(AI), 로봇공학, 무인 운송 수단(무인 항공기)
  - 3차원 인쇄(3D 프린팅), 나노 기술의 6대 기술 분야
  - 빅데이터, 헬스케어, 가상현실, 증강현실(AR) 응용서비스 분야를 기반으로 함

  ☞ 사물인터넷(Internet of Things, IoT)
    - 오프라인 사물에 센서를 부착하고 인터넷으로 연결

- 상호 소통하게 만드는 새로운 차원의 인터넷 시스템

2) 보건의료정보관리 전문인의 역할 변화

- 3세대 HICT(Health information and communication technologies)
  - 강조되는 주요 직명은 빅데이터 분석가
  - 수집된 빅데이터를 효율적으로 분석하여 혁신적인 의료서비스를 개발
- 주요 대상 : 빅데이터
- 주요 기능
  - 의료분야 뿐만 아니라 유전자나 웨어러블 디바이스(wearable devices)
  - 다양한 분야의 정보통합, 의료정보와 시스템의 관리

3) 보건의료 빅데이터 활용방안

(1) 보건의료 분야 정책연구

- 보건의료 분야 정책 기획, 평가, 개선 등을 위한 연구
- 보건의료 전달체계 이용현황, 지역별 건강현황 등 보건의료 분야 정책환경을 살피기 위한 연구

(2) 의료정보 보호기술 연구

- 보건의료 빅데이터 정보보호 처리기술의 발전을 위한 연구

(3) 보건의료기술 연구

- 의과학, 치의학, 한의학, 의료공학, 의료기기, 의료정보학
- 의약품 분야 연구 중 영리적 연구 제외
- 시장분석, 개발된 제품의 마케팅 등 의학적 진보와 무관한 연구

4) 보건의료 빅데이터 활용의 가치창출 기전 및 사업

(1) 임상과정(Clinical operation)

- 비교과 효과성 연구, 임상의사결정 지원시스템, 의료데이터의 투명성
- 원격환자 모니터링, 고도의 분석 기반 환자 프로파일에 활용

(2) 지불가격 설정(Payment pricing)

- 진료비 청구의 정확도와 신뢰도를 점검하고 부정행위를 감지하는 등

- 자동화시스템, 보건경제 및 결과 연구, 성과보상 플랜에 활용

(3) 연구, 개발 R&D로 예측모형

- 임상시험설계 개선을 위한 통계적 도구와 알고리즘, 임상시험데이터 분석
- 개인 맞춤의학, 질병패턴분석에 활용

(4) 신사업 모델(New business models)

- 환자 임상기록과 청구 데이터의 결합, 온라인 플랫폼과 커뮤니티들이 활용

(5) 공중보건(Public health)

- 질병감시와 반응 프로그램 등에 활용

<표 9-6> 보건의료 빅데이터의 활용방안 및 정보 거버넌스의 8원칙

보건의료 빅데이터의 활용방안	정보 거버넌스의 8원칙
▸ **보건의료 분야 정책연구** - 보건의료 분야 정책 기획, 평가, 개선 - 보건의료 전달체계 이용현황 ▸ **의료정보 보호기술 연구** - 보건의료 빅데이터 정보보호 처리 기술의 발전을 위한 연구 ▸ **보건의료기술 연구** - 의과학, 치의학, 한의학, 의료공학, 의료기기, 의료정보학 - 의약품 분야 연구 중 영리적 연구 제외 - 시장분석, 개발된 제품의 마케팅 등 ▸ **보건의료 빅데이터 활용의 가치창출 기전 및 사업** 1) **임상과정(Clinical oporation)** · 비교과 효과성 연구, 임상의사결정 지원시스템, 의료데이터의 투명성 2) **지불가격 설정(Payment pricing)** · 진료비 청구의 정확도와 신뢰도 점검 - 부정행위를 감지하는 등 3) **연구, 개발 R&D로 예측모형** · 임상시험설계 개선을 위한 통계적 도구 - 임상시험데이터 분석 4) **신사업 모델(New business models)** · 환자 임상기록과 청구 데이터의 결합 - 온라인 플랫폼과 커뮤니티들이 활용 5) **공중보건(Public health)** · 질병감시와 반응 프로그램 등에 활용	1) **책임의 원칙** · 조직의 리더십 중에 한 구성원 - 정보 거버넌스를 책임짐 2) **투명성 원칙** · 정보 거버넌스는 공개적이고 검증 가능한 방식으로 수행 3) **무결성의 원칙** · 정보 관리는 데이터의 신뢰성을 유지함 4) **보호의 원칙** · 모든 정보는 안전하게 보호됨 5) **준수 원칙** · 정보 거버넌스 프로그램 - 적용 가능한 모든 법률이나 표준 또는 정책을 준수 6) **가용성 원리** · 정보 거버넌스 전략은 이해 관계자 - 데이터에 접근할 수 있도록 보장 7) **보유 원칙** · 정보는 법률, 재정, 운영 또는 기타 요구사항에 따라 필요한 만큼 보관됨 8) **처분의 원칙(Principle of disposition)** · 조직에서 더 이상 필요하지 않은 정보 - 안전하고 합법적인 방법으로 처리됨

4. 보건의료데이터 거버넌스의 국제적 동향

4.1 보건의료데이터 거버넌스의 OECD 12가지 권고사항

1) 참여 및 참가

- 공개적인 협의 과정을 통해 폭 넓은 범위의 이해당사자들의 참가 및 참여
- 개인 보건의료데이터의 활용이 공익에 기여하고 적정한 수준으로 보호될 것이라는 개인의 합리적인 기대에 부응

2) 기관들 간 협력

- 개인 보건의료데이터 처리에 있어 정부 내 의견조정
  - 공공-민간 기관들 간 협력 증진
- 데이터 공통 요소 및 형식, 품질 보증, 데이터 상호운용성 표준
  - 자료공유를 위한 정책 및 절차

3) 정보시스템의 성능 검토

- 공공부문 보건의료 정보시스템의 성능 검토
- 데이터 가용성, 질, 사용적합성, 접근성, 프라이버시 보호 및 정보보안, 허용되는 정보처리 요소 등 고려

4) 개인에 대한 명확한 정보 제공

- 개인 보건의료데이터 처리의 정보를 명확, 정확
  - 이해하기 쉬운 용어로 제공
- 개인정보유출 등에 대해 통지

5) 사전 동의(informed consent) 및 적절한 대안

- 명확한 개인 사전 동의 기준과 예외 기준
- 동의를 구하는 것이 불가능할 경우 적법한 대안

6) 개인 보건의료데이터 사용에 대한 적절한 검토 및 승인 절차

- 사용 목적(공익성)에 대한 근거기반의 객관적, 공정한 평가
- 평가결과의 시기적절성, 일관성, 투명성 확보
- 데이터 사용이 개인 및 사회에 미치는 편익과 위험성
  - 독립적이고 학제적으로 검토

7) 공공정보 체계의 투명서

- 보건의료데이터의 공익적 사용목적과 법적 기반 동시 검토
- 보건의료데이터 처리 승인 절차와 기준
- 승인된 데이터의 수령인과 승인의 근거를 공개

8) 프라이버시 보호와 정보보안 보장

- 프라이버시 보호와 정보보안을 보장
  - 개인의 자기정보통제권을 촉진
- 보건의료데이터 재사용 및 분석 가용성 보장하는 기술적 수단의 잠재성 최대화와 발전 증진

9) 감독과 평가 체계

- 개인 보건의료데이터 사용 결과에 대한 평가
- 개인 보건의료데이터 처리에 사용되는 기술의 성능, 신뢰성, 취약점
  - 이에 대해 정기적인 검토 및 평가 권고

10) 교육훈련 및 기술 개발 방안 수립

- 프라이버시 및 보호와 관련
  - 개인 보건의료데이터 처리 표준 및 기술에 대한 적절한 교육
  - 훈련 및 기술 발전의 확립

11) 통제 및 안전장치의 구현

- 개인 보건의료데이터 처리에 대한 명확하고 강력한 책임 계통을 확립
- 개인 보건의료데이터 처리와 관련한 역할과 책임

· 개인 보건의료데이터 치리 기관에 프라이버시 보호와 정보보안
  - 이에 대한 법적 의무를 고지

12) 보건의료데이터를 처리하는 기관

· 개인 보건의료데이터 처리 기관에 대한 인증 또는 인가의 확립
· 인증 또는 인가받은 기관은 개인 보건의료데이터 처리에 대한
  - 이에 대한 표준 이행 또는 인정된 관리 표준에 부합하는 능력을 보여줄 수 있어야 함

중요 내용

◐ **보건의료데이터 거버넌스의 OECD 12가지 권고사항**

▸ **참여 및 참가**
- 공개적인 협의 과정을 통해 폭 넓은 범위의 이해당사자들의 참가 및 참여

▸ **기관들 간 협력**
- 개인 보건의료데이터 처리에 있어 정부 내 의견조정
- 공공-민간 기관들 간 협력 증진

▸ **정보시스템의 성능 검토**
- 공공부문 보건의료 정보시스템의 성능 검토

▸ **개인에 대한 명확한 정보 제공**
- 개인 보건의료데이터 처리의 정보를 명확, 정확
- 이해하기 쉬운 용어로 제공

▸ **사전 동의(informed consent) 및 적절한 대안**
- 명확한 개인 사전 동의 기준과 예외 기준

▸ **개인 보건의료데이터 사용에 대한 적절한 검토 및 승인 절차**
- 사용 목적(공익성)에 대한 근거기반의 객관적, 공정한 평가
- 평가결과의 시기적절성, 일관성, 투명성 확보

▸ **공공정보 체계의 투명서**
- 보건의료데이터의 공익적 사용목적과 법적 기반 동시 검토

▸ **프라이버시 보호와 정보보안 보장**
- 프라이버시 보호와 정보보안을 보장
- 개인의 자기정보통제권을 촉진

▸ **감독과 평가 체계**
- 개인 보건의료데이터 사용 결과에 대한 평가

▸ **교육훈련 및 기술 개발 방안 수립**
- 프라이버시 및 보호와 관련
- 개인 보건의료데이터 처리 표준 및 기술에 대한 적절한 교육
- 훈련 및 기술 발전의 확립

▸ **통제 및 안전장치의 구현**
- 개인 보건의료데이터 처리에 대한 명확하고 강력한 책임 계통을 확립

▸ **보건의료데이터를 처리하는 기관**
- 개인 보건의료데이터 처리 기관에 대한 인증 또는 인가의 확립

4.2 21세기 데이터보건의료와 거버넌스

1) 보건의료데이터 활용 및 디지털 기술

· 보건의료데이터 활용과 디지털 기술은 환자의 안전과 의료의 질 향상
- 다양한 의료요구의 충족, 의료서비스에 대한 접근성을 높임으로써 보건의료시스템을 강화할 수 있음

· 이를 실현하기 위한 핵심은 정책의 실행과 리더십
- 이는 보건의료데이터 거버넌스를 통해 달성 가능

2) 보건의료데이터 거버넌스 강화

· 보건의료데이터 거버넌스를 강화함으로써 데이터와 기술
- 효율적으로 사용하는 동시에 데이터 보안과 개인의 프라이버시
- 보호할 수 있으며 위험군에 대한 정확한 식별
- 질병에 대한 감시, 감독, 대상 맞춤형 전략 및 중재가 가능

3) 거버넌스의 핵심 목적

· 거버넌스의 핵심 목적은 신뢰를 구축하는 것
- 환자, 공공 데이터 관리인 및 이해 당사자간 데이터 사용의 이익
- 사용하지 않는 경우의 위험에 대해 소통함
- 언제, 무슨 목적으로 누가 데이터를 사용하는가를 투명하게 공개
- 위반 발생시 리더십과 결정적인 조치를 취하는 것 요구

4) 우수한 데이터 거버넌스

· 우수한 데이터 거버넌스는 보건의료데이터의 처리 및 관리
- 디지털 솔루션의 개발을 통해 보건의료시스템
- 잘 운영될 수 있도록 하는 것
- 국내·외에서 디지털 제품 및 플랫폼의 상호운용성
- 촉진할 수 있는 공통 분류체계와 데이터 표준의 개발이 이에 포함

4.3 보건의료데이터 거버넌스와 보건의료정보관리사

1) 데이터 거버넌스 실행의 보건의료정보관리사의 역할

- 데이터 거버넌스 활동 지원을 위한 정책 및 절차 개발
- 데이터 거버넌스의 중요성 및 관련 역할에 대한 전 직원 교육
- 조직의 핵심 계획 지원을 위한 임상, 재정, 행정 데이터 활용
- 데이터 거버넌스 계획에 대한 ROI(Return on investment) 평가

2) 보건의료데이터 거버넌스 실행 위한 보건의료정보관리사 역량

- 데이터 거버넌스 구조
- 전략적 조정
- 프라이버시 및 보안
- 법 및 규정
- 데이터 거버넌스
- IT 거버넌스
- 분석역량
- 정보 거버넌스 실행
- 전사적 정보관리(Enterprise information management)
- 규정 준수

5. 디지털 헬스케어 및 스마트 헬스의 개념

5.1 디지털 헬스케어(Digial health care)의 개념

- 2020년 이후 디지털 헬스는 정보통신기술(ICT)의 발전이 의료영역으로 확장되면서 생긴 용어
- 정보통신기술(ICT)이 건강과 의료분야에 접목되어 활용되는 형태
- 인공지능, 로봇, 머신러닝, 사물인터넷, 헬서어플, 가상현실 등 정보통신기술(ICT) 출현

- 소비자는 언제; 어디서나 디지털화된 의료서비스 요구
- 라이프스타일에 맞춘 소비자 환자중심 케어 강조
- 시스템과 연결된 새로운 데이터 저장기기
- 웨어러블, 센서, 소셜네트워크 데이터 활용
  ☞ 정보통신기술(Information & Communications Technology, ICT)

5.2 스마트 헬스(Smart health)

- 스마트 헬스는 의료와 ICT 기술이 결합된 형태
- 언제 어디서나 개인 맞춤형 건강관리서비스를 제공하는 것
- 개인 건강기기, 개인 건강어플리케이션, 개인 건강정보 플랫폼
  - 이를 활용한 건강관리/의료서비스로 구성
- 스마트 헬스 개념은 모바일 헬스를 포함하고 실제 디지털 헬스케어와 범위가 유사

6. 인공지능 및 원격의료의 개념

6.1 인공지능(Artificial intelligence, AI)의 개념

1) 인공지능의 의미

- 인간과 같은 지능적인 활동을 할 수 있도록 컴퓨터를 구현하는 것
- 인공지능은 인간의 지능이 가지는 학습, 추리, 적응 및 논증 등
  - 기능을 갖춘 컴퓨터 시스템. 전문가 시스템, 자연 언어의 이해
  - 음성 번역, 로봇 공학, 인공 시각, 문제 해결, 학습과 지식 획득
  - 인지 과학 등에 응용

2) 인공지능의 특징

- 구글 DeepMind사의 인공지능 프로그램
  - 알파고(AlphaCo), 질병치료를 위해 도입되고 있는
  - IBM 왓슨이 대표적인 예

(1) 의학전문지식

- 종양학의 용어, 주요 엔티티(속성)
  - 암의 유형, 환자의 특성, 약 등 및 이들 간의 관계를 이해

(2) 확장성

- Emterprise(기업) 수준에서 인프라, 빅데이터 및 머신러닝을 결합
- 기존 임상 시스템에 EHR(전자건강기록)과 용이하게 통합

(3) 다양한 컨텐츠의 집계

- 기관별 컨텐츠를 분석하는 기능과 결합된 방대한 공통 데이터 종합

(4) 민첩성/속도

- Watson은 2의 페이지 이상을 3초만에 습득
- 신속하고 반복적인 변경이 가능한 유연하고 민첩한 아키텍쳐

(5) Cognitive(인지) 기술

- 머신러닝 및 자연어 처리를 활용
  - 사람이 파악하지 못하는 관계와 패턴을 감지
- 의학보고서, 가이드라인 및 환자기록에서 비정형 데이터
  - 또는 접근하지 못했던 데이터를 평가

〈표 9-7〉 인공지능(AI)의 의미, 특징 및 미래

인공지능의 의미 및 특징	인공지능의 미래
◐ **인공지능의 의미** ▸ 인간과 같은 지능적인 활동 - 가능한 컴퓨터를 구현 - 학습, 추리, 적응 및 논증 등 ◐ **인공지능의 특징** ▸ 의학전문지식 - 암의 유형, 환자의 특성, 약 등 - 이들 간의 관계를 이해 ▸ 확장성 - 기업 수준에서 인프라, 빅데이터 - 머신러닝을 결합 ▸ 다양한 컨텐츠의 집계 - 기관별 컨텐츠를 분석하는 기능 - 결합된 방대한 공통 데이터 종합	◐ **초지능** ▸ 인간의 능력을 뛰어넘는 가설적인 지능체 ▸ 미래에는 인간이 기계와 결합한 사이보그로 진화하여 초지능인 트랜스휴머니즘임 ◐ **위험성** ▸ 로봇과 AI의 사용 증가 - 장기 실업자를 증가 가능성 - 블루칼라 직종을 위협하던 종래 자동화와 달리 - 인공지능의 자동화 - 많은 중산층의 화이트칼라 일자리도 위협 가능성 수용

▸ 민첩성/속도 - 신속하고 반복적인 변경이 가능 - 유연하고 민첩한 아키텍쳐 ▸ Cognitive(인지) 기술 - 머신러닝 및 자연어 처리를 활용 - 의학보고서, 가이드라인 - 환자기록에서 비정형 데이터	

3) 인공지능의 미래

(1) 초지능

- 초지능(superintelligence)이란 인간의 능력을 뛰어넘는 가설적인 지능체
- 미래에는 인간이 기계와 결합한 사이보그로 진화하여 초지능인 트랜스휴머니즘임

(2) 위험성

- 현재까지 과학기술은 일자리를 증가시키는 경향이 있었으나 경제학자들은 AI에 관해 미지의 영역이라고 인정
- 로봇과 AI의 사용 증가가 장기 실업자를 증가할 지에 대해 의견 분분
  - 다만 증가하는 생산성이 재분배된다면 순이익이 될 수 있음
- 블루칼라 직종을 위협하던 종래의 자동화와 달리 인공지능의 자동화
  - 많은 중산층의 화이트칼라 일자리도 위협할 수 있는 점이 중대하게 수용됨
    예) ▸ 법률 사무원에서 패스트푸드 점원까지 다양한 직종에 위기 예측
    ▸ 개인 건강관리나 성직자 등 일부 직종은 오히려 수요 증가 예상

6.2 원격의료의 개념, 필요성 및 문제점

1) 원격의료의 개념

- 원격의료(telemedicine)는 정보통신 기술을 이용
  - 원거리에 의료정보나 의료서비스를 전달하는 모든 활동
- 텔레비전, 통신, 컴퓨터 및 공학 등의 기술
  - 정보통신의 다양한 기술들과 의료서비스가 융합된 응용분야

- 피부학, 종양학, 방사선학, 수술, 심장학, 정신의학 및 재택진료
  - 많은 분야에서 실용화

2) 원격의료의 필요성

- 필요한 의료정보를 정확, 신속 및 편리하게 회득 가능
- 상호 통합적 의료환경에 필요함
- 의료의 위치 종속성을 극복할 수 있음

3) 원격의료의 장점

(1) 환자측

- 전문의사와 시속한 접촉, 시간 및 경제적 이익, 지속적인 진료
- 용이하게 자문가능, 조기진단, 총의료비의 감소, 지역불균형 해소

(2) 의사측

- 의료인의 효율적인 시간활용, 진료영역의 확대, 지속적인 진료
- 영상자료 데이터베이스구축, 신속, 편리한 진료의뢰
- 자문, 자료 공유

4) 원격의료의 응용분야

- 응급환자의 초기 평가와 진단
- 이송단계에서의 자료 전송
- 치료, 진단 및 수술환자의 추적조사, 투여약물 검사
- 전문의가 없는 지역환자에 대한 진료 및 상담
- 환자 병력(history)에 의한 일상적인 건강상담 및 검사
- 진단이미지의 전송
- 만성질환의 관리
- 의료정보의 전송
- 공중보건, 예방의학 및 환자교육

5) 원격의료시스템 응용 기술

- 임상기술(Clinical)

- 의료교육(Medical Education)
- 정보관리(Information Management)
- 의료행정서비스(Administrative Services)

6) 원격의료의 문제점

(1) 비용발생

- 원격의료에 의한 비용, 처리 부재, 비용 및 수익분석 부재

(2) 법·제도

- 원격의료의 모든 행위에 대한 법제도 전무
- 과실, 안정성 문제에 대한 대책

(3) 기술적 장애

- 표준화가 걸림돌, 통신망, 고가의 의료장비 연동문제

(4) 문화적 장애

- 의사의 수용성, 거부감 문제

7) 원격의료 대상

- 원격의료 주요 대상인 만성질환자, 재택진료 등

표 9-8 원격의료의 핵심 내용

원격의료의 필요성 및 응용	원격의료 장점 및 문제점
◐ **원격의료의 필요성** ▸ 의료의 위치 종속성 극복 가능 ▸ 상호 통합적 의료환경에 필요 ▸ 필요한 의료정보 - 정확/신속/편리하게 획득 ◐ **원격의료의 응용분야** ▸ 만성질환 관리 ▸ 예방의학 및 환자 교육 ▸ 응급환자 조기평가와 진단	◐ **원격의료의 장점** ▸ 지역불균형 해소 ▸ 지속적인 진료 가능 ▸ 의사 진료영역 확대 ◐ **원격의료의 장점** ▸ 지역불균형 해소 ▸ 지속적인 진료 가능 ▸ 의사 진료영역 확대

7. 건강정보관리 전문가 책임 및 전자 환경

7.1 건강정보관리 전문가 책임의 전환

1) 환자 건강정보의 관리인 활동

- 건강정보가 유지되는 미디어(영화, 비디오, 종이 및 전자 등)
  - 관계없이 환자 건강정보의 관리인으로 활동

2) 정책, 시스템 및 안전장치 수립

- 건강정보법, 규정 및 표준에 따라 환자 건강정보가 문서화 유지
  - 공개되도록 정책, 절차, 시스템 및 안전장치 수립

3) 하이브리드(Hybrid) 및 전자 환경 정보 액세스

- 하이브리드 건강기록을 구성하는 다양한 보고서 또는 정보유형
  - 이에 대한 출처 매트릭스를 유지 관리
  - 사용된 소스가 조직이 지정한 법적 출처에서 나온 것인지 확인
  - 환자 건강정보의 승인 및 요청의 타당성과 유효성을 평가해야 함
- 하이브리드 및 전자 환경에서 정보를 액세스
  - 공개하기 위한 정책 및 절차의 정기적인 재평가에 적극적 참여
  - 모든 양식 또는 탬플릿의 표준화 및 지속적인 유지 관리를 보장

4) 건강정보관리의 실행 및 조직

- 건강정보관리의 실행 및 조직의 다른 비즈니스 기능에 대한 지원과 관련
  - 전자건강기록 시스템의 기능을 보장하는 데 핵심 역할 수행

7.2 건강정보관리 전문가의 향후 역할

- 비즈니스 관리자
- 전자건강기록 시스템 관리자
- IT 교육 전문가

- 비즈니스 프로세스 엔지니어
- 임상 어휘 관리자
- 워크 플로(work flow) 및 데이터 분석가
- 소비자 옹호론자
- 임상 정보 및 리마인더(reminder) 관리자
- 임상연구 조정자
- 프라이버시 코디네이터
- 엔터프라이즈 애플리케이션 전문가 등

표 9-9 건강정보관리 전문가 책임 및 역할

건강정보관리 전문가 책임의 전환	건강정보관리 전문가의 역할
◐ **환자 건강정보의 관리인 활동** ▸ 건강정보가 유지되는 미디어 ◐ **정책, 시스템 및 안전장치 수립** ▸ 공개되도록 정책, 절차, 시스템 및 안전장치 수립 ◐ **하이브리드(Hybrid) 및 전자 환경 정보 액세스** ▸ 공개하기 위한 정책 및 절차의 정기적인 재평가에 적극적으로 참여 ◐ **건강정보관리의 실행 및 조직** ▸ 건강정보관리의 실행 및 조직의 다른 비즈니스 기능에 대한 지원	▸ 비즈니스 관리자 ▸ 전자건강기록 시스템 관리자 ▸ IT 교육 전문가 ▸ 비즈니스 프로세스 엔지니어 ▸ 임상 어휘 관리자 ▸ 워크 플로(work flow) 및 데이터 분석가 ▸ 소비자 옹호론자 ▸ 임상 정보 및 리마인더(reminder) 관리자 ▸ 임상연구 조정자 ▸ 프라이버시 코디네이터 ▸ 엔터프라이즈 애플리케이션 전문가

중요어휘

1. 거버넌스의 포괄적 개념 및 영역

1) 거버넌스의 포괄적 개념

· 거버넌스 = 의사결정 = 데이터와 정보의 파생 = 통합관리체계
· 데이터 양 증가 → 데이터 신뢰, 관리 및 활용문제 → 해결방안 데이터 거버넌스

2) 데이터 거버넌스의 영역

(1) 데이터의 질

· 데이터의 정확성, 일관성, 무결성, 유효성, 적시성, 접근성 유지

(2) 가용성

· 사용자가 사용하고자 할 때 사용할 수 있음

(3) 유용성

· 데이터가 명확하게 구조와 문서화, 분류된 상태로 검색이 쉬움
  - 사용자가 사용하는 시스템과 호환되는 상태

(4) 무결성

· 데이터의 정확성과 일관성 등 질이 확보된 상태
· 다른 플랫폼에서 저장, 변환, 전송 및 열람되더라도 질이 확보

(5) 보안성

· 데이터의 손상 및 유출을 보호하기 위한 장치

3) 데이터 거버넌스의 구성요소

· 사람, 기술, 프로세스(process 과정)

4) 데이터 거버넌스 주요 구성요소의 의미

▸ 원칙 및 정책(principle and policy)

- 데이터 운영 및 관리에 통일된 방향성을 유지함
  - 일관된 의사결정을 위한 전사적 공통 규정

▸ 조직(organization)

- 데이터 관리조직 및 역할을 정의하고 데이터 생성, 변경 및 폐기 등
  - 운영 및 관리주체 정의

▸ 프로세스(process)

- 데이터 라이프 사이클 관리, 표준 체계관리, 품질관리
  - 데이터 흐름관리 및 메타데이터 관리 프로세스 등 정의

2. 데이터 거버넌스 기능

1) 데이터 품질관리(Data quality management)

- 데이터의 품질 보장을 위한 데이터의 입력, 저장 또는 관리 방식
  - 불완전하거나 표준화되어 있지 않은 데이터의 프로파일링(profiling) 및 정제 포함

2) 메타데이터 관리(Meta data management)

- 데이터 저장소에 있는 데이터를 쉽게 검색
  - 이를 위한 정의된 프로세스 필요
  - 데이터 위치와 내용, 작성자에 관한 정보, 권리 조건
  - 이용 조건, 이용 내력 등

3) 데이터 주기관리(Data lifecycle management)

- 데이터 생성 및 초기 저장에서부터 데이터가 폐기될 때까지
  - 시스템의 데이터 흐름을 관리하는 것
  - 데이터 저장 기간을 정의함

4) 데이터 보안 및 프라이버시(Data security and privacy)

- 데이터 사용자의 역할을 기반으로 필요한 데이터 보호 수준을 정의

3. 보건의료데이터 거버넌스의 OECD 12가지 권고사항

1) 참여 및 참가

- 공개적인 협의 과정을 통해 폭 넓은 범위의 이해당사자들의 참가 및 참여
- 개인 보건의료데이터의 활용이 공익에 기여하고 적정한 수준으로 보호될 것이라는 개인의 합리적인 기대에 부응

2) 기관들 간 협력

- 개인 보건의료데이터 처리에 있어 정부 내 의견조정
  - 공공-민간 기관들 간 협력 증진
- 데이터 공통 요소 및 형식, 품질 보증, 데이터 상호운용성 표준
  - 자료공유를 위한 정책 및 절차

3) 정보시스템의 성능 검토

- 공공부문 보건의료 정보시스템의 성능 검토
- 데이터 가용성, 질, 사용적합성, 접근성, 프라이버시 보호 및 정보보안, 허용되는 정보처리 요소 등 고려

4) 개인에 대한 명확한 정보 제공

- 개인 보건의료데이터 처리의 정보를 명확, 정확
  - 이해하기 쉬운 용어로 제공
- 개인정보유출 등에 대해 통지

5) 사전 동의(informed consent) 및 적절한 대안

- 명확한 개인 사전 동의 기준과 예외 기준
- 동의를 구하는 것이 불가능할 경우 적법한 대안

6) 개인 보건의료데이터 사용에 대한 적절한 검토 및 승인 절차

- 사용 목적(공익성)에 대한 근거기반의 객관적, 공정한 평가
- 평가결과의 시기적절성, 일관성, 투명성 확보

- 데이터 사용이 개인 및 사회에 미치는 편익과 위험성
  - 독립적이고 학제적으로 검토

7) 공공정보 체계의 투명서

- 보건의료데이터의 공익적 사용목적과 법적 기반 동시 검토
- 보건의료데이터 처리 승인 절차와 기준
- 승인된 데이터의 수령인과 승인의 근거를 공개

8) 프라이버시 보호와 정보보안 보장

- 프라이버시 보호와 정보보안을 보장
  - 개인의 자기정보통제권을 촉진
- 보건의료데이터 재사용 및 분석 가용성 보장하는 기술적 수단의 잠재성 최대화와 발전 증진

9) 감독과 평가 체계

- 개인 보건의료데이터 사용 결과에 대한 평가
- 개인 보건의료데이터 처리에 사용되는 기술의 성능, 신뢰성, 취약점
  - 이에 대해 정기적인 검토 및 평가 권고

10) 교육훈련 및 기술 개발 방안 수립

- 프라이버시 및 보호와 관련
  - 개인 보건의료데이터 처리 표준 및 기술에 대한 적절한 교육
  - 훈련 및 기술 발전의 확립

11) 통제 및 안전장치의 구현

- 개인 보건의료데이터 처리에 대한 명확하고 강력한 책임 계통을 확립
- 개인 보건의료데이터 처리와 관련한 역할과 책임
- 개인 보건의료데이터 치리 기관에 프라이버시 보호와 정보보안
  - 이에 대한 법적 의무를 고지

12) 보건의료데이터를 처리하는 기관

- 개인 보건의료데이터 처리 기관에 대한 인증 또는 인가의 확립
- 인증 또는 인가받은 기관은 개인 보건의료데이터 처리에 대한
  - 이에 대한 표준 이행 또는 인정된 관리 표준에 부합하는 능력을 보여줄 수 있어야 함

4. 보건의료 빅데이터

1) 보건의료 빅데이터의 출현 배경

- 4차 산업혁명과 보건의료체계 패러다임의 변화와 관련이 있음
  - 6대 기술 분야 + 응용서비스 분야
- 사물인터넷(IoT), 인공지능(AI), 로봇공학, 무인 운송 수단(무인 항공기)
- 3차원 인쇄(3D 프린팅), 나노 기술의 6대 기술 분야
  - 빅데이터, 헬스케어, 가상현실, 증강현실(AR) 응용서비스 분야를 기반으로 함

2) 보건의료 빅데이터 활용방안

(1) 보건의료 분야 정책연구

- 보건의료 분야 정책 기획, 평가, 개선 등을 위한 연구
- 보건의료 전달체계 이용현황, 지역별 건강현황 등 보건의료 분야 정책환경을 살피기 위한 연구

(2) 의료정보 보호기술 연구

- 보건의료 빅데이터 정보보호 처리기술의 발전을 위한 연구

(3) 보건의료기술 연구

- 의과학, 치의학, 한의학, 의료공학, 의료기기, 의료정보학
- 의약품 분야 연구 중 영리적 연구 제외
- 시장분석, 개발된 제품의 마케팅 등 의학적 진보와 무관한 연구

5. 디지털 헬스케어(Digial health care)의 개념

- 정보통신기술(ICT)이 건강과 의료분야에 접목되어 활용되는 형태
- 인공지능, 로봇, 머신러닝, 사물인터넷, 헬서어플, 가상현실 등 정보통신기술(ICT) 출혈

6. 스마트 헬스(Smart health)

- 스마트 헬스는 의료와 ICT 기술이 결합된 형태
- 언제 어디서나 개인 맞춤형 건강관리서비스를 제공하는 것
- 개인 건강기기, 개인 건강어플리케이션, 개인 건강정보 플랫폼
  - 이를 활용한 건강관리/의료서비스로 구성

7. 인공지능(AI)의 의미

- 인간과 같은 지능적인 활동을 할 수 있도록 컴퓨터를 구현하는 것
- 인공지능(Aritificial Intelligence, AI)
  - 인간의 지능이 가지는 학습, 추리, 적응 및 논증 등
  - 기능을 갖춘 컴퓨터 시스템. 전문가 시스템, 자연 언어의 이해
  - 음성 번역, 로봇 공학, 인공 시각, 문제 해결, 학습과 지식 획득
  - 인지 과학 등에 응용

8. 원격의료

1) 원격의료의 필요성

- 필요한 의료정보를 정확, 신속 및 편리하게 회득 가능
- 상호 통합적 의료환경에 필요함
- 의료의 위치 종속성을 극복할 수 있음

2) 원격의료의 장점

(1) 환자측

- 전문의사와 시속한 접촉, 시간 및 경제적 이익, 지속적인 진료

- 용이하게 자문가능, 조기진단, 총의료비의 감소, 지역불균형 해소

(2) 의사측

- 의료인의 효율적인 시간활용, 진료영역의 확대, 지속적인 진료
- 영상자료 데이터베이스구축, 신속, 편리한 진료의뢰
- 자문, 자료 공유

3) 원격의료의 응용분야

- 응급환자의 초기 평가와 진단
- 이송단계에서의 자료 전송
- 치료, 진단 및 수술환자의 추적조사, 투여약물 검사
- 전문의가 없는 지역환자에 대한 진료 및 상담
- 환자 병력(history)에 의한 일상적인 건강상담 및 검사
- 진단이미지의 전송
- 만성질환의 관리
- 의료정보의 전송
- 공중보건, 예방의학 및 환자교육

제9장 필수문제

*** 가장 맞는 것에 번호를 기재하시오.**

01 데이터 생성에서부터 폐기까지 시스템의 데이터 흐름을 관리하는 정책 수립이 필요한 데이터 거버넌스는?

① 메타데이터 관리　② 데이터 주기관리　③ 데이터 품질관리
④ 데이터 보안관리　⑤ 데이터 프라이버시 관리

02 데이터와 정보의 사용을 위해 정보 품질, 마스터 데이터 보안 및 법적 준수의 감사를 하는 것은?

① 데이터 거버넌스　② 흐름 버거넌스　③ 표준 거버넌스
④ 구조 버거넌스　⑤ 정보 거버넌스

03 보건의료데이터 거버넌스의 필요성이 아닌 것은?

① 데이터 양의 증가　② 데이터 활용 영역의 확대
③ 데이터의 낮은 신뢰성　④ 데이터의 양질과 무관
⑤ 개인정보의 과도한 보호

04 데이터 거버넌스의 구성요소인 것은?

① 사람-기술-프로세스　② 사람-기준-프로세스　③ 사람-기술-결과
④ 지식-태도-실천　⑤ 지식-기술-실천

05 거버넌스 개념과 관련이 없는 것은?

① 통합관리시스템　② 행정　③ 분리성
④ 의사결정　⑤ 연계성

06 보건의료데이터 거버넌스의 영역에 해당되지 않는 것은?

① 용어 관리　② 데이터 생애주기별　③ 데이터 질 관리
④ 데이터 아키텍쳐　⑤ 데이터 종류관리

07 보건의료 빅데이터의 중요성으로 옳지 않은 것은?

① 민간기관 내 데이터만 기반　② 정책개선 재료로 활용
③ 의학연구의 재료로 활용　④ 다양한 종류의 연구 가능
⑤ 건강상태 흐름 파악

정답
1. ②　2. ⑤　3. ④　4. ①　5. ③　6. ⑤　7. ①

08 보건의료 빅데이터 활용 가치창출 기전으로 옳지 않은 것은?

① 원격환자 모니터링 ② 진료비 청구의 정확도 점검
③ 의료데이터의 불투명성 ④ 보건경제 및 결과 연구
⑤ 임상시험데이터 분석

09 정보 거버넌스의 8원칙에 해당되지 않는 것은?

① 처벌의 원칙 ② 보유 원칙 ③ 준수 원칙
④ 보호의 원칙 ⑤ 책임의 원칙

10 정보 거버넌스 전략이 이해 관계자 데이터 접근할 수 있도록 보장하는 원리는?

① 처분의 원칙 ② 투명성 원칙 ③ 무결성의 원칙
④ 가용성 원리 ⑤ 책임의 원칙

11 건강정보관리 전문가 책임과 관련이 없는 것은?

① 정책, 절차 및 안정장치 수립 ② 하이브리드 공개 위한 재평가 불참
③ 환자 건강정보 승인의 타당성 평가 ④ 전자건강기록 시스템의 기능 역할 수행
⑤ 건강정보의 관리인으로 활동

12 건강정보관리 전문가 향후 역할에 해당되지 않는 것은?

① IT 교육 전문가 ② 공급 옹호론자 ③ 임상연구 조정자
④ 프라이버시 코디네이터 ⑤ 임상 어휘 관리자

13 업무상 필요하지 않은 개인정보를 삭제하는 관리는?

① 데이터 질 관리 ② 데이터 아키텍쳐 관리 ③ 데이터 보안관리
④ 메타 데이터 관리 ⑤ 데이터 생애주기 관리

14 마스터 데이터를 기본으로 서식 구성에 필요한 항목들을 검토하는 것은?

① 전사적 콘텐츠 및 기록관리 ② 마스터 데이터 관리 ③ 메타 데이터 관리
④ 데이터 아키텍쳐 ⑤ 비즈니스 인텔리전스

15 보건의료정보관리사는 데이터 중복을 제거하여 보건의료정보관리(의무기록) 질 관리를 하는 것은?

① 비즈니스 인텔리전스 ② 데이터 생애주기 관리
③ 데이터 아키텍쳐 관리 ④ 데이터 보안관리
⑤ 마스터 데이터 관리

8. ③ 9. ① 10. ④ 11. ② 12. ② 13. ③ 14. ① 15. ⑤

16 데이터 거버넌스의 영역에 해당되지 않는 것은?

① 상황성 ② 보완성 ③ 무결성 ④ 가용성 ⑤ 유용성

17 보건의료데이터 거버넌스의 영역으로 옳게 연결된 것은?

① 용어 및 분류체계관리 - 데이터 프로세스 관리
② 용어 및 분류체계관리 - 데이터 정책 관리
③ 데이터 보안관리 - 데이터 프로세스 관리
④ 데이터 보안관리 - 데이터 내용관리
⑤ 데이터 프로세스 관리 - 데이터 보안관리

18 보건의료데이터 거버넌스의 영역 중 해당되는 것은?

· 조직의 비전을 달성하기 위해 조직 내 다양한 데이터를 분석하고 활용 · 적시에 임상 의사결정을 할 수 있도록 하는 체계

① 데이터 내용관리 ② 데이터 보안관리
③ 비즈니스 인텔리전스 ④ 용어 및 분류체계관리
⑤ 데이터 생애주기 관리

19 정보통신기술(ICT)이 건강과 의료분야에 접목되어 활용되는 형태는?

① 의무기록 ② 디지털헬스케어 ③ 디지털통신
④ 인공지능 ⑤ 보건기술

20 건강정보관리 전문가의 향후 역할이 아닌 것은?

① IT 교육 전문가 ② 비즈니스 관리자 ③ 소비자 옹호론자
④ 임상연구 조정자 ⑤ 퍼블릭 코디네이터

21 원격의료 대상에 해당되는 것은?

① 급성질환자 ② 독감환자 ③ 만성질환자
④ 식중독환자 ⑤ 백내장 환자

22 인간의 지능이 가지는 학습, 추리 등의 기능을 갖춘 컴퓨터 시스템은?

① 인공지능(AI) ② 인공로봇 ③ 원거리 통신망
④ 지식경영 ⑤ 최고경영기술

정답 16. ① 17. ④ 18. ③ 19. ② 20. ⑤ 21. ③ 22. ①

제 10 장 환자만족도 조사

■ 학습목표 ■

- 환자만족도와 의료의 질 향상(QI)
- 환자만족도 조사를 위한 설계
- 환자만족도 조사방법
- 환자만족도 설문지 개발
- 환자만족도 조사대상 선정방법
- 환자만족도 조사를 위한 자료수집
- 환자만족도 설문지 작성

Chapter

10 환자만족도 조사

1. 환자만족도와 의료의 질 향상(QI)

최근 환자만족(patient satisfaction) 또는 고객만족(consumer satisfaction)이라는 용어가 전 산업 분야에 걸쳐 주목을 받고 있으며, 보건의료부문도 예외는 아니다. 만족이라는 것은 고객이 질에 대해 갖는 개념과 분리될 수 없기 때문에 불만족은 고객을 잃는 것을 의미할 뿐 아니라 기관의 명예에 손실을 가져오는 것을 의미한다. 고객의 만족은 오늘날과 같은 경쟁적인 환경에서 유일한 선택이다.

환자만족이란 의료서비스를 포함하여 병원이 제공하는 상품 및 서비스에 대한 환자의 사전 기대보다 사용 실감이 크거나 높은 것을 의미한다. 환자만족은 환자가 서비스를 받으면서 경험하는 매우 주관적인 개념이다. 대부분의 환자는 기대를 가지고 병원을 방문한다. 이때 의료제공자가 요구를 충족시킨 정도가 환자의 만족도 수준을 결정한다. 성공적인 의료제공자가 되려면 환자를 조직운영의 중심에 두어야 한다. 환자가 자신이 받은 진료에 만족하지 못하고 다른 병원을 찾아 간다면 환자 본인은 물론 온 가족이 다른 병원을 이용하게 될 것이다. 환자가 자신의 불쾌한 경험을 타인에게 말한다면 더 많은 사람들이 병원을 옮길 것이다.

환자만족도 조사는 환자들이 의료라는 상황 안에서 그들이 받은 진료에 대하여 어떻게 느끼는가를 측정하는 기초적인 수단이다. 환자만족도 조사와 QI 조사는 질을 평가하고 관리한다는 점에서 공통점이 있다. 양질의 진료는 의료전문인력의 양질의 행위와 밀접하게 연관되어 있다.

1.1. 환자만족도의 정의

1) Gregory Pascoe

Gregory Pascoe는 환자의 만족을 2가지로 분류하였다. 첫째, 환자들이 미리 상당한 정도의 지식과 판단 능력을 가지고 기대하는 부분이다. 둘째, 임상적인 경과나 치료에 대한 판단 등 환자들이 알 수 없기 때문에 기대할 수 없는 부분이다.

(1) 대조모형(contrast model)

환자가 의료진과 만날 때 환자들은 어떤 일정한 기대를 가지고 있다. 이때 환자의 기대와 실제 경험하는 것과의 차이가 만족을 결정한다. 이것을 대조모형(contrast model)이라고 한다. 기대보다 더 나은 경험을 할 때 환자들은 만족을 느낀다. 예를 들어, 환자들이 비교적 익숙하게 알고 있는 음식, 주차에 대해서 환자들의 판단이 비교적 명확하고, 환자나 병원에 따라 만족의 정도도 크게 달라지게 된다.

(2) 동화모형(assimilation model)

환자가 경험이나 지식의 부족으로 말미암아 스스로 완전히 이해할 수 없는 상황과 만나게 될 때, 실제의 경험이 기대수준 이하라도 사람들은 기대를 낮추어 경험에 적응한다. 이것을 동화모형(assimilation model)이라고 한다. 일반적으로 만족도 조사를 시행할 때 임상의사에 대한 만족이 예상보다 상당히 높게 나타나는 이유에 대한 설명이 될 수 있다.

2) Linder-Pelz

Linder-Pelz는 환자 만족에 대한 고전적인 정의로 가치-기대 모형(value expectation model)을 제시하였다. 즉 환자 만족도의 개념은 환자를 만족시킬 수 있는 다양한 요소의 여러 가지 맥락 안에서 이해하여야 한다는 것을 의미한다.

(1) 환자 만족의 2가지 요소

의료는 어떤 속성을 가지고 있다는 환자의 믿음 : 신념의 강도

의료의 속성에 대한 환자의 평가에 관련된 긍정적인 태도 : 의료의 차원에 대한 평가

만족 : 2가지 정보의 기초

・태도 = $\Sigma B_i E_i$ (B : 신념의 강도, E : 의료의 차원에 대한 평가)

(2) 환자 만족 측정 시 이용할 수 있는 항목(10가지)

① 접근성/편리성
② 자원의 활용 가능성
③ 진료의 지속성
④ 의료의 효과 또는 결과
⑤ 재정
⑥ 인간적인 태도
⑦ 정보수집
⑧ 정보의 제공
⑨ 주변환경의 쾌적함
⑩ 의료의 질 또는 능력

3) Lawler의 정의

Lawler에 의하면 대부분의 환자만족은 다음과 같은 몇 가지 모형에 기초하고 있다.

(1) 불일치(discrepancy) 모형

환자 만족을 개인적으로 바라는 것과 경험한 것의 불일치의 비율로 정의한다. 사람에 따라 '바라는 것' 대신에 기대(expectation), 중요한 것(what is important), 반드시 필요한 것(what should be) 등의 용어를 사용한다.

(2) 충족(fulfillment) 이론

환자 만족을 받기로 원하는 것과 실제 받은 것의 차이로 정의한다. 불일치 모형과의 차이는 충족 이론에서는 만족의 비가 아니라 단순한 차이로 나타다.

(3) 형평(equity) 이론

만족을 형평에 대한 인식 혹은 투입과 산출 사이의 균형에 대한 인식으로 설명한다. 다른 사람과 비교한 각자의 균형을 평가하는 것이 중요하다.

1.2. 환자 만족도에 영향을 미치는 요인

오늘날 경쟁적인 의료시장에서 환자를 유치하기 위해서는 서비스가 적어도 환자들의 기대를 만족시키고 나아가 기대 이상의 서비스 수준을 보여야 한다. 만족도에 영향을 미치는 요인들을 살펴보면 다음과 같다.

1) 의사

병원 환경에서의 의사들에 대하여 환자들이 내리는 평가는 전문적인 영역(지식)과 태도 문제(의사소통)이다. 대부분의 환자들은 진료나 의사의 기술적인 질은 짐작할 따름이지만 의사가 어떻게 이러한 질적 측면과 관련되어 있는지는 직접적으로 의식하고 있다. 따라서 기술적인 고려보다는 진료의 이러한 측면에 대한 견해를 가지게 된다. 불만족은 제공자의 결함에서 주로 나오지만 환자들에 의해 보고된 주된 이유는 의사에 대한 접근도나 의사와의 관계에 있다. 미국의 경우 시간부족, 의사들과의 불충분한 의사소통 즉 불충분한 인간적인 관심 등이 평균적인 환자들의 가장 큰 문제를 구성하고 있다.

표 10-1. 주치의에 대한 불만족 이유

불만족 이유	백분율(%)
진료 소요시간/개인적 관심	18.0
진단 오류	8.0
대기시간	6.0
예약 지연	6.0
고가 진료비	6.0
업무 미숙	5.0
기타	41.0
모름	8.0
합계	100.0

†자료 : Steiber & Krowinski(2024)

2) 간호사

환자들은 간호사로부터 원활한 의사소통과 민첩성, 친절 등을 기대한다. 한 연구에서 병원의 전반적인 진료에 대하여 높은 점수를 주는 환자들 가운데 95%는 간호사에 대하여도 높은 점수를 부여하였다. 병원진료에 대하여 낮은 점수를 준 환자들은 34%만이 간호사에 대해서 높은 점수를 주었다. 대부분의 경우 환자들은 재원기간 동안 다른 어떤 전문인력보다 간호사와 가장 교류를 많이 하므로 간호사와의 관계의 질적 수준을 중요하게 평가한다.

3) 진료비

대부분 환자들은 전반적으로 낮은 가격을 기대하고 있다. 비싼 진료비에 대하여 오랫동안 불만을 가져 왔다. 높은 본인부담금과 의료보험의 비급여 부분으로 인하여 여전히 진료비 수준이 전반적인 만족도와 상관관계가 높은 것으로 보인다.

4) 대기시간 : 입퇴원절차

많은 병원들이 인력을 충분히 보유하지 못하기 때문에 입·퇴원이 큰 문제가 되고 있다. 환자들은 입·퇴원 과정, 특히 기다리는 시간에 대하여 불만족스러워하고 있다.

5) 환경

① 청결

청결은 건강한 환경에 가장 핵심적인 요소이기 때문에 병원뿐 아니라 환자들도 중요하게 여긴다. 감염의 전파에 대한 최우선 방어로 병원은 청결에 대해 엄격한 기준을 마련하고 있다. 미국 조사에 의하면 청결이 4.55점으로 가장 높았으며, 조사대상 환자마다 큰 차이는 없었다.

② 병실

환자들의 병실의 외양을 중요하게 생각하지만 모든 환자들이 관심을 두는 것은 아니다. 전반적으로 환자진료에 있어 미관과 관련된 것은 많으나 모든 병실이 환자들의 가정과 비슷하게 보이기를 바랄 수는 없다. 병실의 외양이 전반적인 만족도에 중요한 영향을 미치기는 하지만 그 영향은 적다.

③ 주차

외국의 경우 환자만족도에 주차의 편리성이 미치는 영향은 크지 않은 것으로 나타나고 있다. 기관마다 이용할 수 있는 시설에 큰 차이가 있지만 유료 주차와 직원들의 주차에 대한 특별한 배려가 문제를 낳는 경우가 많지는 않다.

④ 음식

다른 서비스에 비하여 병원의 음식 서비스는 환자들의 주된 비판 대상이 된다. 국내의 경우 음식을 회복이나 치료와 관련시켜 매우 중요하게 생각하는 경향이 있다. 만족도에 더욱 많은 영향을 미치는 것으로 보인다.

표 10-2. 병원의 환자만족도 수준

분 류	만족도 점수*
전체	4.37
청결	4.55
환자방문 방침	4.50
의사	4.48
간호사	4.47
병실 외형	4.70
의료진 관심도	4.38
입 · 퇴원	4.31
주차	3.80
음식	3.63
의료비	3.39
평균	4.21

* Likert scale 5점 척도 (5점 : 매우 만족, 1점 : 매우 불만족)
†자료 : Steiber & Krowinski

1.3. 질과 만족도의 관계

질과 만족도는 다르지만 서로 강력하게 연관되어 있다. 조사결과 병원의 질에 대한 평가와 만족도는 일치도가 매우 높아서 한쪽이 다른 한쪽을 통계적으로 정확히 예측할 수 있었다.

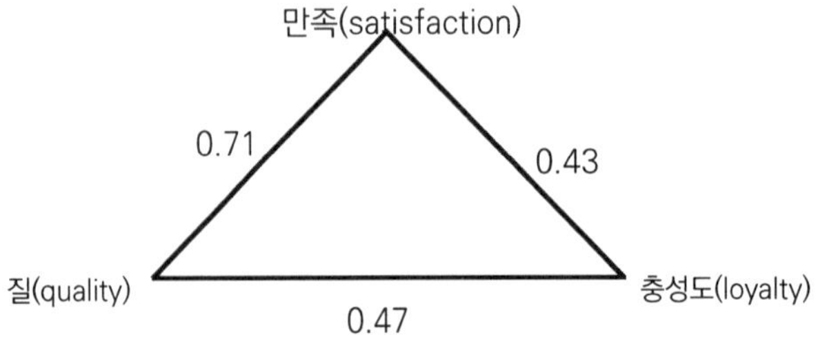

그림 10-1. 질, 만족도, 충성도의 상호관계

• 숫자 : 두 항목의 상관계수
• 1.0 : 완전한 양의 상관관계, 0.0 : 상관관계 없음

2. 환자만족도 조사를 위한 설계

환자만족도 조사를 위해서는 첫째, 목표 설정 둘째, 방법론 결정, 셋째, 조사계획 개발 작업이 선행되어야 한다. 초기단계에서 목표를 분명히 하지 않으면 적절한 조사 방법의 선택과 조사계획을 세우는 데 어려움을 겪게 된다.

2.1. 목표설정

환자만족도 조사란 환자의 불만이 무엇인지 찾아내기보다는 환자들이 어떤 서비스를 기대하고 있는가를 찾아내고 이런 기대들을 어떻게 만족시킬 것인가를 결정하는 과정이다. 따라서 환자, 부서 및 서비스 등의 어떤 부분을 조사하고, 왜 조사하는지 정확히 이해할 필요가 있다. 환자만족이라는 것을 통해 진정으로 알고자 하는 것이 무엇이며 그것을 왜 알고 싶어 하는지를 고려해야 한다. 왜 이런 조사가 필요하다고 생각하였는지 그 기본전제를 확인할 필요가 있다.

2.2. 조사방법의 종류

목적이 설정되면 다음 단계로는 적절한 조사방법을 선택해야 한다. 조사방법의 종류는 다음과 같다.

1) 정성적 방법(Qualitative Methods) : 질적방법

- 환자가 제공받은 서비스와 환자의 경험 기술
- 조사자는 환자 입장에서 서비스 관찰
- 조사자는 비공식적인 면에 깊이 있는 조사 수행
- 환자의 관점을 자세히 알 수 있기 때문에 주로 초기단계에 많이 이용

◐ 정성적 방법의 사용

- 서비스에 대해 무엇을, 왜 알고자 하는 지에 대해 불분명한 경우
- 질을 어떻게 개선할 것인가를 이해하는데 우선적으로 도움을 얻고자 할 경우
- 서비스, 환자의 특성, 문제점, 기대수준 및 의료요구도 등을 정확히 이해하지 못한 경우
- 환자 만족도에 관한 정량적 자료를 해석하기 어려울 경우

2) 정량적 방법(Quantitative Methods) : 양적방법

- 정의 : 척도를 이용하여 환자만족도 측정
- 설문항목 작성 시 : 문항의 구분, 응답의 부호화, 척도화에 대한 설계 중요
- 측정 : - 불만을 표시한 환자의 수
  - 의사 또는 간호사의 의료제공에 만족한 환자의 수
  - 병원을 다른 사람에게 소개하고자 하는 환자의 수 표시 가능

3) 정량적 및 정성적 연구의 조합

환자만족도에 관한 조사는 정량적 방법과 정성적 방법의 조합이 필요할 때가 많다. 우선 어떤 면의 서비스가 만족을 가져오는지 알기 위해 정성적 연구를 시작하고 나서 정량적 방법을 사용하여 얼마나 만족하였는지를 관찰할 수 있다.

다양한 영역의 서비스가 서로 어떻게 환자의 만족도에 작용하였는지를 관찰할 수 있다. 정량적 방법으로 해석이 불분명한 경우 정성적 방법으로 정보를 얻을 수 있다. 대부분의 연구는 이 두 가지 방법을 모두 필요로 한다(표 10-3).

2.3. 척도의 종류(4가지)

1) 명목척도(Norminal Scales)

- 명목척도 이용하면 환자 명확히 구분
- 명목척도는 응답내용에 명칭 부여
  예) 대상자의 성 : 남성 = 1, 여성 = 2

2) 순위척도(Ordinal Scales)

- 순위척도는 하나의 점수가 다른 점수보다 상대적으로 좋거나 나쁜 것 제시
- 행위의 측정을 상대적으로 평가하는 근거
- 순위로 분류하는 것으로 간격이 동일하다는 가정에 기초
  예) 매우 좋다, 좋다, 그저 그렇다. 좋지 않다, 매우 좋지 않다.

<표 10-3> 정성적 및 정량적 방법의 특성 비교

정성적 방법 : 질적방법	정량적 방법 : 양적방법
1) 정성적 방법의 특성 · 환자가 제공받은 서비스와 환자의 경험 기술 · 환자의 감정과 반응 경험들에 대한 깊이 있는 정보를 얻을 수 있음 · 환자의 시각으로 서비스 필요 · 환자의 서비스 관찰 및 비공식적인 면도 조사 · 초기단계에서 많이 이용 **2) 정성적 방법의 용도** · 서비스에 대해 무엇을 알고자 할 경우 · 왜 알고자 하는 지에 대해 불분명한 경우 · 질을 어떻게 개선할 것인지에 도움을 얻고자 할 경우 · 서비스, 환자의 특성, 문제점, 기대수준 및 의료요구도 등을 정확히 이해 못할 경우 · 환자만족도에 관한 정량적 자료를 해석하기 어려운 경우	**1) 정량적 방법의 특성** · 다양한 서비스의 분야 · 척도를 이용하여 환자만족도 측정 **2) 척도의 종류** ▸ **명목척도(Norminal Scales)** · 응답내용에 명칭 붙임 예) 남성, 여성 ▸ **순위척도(Ordinal Scales)** · 하나의 점수가 다른 점수보다 상대적으로 좋거나 나쁜 것 제시 · 순위로 분류하고 간격이 동일하다는 가정 예) 매우 좋다, 좋다. 그저 그렇다 좋지 않다, 매우 좋지 않다. ▸ **등간척도(Internal Scales)** · 모든 척도들이 일정한 간격을 갖고 분류 · 절대 'O' 존재 안함 · Likert 5점 척도 · 수적인 값으로 변환 가능 ▸ **비율척도(Ratio Scales)** · 간격이 일정하다는 특성 및 절대 'O'점 포함 · 척도들의 점수사이의 연관성 부여

3) 등간척도(Internal Scales)

· 등간척도는 모든 척도들이 일정한 간격을 갖고 나뉘어져 있는 상태
· 등간척도에서는 절대 'O'이란 존재안함
· 장점은 의미상 수적인 값으로 변환 가능
· 가장 흔한 형태는 Likert 5점 척도 : Rensis Likert 개발
  - 연속선상 의미로 구성
  예) "강력하게 동의", "동의", "중립적", 반대", "강력하게 반대"

4) 비율척도(Ratio Scales)

비율척도는 간격이 일정하다는 것과 절대 'O'점이 있다는 특성
장점은 척도들의 점수사이의 연관성 부여

정량적 방법의 적절한 연구주제

- 환자가 얼마나 만족하였는가?
- 서비스의 변화(의료인력의 수적인 증감, 시설의 증대 등)가 환자의 만족도에 영향을 미쳤는가?
- 다른 병원 혹은 다른 병동과 비교할 때, 어느 병원 혹은 어느 병동 환자들이 더 만족하였는가?
- 지난 2년 간 환자의 만족도는 변화되었는가?
- 환자들이 어떤 서비스로 인해 더 만족하였는가?

2.4. 조사계획 설계

조사계획을 설계하기 위해서는 초기단계에서는 계속적인 모임이 필요하다. 이를 통해 계획에 대해 수정·보완 작업이 이루어져야 한다. 다음은 조사계획 설계의 단계이다.

▶ **조사계획 설계를 위한 단계**

- 조사방법을 충분히 검토
- 조사계획 수립
- 조사를 수행하게 된 동기 언급
- 조사목표 명시
- 회의를 통해 전반적으로 조사목표의 공감여부
- 목표를 달성하기 위한 조사계획의 실현 가능성 검토

연구계획서의 예

(외래수술센터의 환자만족도 조사)

1. 조사배경

1) 간호부서는 접수처와 대기장소, 회복실을 개선하고 환자의 요구에 부응해야 한다는 요청
   - 접수처와 대기장소가 너무 번잡하다는 환자들의 불만
2) 회복실이 너무 협소하고 시끄러워 마취에서 깨어나는 환자에게 부적당
3) 간호사들은 이 장소에 대한 환자만족도 조사와 업무의 반복을 초래하는 요인이 무엇인지 조사 요청
4) 관리자들은 환자들이 외래수술을 더 원하는지 알고 싶어함

2. 연구목적

1) 환자가 접수처, 대기장소 및 회복실에서 만족도가 감소되는지 판단
2) 간호사, 의사 및 마취과 의사에 대한 환자의 만족도를 평가
3) 외래수술실의 위치, 주차장 및 다른 부대시설에 대한 환자 만족도 평가
4) 외래수술이 환자의 요구에 부응하는 지 파악

3. 수행계획

1) 경향을 파악위해 과거 5년간 서비스의 기초자료 조사
   ① 환자방문횟수
   ② 수행한 진료행위의 수와 형태
   ③ 환자의 사회인구학적인 특성
   ④ 지역별 환자분포
2) 다음 사항들에 대한 의료진의 인식 및 평가 결정
   ① 제공된 서비스의 종류
   ② 과거 5년동안 수행된 진료행위와 이러한 서비스를 제공받은 환자수와 유형의 변화
   ③ 그동안 시설변화, 서비스를 제공하는 동안 의료진이 환자를 위해 수행한 진료행위
   ④ 환자의 기대, 불평 및 만족
   ⑤ 환자진료와 만족도를 향상시킬 것으로 여겨지는 서비스 또는 시설의 향상에 대한 의료진의 의견
   ⑥ 면접대상 : 외래수술센터장, 간호부서장, 간호사, 외과의사, 마취의사 및 접수계 직원
3) 서비스 관찰하기 위한 조사
   ① 환자가 서비스를 받는 동안 경험한 진료행위의 흐름 기록
   ② 기존의 시설이 환자의 요구와 기대에 부응하는지 그 적절성 평가
   ③ 환자와 의료진 상호관계의 질 평가
   ④ 환자의 기대에 서비스가 얼마나 부응하는지 평가
4) 다음 사항 조사위해 환자와의 면접조사 수행
   ① 환자의 기대와 요구에 기존의 시설이 적절한지 평가
   ② 환자와 의료진 상호관계의 질 평가
   ③ 서비스가 환자의 기대에 얼마나 부응하는지 평가
   ④ 다른 외래 수술센터들이 환자의 기대에 제대로 부응하는지 조사
5) 보고시 양식으로 자료를 분석, 요약 및 보고
6) 관련회의에서 1차 조사결과 검토 및 2단계 조사설계의 논의
7) 2단계 조사계획의 설계 및 실시

3. 환자만족도 조사방법

의료의 질을 평가하는 방법으로 만족도 조사를 이용하는 이유는 환자의 입장에서 질을 평가하고, 환자들의 불만을 해소하고, 의료 인력을 평가하는데 있다.

3.1. 면접조사

- 면접조사는 미리 훈련된 조사원이 지정된 조사대상을 방문하거나 면접하여 설문지를 작성하는 방법이다.
- 유능한 조사원을 얻어 충분한 훈련을 실시한 경우에는 가장 좋은 조사법이다.
- 조사시에는 익명성을 보장하여 환자가 솔직하게 답하도록 해야 한다.

◐ 면접조사법의 두 가지 방식

- 자기식 : 응답자 자신이 설문지에 있는 질문을 읽고 응답자가 직접 기입하는 방법
- 타기식 : 설문지에 근거하여 조사원이 구두로 질문을 하여 응답자의 응답을 조사원이 설문지에 직접 기입하는 방법

1) 장점

- 환자를 만날 수 있다면 대개의 경우는 응답을 얻을 수 있다.
- 응답율이 비교적 높다.
- 환자가 질문의 의미를 이해하지 못할 때는 조사원이 보충 설명해 줄 수 있다.
- 설문내용에 따라 질문보다 조사원이 직접 관찰하여 얻는 정보가 정확할 수 있다.
  예) 성별, 진단명, 병동, 병실 등

2) 단점

- 조사비용이 많이 든다.
- 조사원이 방문했을 때 환자가 부재중이면 조사할 수 없다.
- 조사원의 편견과 의견이 개입될 수 있다.

3) 조사원의 모집 및 훈련

- 본 조사를 실시 전에 조사의 목적, 문항 검토, 작성법 및 간단한 의사소통 기술 등에 대해 조사원의 교육을 시행한다.

- 어떤 연구에서 조사원의 성, 연령에 따라 응답자의 반응이 달라진다는 결과가 나왔다.
- 특히 질문의 내용이 조사자의 특성과 관련이 있다면 반응은 더 다를 것이다.
  예) 간호사가 병동 간호사의 친절도를 질문한다면 환자는 다른 항목에 비해 높은 점수를 부여할 것이다.

3.2. 전화조사

- 이 방법을 이용하면 조사의 속도가 신속하고 경비가 적게 드는 장점이 있다.
- 설문내용이 10분 이상을 초과하면 응답율이 감소하는 단점이 있어 설문 내용을 간결하게 작성하여야 한다.
- 전화를 거는 시간에 따라 조사결과가 달라진다.
- 대부분 낮 시간에 조사하게 되는데, 이때는 주부나 실업자 혹은 퇴직한 사람이 많다.
- 전화조사가 가장 성공적이려면 저녁이나 주말이 가장 적당하다.
- 전화조사에서 가장 높은 응답률을 기대할 수 있는 시간은 하루 중 퇴근을 앞둔 시간(사무실로 전화할 경우) 또는 저녁시간 후 시간(집으로 전화할 경우)이다.

3.3. 우편 설문

- 설문지를 환자에게 우송하여 설문지의 기입 및 반송을 의뢰하는 방법이다.
- 설문지와 함께 인사장을 동봉하여 조사 협조를 구한다.
- 반송우표와 봉투를 동봉하여 응답자가 쉽게 반송할 수 있도록 배려해야 한다.
- 우편설문은 아무런 도움 없이 설문을 마칠 수 있도록 설문내용과 작성법이 용이하고 간단해야 한다.

1) 장점

- 조사비가 적게 들며, 조사 대상이 넓은 범위에 퍼져 있는 경우에는 유리하다.
- 조사 대상자가 부재중이라도 응답을 기대할 수 있다.
- 조사원이 개입되지 않아 조사원으로 인한 오해나 편견이 발생하지 않는다.

2) 단점

- 응답률(회수율)이 낮다.

〈표 10-4〉 환자만족도 조사방법의 특징 및 장·단점

종 류	특 징	장 점	단 점
면접 조사	· 미리 훈련된 조사원 · 지정된 조사 대상을 방문, 또는 면접 · 설문지를 작성하는 방법 ▸ 자기식 : 응답자 직접 기입 ▸ 타기식 : 조사원이 구두로 응답자에게 질문 후 설문지 기입	· 응답률이 비교적 높음 · 환자가 질문을 이해 못한 경우 - 조사원이 보충 설명 · 설문내용에 따라 직접 관찰하여 얻는 정보가 정확 예) 성별, 진단명 등	· 조사 비용이 많이 듦 · 조사원 방문 시 환자 부재 중인 경우 조사못함 · 조사원의 편견과 의견이 개입될 가능성
전화 조사	· 전화를 이용하는 방법 · 전화를 거는 시간에 따라 조사결과 달라짐 · 가장 적당한 시간 - 저녁이나 주말 - 퇴근 직전, 저녁식사 후	· 속도가 신속 · 경비가 적게 듦	· 설문내용이 10분 이상을 초과하면 응답률이 감소 · 설문 내용 간결하게 작성 · 대부분 낮시간 조사 - 주부, 실업자, 퇴직자 많음
우편 설문	· 설문지를 환자에게 우송 · 설문지의 기입 및 반송을 의뢰하는 방법	· 조사비가 적게 듦 · 조사대상이 넓은 범위에 유리 · 조사대상자가 부재중에도 응답 가능 · 조사원으로 인한 오해 또는 편견 발생 안함	· 응답율(회수율) 낮음

4. 환자만족도 설문지 개발

4.1. 설문문항 종류

1) 개방형 질문 : 자유응답형 질문

응답자가 할 수 있는 응답의 형태에 제약을 가하지 않고 자유롭게 표현하는 방법이다.

▸ 장점

- 어느 하나를 택해야 하는 강제성이 없음
- 다양한 응답을 유도해 낼 수 있어 탐색적 질문에 유용
- 응답자의 의견을 존중하는 느낌

▸ 단점

- 응답에 일관성이 없음
- 표현상의 차이로 인하여 상이한 해석을 할 수 있음
- 무응답 높음

개방형(자유응답형) 질문 예

1. 숫자/단어
   ☞ 당신의 가족은 몇 명입니까? ___5___명
2. 문지
   ☞ 저희 병원을 선택한 이유를 몇 가지 적어 주십시오.
      1. 우수한 의료진이 있기 때문
      2. 의사와 간호사가 친절하기 때문
      3. 교통이 편리하기 때문

2) 폐쇄형 질문

- 연구자가 사전에 응답할 항목을 제시해 놓고 그 중에 택하게 하는 방식이다.
- 이외에도 다수의 항목을 선택하는 경우도 있으며, 항목을 제시하고 중요도나 선호도 순으로 순위를 매기는 경우도 있다.

(1) 양자택일형

- 긍정이나 부정, 해당이나 비해당 등과 같이 두 가지 범주의 응답 중에서 하나를 택하도록 하는 방법이다.
- 응답이 용이하고 자료의 처리가 간단하다.
- 중립점이나 다른 대체 안이 없어서 응답자의 의도와는 다른 응답이 나타날 수 있다.
- 현실적으로 단 두 개의 극단적인 내용만으로 응답조건을 만족할 수 없는 경우가 많으며 분석상의 한계가 있다.

양자 택일형 예

☞ 1. 전에 본원에 입원하신 적이 있습니까? 1
① 있다　　② 없다

(2) 다중택일형

- 하나의 질문에 몇 개의 항목을 제시한 후 하나 또는 두 개 이상의 항목을 택하는 방법이다.
- 주의할 점은 각 항목간에는 서로 배타적이며 모든 항목이 제시되어야 하는 점이다.
- 항목간 의미나 경계가 애매하면 응답자가 어느 것을 선택해야 할 지 난처해진다.
- 중요한 응답항목이 누락된 경우 치명적이다.
- 응답항목을 개발하기 위해서는 사전조사와 개방형 질문을 이용한 탐색조사를 통해 응답 가능한 항목을 철저히 검토해야 한다.
- 다중택일형 질문에서는 보통 한가지만을 선택하게 하지만 두개이상을 선택하게 할 수도 있다.
- 응답항목이 많을 경우 응답자들은 처음 몇 개의 응답만을 읽고 나머지 응답을 무시하기도 하며, 처음 나온 응답을 더 중요시하는 경향이 나타난다.

다중택일형의 예

1. 단일선택

☞ 입원하신 동안 가장 만족하신 사항은 무엇입니까? 2

① 의사의 설명　　② 병실의 청결
③ 보호자 편의시설　　④ 의료장비

2. 복수선택

☞ 2-1. 입원하신동안 가장 만족하신 사항을 2가지만 표시해 주십시오. 1, 4

① 의사의 설명　　② 병실의 청결
③ 보호자 편의시설　　④ 의료장비

2-2. 앞으로 개선해야 할 사항은 무엇인지 있는대로 표시해 주십시오. 1, 3, 4

① 의사의 설명　　② 병실의 청결
③ 보호자 편의시설　　④ 의료장비

(3) 평가형

- 질문에 대답에서 강도를 알아내고자 하는 질문방식이다.
- 많이 사용되는 척도로는 리커트(Likert), 서스턴(Thurstone), 구트만(Guttman)
- 척도는 3점, 5점 7점 척도가 보통이나 경우에 따라서는 20점까지 강도를 제시하는 수도 있다.

▸ 사용시 고려할 점

- 척도점의 수를 잘 결정하여야 한다.
- 척도점의 수가 많을수록 민감도는 높아지나 측정상의 어려움이 따른다.
- 척도점의 편중이 없어야 한다.
- 부정이나 긍정 어느 한쪽에 해당하는 척도점의 수가 많으면 안 된다.
- 중립점(예를 들어 '보통이다')에 대한 고려가 필요하다.
- 중립점을 두지 않으면 강제로 어느 한쪽을 택해야 하는 문제점이 있으며, 중립점을 두면 별다른 생각없이 중립점을 택하는 경우가 많다.
- 이러한 문제점을 고려하여 각 경우 측정 결과에 미칠 효과를 잘 분석하여 결정하여야 한다.
- '무응답'이나 '모르겠다'에 해당하는 항목을 두어야 한다.
- '잘 모르는 경우'에는 엉뚱한 항목에 답을 해서 신뢰도가 상실될 우려가 있다.

평가형의 예

☞ 1. 입원수속실 직원은 친절하게 대해 주었습니까?
① 매우 만족 ② 만족 ③ 보통 ④ 불만족 ⑤ 매우 불만족

(4) 서열형

- 응답자가 선호도를 감안하여 순서대로 항목을 선택하게 하는 형태이다.
- 이런 형식의 질문에는 항목이 너무 많으면 응답자가 순위를 결정하는 데 곤란을 겪게 되므로 보통 10개 항목 이내로 하는 것이 적당하고 결과도 정확하다.

서열형의 예

1. 완전순위

☞ 1-1. 병원을 선택할 때 고려하는 사항은 무엇입니까? 2
① 교통 ② 의료진
③ 의료비 ④ 의료장비

1-2. 중요하다고 생각하는 순서로 순위를 매겨 주십시오. 2→1→4→3
① 교통 ② 의료진
③ 의료비 ④ 의료장비

2. 부분순위

☞ 2-1. 병원을 선택할 때 고려하는 사항은 무엇입니까? 2
① 교통 ② 의료진
③ 의료비 ④ 의료장비

2-2. 중요하다고 생각하는 두 가지를 선택하여 순위를 매겨 주십시오. 2→1
① 교통 ② 의료진
③ 의료비 ④ 의료장비

〈표 10-5〉 개방형 및 폐쇄형 질문

개방형 질문	폐쇄형 질문
▶ 정의 · 자유응답형 질문 · 응답자가 응답의 형태에 제약없이 자유롭게 표현하는 방법 ▶ 장점 · 어느 하나를 택해야 하는 강제성이 없음 - 다양한 응답 유도 - 탐색적 질문에 유용 - 응답자의 의견 존중하는 느낌 ▶ 단점 · 응답에 일관성이 없음 · 표현상의 차이로 인해 상이한 해석 · 무응답율 높음	▶ 정의 · 연구자가 사전에 응답할 항목을 제시하고 그 중에서 선택 · 다수의 항목을 선택하는 경우도 있음 · 항목을 제시하고 중요도 또는 선호도 순으로 순위 정함 ▶ 양자택일형 · 극단적인 두 가지 범주의 응답 중 선택 예) ① 있다. ② 없다 · 장점 - 응답 용이 - 자료의 처리가 간단 · 단점 - 중립점 또는 다른 대체안이 없어 응답자 의도와 다른 응답 나타날 가능성 - 2개의 극단적인 내용만으로 분석상 한계 ▶ 다중택일형 · 하나의 질문에 몇 개의 항목 제시 후 하나 또는 두개 이상의 항목 선택 ▶ 서열형 · 선호도를 감안하여 응답자가 좋아하거나 싫어하는 순서로 항목을 선택 · 보통 10개 항목 이내 ▶ 평가식 질문 · 질문에 대한 대답 강도를 알아내는 방식 · 척도 : 리커트, 서스턴, 구트만 등 - 보통 : 3점, 5점, 7점 척도 · 척도점의 수 결정 중요 - 척도점의 수가 많을수록 민감도 높으나 측정상 어려움 · 척도점의 편중없어야 함 - 척도점 수가 부정 또는 긍정의 편중 문제 · 중립점('보통이다')에 대한 고려 필요 - 중립점없을 경우 한쪽에 강제로 선택 · '무응답', '모르겠다'에 해당하는 항목 설정 - 잘 모르는 경우 엉뚱한 항목에 응답 - 신뢰도 상실

4.2. 설문지 작성의 기본원칙과 문제점

- 설문지 작성에서 가장 핵심이 되는 것은 언어사용문제이다.
- 사용된 언어는 응답자의 반응에 크게 영향을 미치기 때문이다.
- 바람직한 설문지 작성을 위해서는 다음의 주의사항을 지켜야 한다.
  ① 표현을 명확히 한다.
  ② 하나의 질문에 두 가지 내용을 포함시키지 않는다.
  ③ 어려운 용어를 사용하지 않는다. 예) 향후 → 앞으로
  ④ 부정이나 이중 부정적인 표현을 사용하지 않는다.
  예) 믿지 않을 수 없다 → 믿는다.
  ⑤ 편견이 작용할 가능성이 있는 용어는 사용하지 않는다.
  ⑥ 미묘한 차이가 있는 용어는 사용할 때 주의한다.
  ⑦ 질문의 초점을 명확히 한다.
  ⑧ 당연한 질문은 삭제한다.
  ⑨ 응답자의 자존심을 건드리는 표현은 피한다.
  ⑩ 유도하는 표현은 피한다.

4.3. 문항의 수

- 문항수가 너무 많으면 응답자가 귀찮아하고 성의 없게 답하기 때문에 정확한 결과를 얻기 어렵다.
- 우편설문이나 자기기입식 설문지가 회송되지 않거나 전화면접을 거절당하는 주요 원인은 문항수가 많은 점이다.
- 문항수를 결정하는 것은 수 자체보다는 문항의 난이도를 고려하여 소요시간으로 문항수를 결정하는 것이 현명하다.
- 면접조사의 경우 15~20분 정도에 마칠 수 있는 문항수가 적당하다.
- 자기기입식 설문지는 45~75문항 정도가 적당하다.

4.4. 문항의 순서

일반적으로 설문지는 인사문, 본문, 인적사항에 대한 질문의 순으로 구성된다.

1) 인사문

응답자로부터 협조를 얻을 수 있도록 조사기관명과 조사목적을 소개한다.

2) 본문

· 조사목적에 관계된 문항을 질문한다.
· 이때 질문의 배열순위에 따라 응답자가 무의식중에 앞의 질문에 영향을 받아 왜곡된 답변을 할 가능성이 있기 때문이다.
· 질문의 순서를 정하는 데에는 다음과 같은 원칙을 배려하는 것이 좋다.
- 응답자로 하여금 흥미를 갖게 할 수있는 질문을 앞에 배열한다.
- 어렵고 지루한 질문은 설문의 가운데 부분에 배열한다.
- 질문내용이 심각하거나 민감한 내용은 뒷부분에 배열한다.
- 관련되는 질문을 한 곳에 묶어서 배열하되, 가끔 응답의 일관성을 검증하기 위해 몇 개의 질문을 분리시킨다.
- 일반적인 질문부터 시작해서 점차 구체적인 질문으로 옮겨간다.
- 핵심이 되는 질문은 설문지의 중간이후에 오도록 배열한다.

3) 인적사항

· 응답자의 인적사항은 마지막 부분에서 묻는 것이 좋다.
- 인적사항을 먼저 묻게 되면 본 질문에 대해 응답자들이 솔직한 의견을 말하지 않는 경향이 있기 때문이다.

4) 기타 설문지 기재 사항

· 설문지 조사명, 조사기관, 조사 일자, 일련번호, 조사원 이름 및 조사협조에 대한 감사의 인사말

4.5. 설문지 디자인

· 설문지는 응답자의 입장에서 작성하는 것이 중요하다.
· 적당한 크기로 설문지를 작성한다.
· 설문지가 작은 경우

- 질문이 너무 빽빽하게 놓이게 되고, 질문이 중단되어 넘어가게 된다.
- 설문지가 큰 경우 : 다루기가 힘들다.
  - 적당한 경우 : 16절지 크기의 용지가 사람들에게 익숙하고 관리도 용이하다.
- 응답자가 직접 응답을 작성할 경우에는 응답하기 쉽도록 문항을 배치한다.
  - 시각적인 효과를 고려하여 여백을 많이 두는 것이 좋다.
- 활자의 크기와 글자체도 고려한다.
  - 질문과 응답항목을 쉽게 구별하기 위해서는 질문 : 보통활자, 응답항목 : 고딕체로 하는 것이 좋다.
- 중요한 단어와 문구는 밑줄을 그어 강조한다.
- 하나의 질문이 두 쪽에 걸쳐 분리되지 않도록 여백을 잘 할당한다.

5. 조사대상 선정방법

환자만족도 조사를 위해 모든 환자들을 만날 수 없으므로, 조사대상이 되는 모든 환자들에 대한 대표성이 요구된다. 모든 환자가 대상자가 되어 제공받은 서비스에 대한 환류를 하도록 하는 것이 좋겠지만, 현실적으로 예산과 시간의 제약 때문에 환자만족도 조사에 사용할 수 있는 자료 또한 한계가 있게 된다.

5.1. 무작위성(Randomnes)

- 무작위성이란 개개인이 표본으로 뽑힐 확률이 동일하다는 것이다.
- 계통적인 경향성 방지할 수 있다.
- 조사하고자 하는 모집단에서 표본을 치우침(bias)없이 뽑고 싶다면 무작위로 추출하는 것이 적당하다.
- 무작위성은 대표성을 부여할 수 있는 가장 안전한 방법이다.

1) 표본추출(Sampling)

- 크기를 알고 있는 모집단에서 추출된 표본으로 정확도와 신뢰도를 구할 수 있다
- 대표성을 가지는 표본을 추출할 수 있다.
- 결과가 가지는 신뢰구간과 조사결과가 무엇을 의미하는지를 제시한다.

2) 표본추출오류

모든 표본은 나름대로 표본추출오류(sampling error)를 갖고 있다.
표본에서 측정한 반응이 실제 모집단의 반응과 다르게 나타날 수 있다는 의미이다.

3) 신뢰구간

95% 신뢰구간

- 모수의 참값이 주어진 범위 내에 위치할 확률이 95%라는 의미이다.
- 가능한 모든 표본을 추출하여 이들 표본평균에 대해 신뢰구간을 구한다고 할 경우
  - 신뢰구간의 95%가 모수의 참값을 포함한다는 뜻이다
- 표본과 관계된 모집단을 가정한다면 95% 신뢰구간의 공식

95% 신뢰구간의 공식 : 모집단이 큰 경우의 가정

$$\rho \pm 1.96\sqrt{\frac{\rho(1-\rho)}{N}}$$

- ρ : 표본에서 얻은 응답율
- 1.96 : 예측치의 정규분포에 따라 95%에 해당하는 양방향의 표준편차의 값
- N : 표본의 크기

예제

- N(표본의 크기) : 100명
- p(응답율) : 50%
- 95% 신뢰구간 : $\rho \pm 1.96\sqrt{\frac{\rho(1-\rho)}{N}}$
- 95% 신뢰구간 : 50%±9.8%
- 해석 : ‣ p(응답율) : 50%보다 크거나 적을시 → 신뢰구간 좁아짐
  ‣ p(응답율) : 10% 또는 90%일 경우 → 신뢰구간 : ±5.9%

예제

- N(표본수) 100명 → 400명 증가할 경우
  : 신뢰구간 ±9.8% → ±4.9% 감소
- N(표본수) 400명 → 1,600명 증가할 경우
  : 신뢰구간 ±4.9% → ±2.45% 감소
- 해석 : ‣ 신뢰구간은 표본크기가 커질수록 좁아짐
  ‣ 표본수가 4배 증가하면 신뢰구간은 1/2 감소
  ‣ 이상적인 표본의 크기란 없고 신뢰구간만 존재
- 관계 : ‣ 표본크기와 정확도간의 관계 제시
  ‣ 표본의 수를 증가하면 정확도는 향상되지만 비용이 그만큼 증가

2) 교정인자

- 표본이 모집단의 크기에 근접할 정도로 크다면 교정인자의 개념이 필요하다.
- 표본크기가 모집단 크기의 1/10 이상일 경우 교정인자를 구할 수 있다.
- 표본크기가 모집단 크기의 1/10 이하일 경우 교정인자는 문제되지 않는다.
- 표적모집단의 크기가 작으면 작은 수의 표본으로도 신뢰도 증가할 수 있다.

◐ 신뢰구간과 교정인자의 비교

- 표본크기와 응답률간의 함수
- 표본을 추출한 모집단과 관련되는 표본의 크기
- 표본이 큰 모집단에서 추출된 것이라면 신뢰구간공식 사용

예제

- 조사표본수(N) : 100, 모집단수(M) : 1000
- 공식 = $\sqrt{1-N/M}$
- 신뢰구간에 적용할 교정 : 0.949

교정인자 공식 (표본크기 > 1/10일 경우)

$$\sqrt{1-N/M}$$

N : 표본크기 M : 모집단크기

3) 대표성 있는 표본추출법(Representative Sampling)

- 표본이 모집단을 대표한다는 것은 불가능하기 때문에 신뢰구간의 개념을 이용한다.
- 대상자로 택한 환자집단이 비교적 동질성을 갖는다면 무작위적 표본추출을 한다.
- 대부분 환자집단은 이질적이기 때문에 연구자가 계통적 편향(systematic bias)을 피하려면 표본설계에 상당히 주의를 요한다.

◐ 계통적 비뚤림

- 특정한 유형의 반응들을 제외 또는 포함시키도록 영향을 끼치는 것
  예) 일개 병원의 한 병동을 조사하려고 할 때, 다른 병동의 환자가 제외됨으로 인해 표본추출시 계통적 편향을 갖게 된다.
- 표본추출이론에서 계통적 편향이 없으려면 우선 무작위성을 해야 한다.
- 대부분의 표본추출이론은 이러한 계통적 편향으로 인한 오류의 발생을 감소하도록 한다.

(1) 계통적 표본추출법(Systematic Sampling)

- 표본대상자들의 명단을 만들어서 명단 중에 일정순서의 사람들을 계속적으로 추출하는 방법이다.
- 계통적 표본추출법은 시작점을 선정하거나 선택간격을 지정하는 방법 등을 사용한다.
- 무작위성이란 개념이 사용된다. 첫번째 사람은 무작위로 선택하고 이후 표본을 선택하는 시간간격 등도 무작위적으로 선정한다.
  예) · 최근 퇴원환자나 외래환자의 명단을 가지고 무작위로 번호 선정
  · 대상자들이 충분하다는 전제하에 명단의 31번째 이름 지정
  · 그 다음에는 다른 무작위 번호 '3'을 선택간격으로 정함
  ☞ 답 : 31번. 34번, 37번, 40번 … 등의 사람 계속 추출

(2) 연속적 추출법(Sequential Sampling)

- 이 추출법은 과학적으로 바람직한 것은 아니지만, 현재 환자들에 대한 "비공식 여론조사"의 실시는 상당히 비용-효과적이다.
- 연구방법은 연속해서 표본을 추출하는 것이다.
- 신뢰구간을 말해 줄 수는 없지만 소비자의 시각을 알기 위한 공정하지는 않지만 신속한 추출방법이다.

예) · 환자관계에 대한 새 프로그램의 핵심을 잘 파악하고 있는지, 어떻게 인식하는지에 대해 선착순으로 면접을 해서 간단하게 순서대로 100명의 환자들과 인터뷰를 하면 된다.

- 표본추출을 통해 모두가 새 프로그램을 잘 파악하고 있고 어느 정도로 찬성하고 있다는 것을 알게 되었다면 이러한 결과가 다음 단계로 계속 진행하여야 할지 여부를 결정하는 데는 도움을 줄 수 있을 것이다.

(3) 층화적 표본추출법(Stratified Sampling)

- 층화적 표본추출법은 모집단을 대표하는 상대적으로 작은 표본을 사용하여 정보를 수집하는 방법이다.
- 이 방법은 자료수집에 필요한 비용을 합리적으로 감소하여 준다.
- 이 추출법은 사전에 어느 정도 알고 있는 집단에 대해 좀더 작은 크기로 분류함으로써 비용-효과적인 결과를 얻는 표본추출 방법이다.
- 이 방법은 나중에 각 단위 환자를 비교할 수 있는 하부표본(subsample)을 제공할 수도 있다는 장점이 있다.

예) 모든 퇴원 환자 중 100명의 최근 퇴원환자를 추출한다면 무작위적으로 100명을 선택한 후 각 병동마다 나누어 50명씩 추출한다.

(4) 군집 표본추출법(Cluster Sampling)

- 이 추출법은 개인들로부터 정보수집 시 필요한 단계를 최소화하려는 방법이다.
- 면접자에게 적절한 표본을 수집하면서 시간과 노력을 절약할 수 있다.
- 각 개인마다 자료를 일일이 수집하는 방법으로 100명의 환자들의 퇴원날에 조사를 한다고 하면 전 병원을 무작위추출방법으로 표본을 수집하는 것은 현실적으로 힘든 일이다.

예) 병원의 각 병동 중에서 절반에 대해서만 격일로 조사를 수행한다면 비록 특정일에 특정층이 누락되더라도 이런 생략이 최종결과를 크게 왜곡시키지는 않는다. 동시에 면접자의 시간을 절약할 수 있고 병원의 조사비용을 감소할 수 있다.

(5) 편의 표본추출법(Nonrandom Sampling)

- 편의추출방법은 무작위성이 감소하거나 전혀 없을 수도 있다.
- 공정성은 부족하지만 신속한 추출방법을 사용하여 면접하기 쉬운 환자표본을 구할 수 있다.

- 이 방법은 조사시행이 가장 편한 병동에서 퇴원한 환자만을 대상으로 하거나 각 분기 중 한 날만을 지정해서 시행하는 방법 등을 들 수 있다.
- 표본이 모집단을 대표하지 않을 위험성이 충분히 있다고 본다.
- 한 병동에서만 추출하는 경우 환자들은 내과 혹은 외과환자임으로 인해 각과가 갖는 상대적 민감성이나 특수성을 드러낼 가능성이 있다.
- 환자 만족도 조사에서 흔히 사용되지는 않는 방법이다.

① 할당표본추출법(Quota sampling)

- 편의 표본추출법을 응용한 방법이다.
- Gallup이 고안하였다.
- 정치적 여론조사 등에는 유용하지만 병원 내 조사에는 유용하지 못하다.
- 환자집단 내에서 하부그룹을 설정한다는 것이 층화적 표본추출법과 유사하다.

② 할당표본추출법의 특징

- 할당표본추출법은 무작위적인 선택을 하려고 하지 않아 유의한 수준의 편향을 파생시킬 수 있다.
- 면접자는 자료수집을 위해 대상과 만날 때 완전히 객관성을 유지하지 못한다.
- 환자들은 면접자에게 느낀 신뢰감(rapport)의 정도에 따라 질문에 대한 답이 달라진다.
- 면접자도 미묘하게 계통적으로 특정한 면접대상을 선택하게 된다.
- 심한 장애가 있거나 중병에서 회복 중인 사람은 꺼리게 된다.

6. 환자만족도 조사를 위한 자료수집

6.1. 관찰법

- 조사에 앞서 해당서비스를 일단 관찰하는 것이 필요하다. 가능하면 마치 환자가 된 것처럼 임상적 프로그램을 경험해 보아야 한다.
- 외래진료서비스에서 특히 이런 접근이 필요하다.
- 참여가 의료진과 환자에게 어떻게 영향을 줄 것인가도 고려해 보아야 한다.
- 조사자의 참여는 오히려 관찰한 결과를 왜곡시키고 평가의 가치를 저하시킬 수도 있다.
- 관찰에 대한 영향을 감소시키기 위한 방법으로 철저히 숨기는 방법이 있다.

관찰법(추적관찰하는 과정) : 환자의 입원시점 ~ 퇴원까지 활동

1) 환자가 등록창구에 보고하는 것에서 시작
   - 누가 환자를 맞이하는가?
   - 환자와 창구직원은 무슨 대화를 하는가?
   - 창구 직원들은 친절한가?
   - 등록과정이 얼마나 오래 소요되는가?
2) 정보를 얻는 방법 관찰
   - 누가 언제 어디서 환자에게 정보를 주는가?
   - 환자가 지시대로 따르는데 어려움을 갖는가?
3) 채혈검사실로 가도록 지시
   - 등록창구에서 검사실까지 얼마나 소요되는가?
   - 병원 안내판은 분명한가?
4) 검사 완료된 후 환자가 입원실로 안내되는 과정 관찰
   - 검사 완료된 후 환자가 입원실로 안내되기까지 얼마나 소요되는가?
   - 환자가 도착하는 즉시 간호사는 인사를 하고 환자에게 교육을 하는가?
5) 환자 퇴원하기까지 환자 주변환경 전체를 계속 관찰 및 기록
   - 진료하는데 얼마나 소요되는 시간?
   - 의사와 환자의 관계는 어떠한가?
   - 조사를 정리 및 분석하기 위해 기록하면서 관찰

〈표 10-6〉 조사대상 선정방법 : 무작위성(Randomness)

조사대상 선정방법	분 류	주요 특징
표본추출	표본추출이론 Sampling	· 크기를 알고 있는 모집단에서 추출된 표본 · 대표성을 가지는 표본을 추출 · 결과가 가지는 신뢰구간과 조사결과의 의미 제시
	표본추출오류 Sampling error	· 표본에서 측정한 반응이 실제 모집단의 반응과 상이하게 나타남
교정인자		· 표본이 모집단 크기에 근접할 만큼 크다면 교정인자 필요 · 표본크기가 모집단 크기 1/10 이상이면 교정인자로 구함 · 표적모집단의 크기가 작으면 작은 수의 표본으로도 신뢰도 증가
대표성 있는 표본 추출법	계통적 표본추출법 Systematic sampling	· 표본대상자들의 명단을 작성하여 일정순서의 사람들을 계속적으로 추출하는 방법 · 첫번째 사람은 무작위 선택 이후 표본을 선택하는 시간간격 등도 무작위 선정 예) 명단의 10번째 지정,'5'를 선택간격 : 10, 15, 20, 25번 …
	연속적 추출법 Sequential sampling	· 편리한대로 연속해서 표본 추출 · 환자들에 대한 "비공식 여론조사"실시의 비용-효과적 예) 새 프로그램 인식도 조사 : 선착순으로 100명(일부) 환자들 면접 → 이 결과가 다음 단계의 진행여부 결정에 도움
	층화적 표본추출법 Stratified sampling	· 모집단을 대표하는 작은 표본을 사용하여 정보수집하는 방법 · 사선에 어느 정도 알고 있는 집단에 대해 더 작은 크기로 분류 · 비용-효과적인 결과를 얻는 표본추출방법 예) 퇴원환자 대상으로 무작위추출시 각 병동마다 나누어 추출
	군집 표본추출법 Cluster sampling	· 개인들로부터 정보를 수집하는데 필요한 단계를 최소화 · 면섭자에게 적절한 표본을 수집하면서 시간, 비용 및 노력 절약 예) 병원 각 병동중 절반에 대해 격일 조사수행 특정일 특정층 누락하더라도 최종결과 영향 크지 않음
	편의 표본추출법 Nonrandom sampling	· 어떤 표본은 무작위성이 감소 또는 없을 가능성 · 공정성 저하, 신속한 추출방법 · 면접하기 쉬운 환자표본 구함 · 정치적 여론 등의 유용, 병원내 조사 유용하지 않음 ▶ 할당표본추출법(Quota sampling) · 환자집단내에서 하부그룹 설정 · 무작위적 선택을 하지 않아 비뚤림 파생 가능성 · 면접자 자료수집시 대상자 만날 때 객관성 유지 못함 예) · 특정 면접대상만 선택 · 환자들 면접자에게 느낀 신뢰감 정도에 따라 응답 상이

6.2. 면담

- 관찰단계가 있은 후에는 공식적인 면담 지침서를 개발하기 위한 정보를 얻어야 한다.
- 면담 지침서는 면담자와 면담대상자 사이의 상호작용에 초점을 맞추고 면담 전반에 걸쳐 주요한 주제와 문제가 다루어지도록 이를 확실히 하는 데 목적이 있다(표 10-7).
- 특정한 주제나 문제에 대해 자연스러운 질문을 만들어 내는 것은 면담자의 자유다.
- 면담내용은 환자가 경험한 실제 과정을 따라가기 때문에 환자의 경험을 쉽게 기억하도록 돕고 있다.
- 환자와 면담 전에 역할연습을 선행함으로써 실제 면담시 매끄럽게 진행할 수 있다.
- 면담 후 면담자는 수집된 정보와 안내서의 구체화된 정보를 비교하는 시간을 가져야 한다.

1) 표본의 선택

- 환자가 제공받는 의료에 대해 어떻게 경험하는지 알기 위해서는 정보의 깊이와 범위를 고려하여 면담자를 선택해야 한다.
- 면담할 환자를 결정하는데 고려하여야 하는 두 가지 요소는 '서비스의 본질'과 '환자들의 다양성'이다.
- 산전관리실에서는 동질적인 환자집단을 갖기 때문에 단지 15~20명의 환자를 면담하는 것으로 충분하다.

  예) 응급실을 두고 표본을 선택한다고 하자. 그 질병의 분포가 발목염좌에서부터 화상 환자에 이르기까지 질병이 다양하고, 남녀노소 등 모든 종류의 환자를 포함하고 있다. 이질적인 집단에 대해 서비스의 필요성과 기대의 만족여부를 확인하고 싶다면 40~50명의 응급실 환자를 면담해야 할 것이다.

〈표 10-7〉 면담지침서 : 환자 만족도 평가의 이용

면담지침서
1. 외래수술센터의 이용을 결정하는데 있어 외과의사는 어떤 영향을 주었습니까? · 기타 다른 의료진은 환자의 선택에 영향을 주었습니까? · 영향을 주었다면 어떤 영향이었습니까? 2. 센터의 수술계획은 환자에게 얼마나 편리합니까? 3. 환자에게 약속을 확인하고, 수술 전 지침의 전달과 환자의 질문에 대답하기 위해 센터의 간호사가 수술 전날 전화를 하였습니까? · 수술 준비는 잘 되었다고 느끼십니까? · 간호사의 전화가 얼마나 도움이 됐습니까? 4. 환자가 센터를 찾고 주차를 하고 접수 창구에 도착하는데 어떤 어려움이 있었습니까? · 접수 창구에 도착해서 등록하기 전까지 얼마나 오래 기다려야 했습니까? · 접수직원에게 어떤 대우를 받았습니까? 5. 수술할 때까지 얼마나 오래 기다렸습니까? 6. 대기실에 대한 환자의 인상은 어땠습니까? · 청결상태, 소음, 안락함, 붐비는 정도, 기온, 장식 등 7. 탈의실, 처치실에 대한 환자의 인상은 무엇이었습니까? · 청결상태, 소음, 안락함, 붐비는 정도, 기온, 장식 등 8. 간호사의 채혈, 병력설명, 수술과정에 대한 설명과 태도에 대해 어떻게 느끼셨습니까? · 예절, 유용성, 능력, 이용성, 치료의 질, 사적 비밀보장, 배려 등 9. 마취의사에 대해 어떻게 느끼십니까? · 예절, 유용선, 능력, 이용성, 치료의 질, 사적 비빌보상, 배려 등 ‣ 집도의사는 환자와 만나 질문에 대답하고, 수술과정과 이후 합병증에 대한 설명을 하고 동의서 작성(환자는 수술장에 입실하기 전 대기중) 10. (A) 외과의사에 대해 어떻게 느끼십니까? · 예절, 유용선, 능력, 이용성, 치료의 질, 사적 비빌보상, 배려 등 (B) 수술대기실에 대해 어떻게 느끼십니까? · 청결상태, 소음, 안락함, 붐비는 정도, 기온, 장식 등 11. 의료진이 제공한 치료는 어땠습니까? (국소마취 환자에게 질문) · 예절, 유용성, 능력, 이용성, 치료의 질, 사적 비밀보장, 배려 등 12. ‣ 회복실에 대한 인상은 어땠습니까? · 청결상태, 소음, 안락함, 붐비는 정도, 기온, 장식 등 ‣ 간호에 대한 인상은 어땠습니까? 13. (A) 회복되는 동안 간호사는 가족에게 환자의 상태와 가정간호지침에 대한 설명을 했습니까? (B) 이러한 설명에 만족하십니까?

2) 면담의 시기

- 비공식적인 만남은 환자가 입원해 있거나 치료를 받는 동안 이루어진다. 반면에 공식적인 면담은 퇴원 후에 이루어지는 것이 좋다.
- 환자별 기억력의 차이를 줄이기 위해 면담은 퇴원하자마자 시행되어야 한다.
- 가능한 깊이 있는 면담은 퇴원 후 2일~1주일 사이에 이루어지는 것이 좋다.
- 많은 환자들이 치료를 직원에게 의존하는 동안에 불만족을 표현하는데 익숙하지 않다.
- 아직 심각한 손상이나 질병으로부터 회복중인 환자는 서비스에 대한 평가에 참여하지 않으려 하거나 참여할 수 없는 상황이다.
- 현재 치료 중인 환자는 아직 서비스에 대해 완벽한 평가를 내릴 수 없을 것이다.

3) 면담계획

- 면담대상자에게 퇴원 전 병원에서 제공받은 서비스에 대해 평가할 것이라는 것과 면담 전에 미리 연락을 취할 것이라는 것을 알려야 하며 동의를 얻어야 한다.
- 면담을 계획하기 위해 환자에게 연락할 때에는 사전에 주요한 정보를 제공해야 한다.
- 누가 전화를 하며, 어떻게 면담자를 선택하였는지, 왜 면담자가의 참여가 중요한지, 솔직한 답변이 왜 필요한지, 대답이 비밀로 유지될 것이며, 면담이 얼마나 지속될 것인지, 누가 면담을 시행할 것인지 등에 대해 정보를 제공해야 한다.

4) 면담과정

- 면담시 초기 몇 분 동안 응답자는 불안하고 두려워하는 경우가 많다. 이런 불안감을 감소하기 위해 질문에 대한 간단한 설명과 함께 몇 개의 질문들을 미리 일러두는 것이 도움이 된다.
- 이렇게 하면 면담대상자가 그들의 생각을 정리하는 기회를 갖게 된다.
- 응답자와 충분한 공감대를 형성하기 위하여 면담자는 자신의 개인적인 판단을 피하고 면담대상자의 개인적 느낌과 경험을 이해하려고 한다.
- 응답자들은 누군가가 그들의 느낌, 사고 및 의견을 가치 있게 여기고 면담시 요구되는 시간과 노력의 가치를 인정할 때 긴 면담에 기꺼이 참여하게 된다.
- 면담자는 면담에 대해 정리된 순서를 가지고 그 관심을 응답자에게 전달해야 한다.

6.3. 환자집단토의

- 환자집단토의는 서비스에 대한 느낌, 태도 및 인식을 토론하기 위해 과거의 환자들을 함께 참여시키는 방법이다.
- 이 방법은 집단의 사회자가 토론이 이루어질 주제의 대강을 보여주기 위해 안내서를 준비하는 점에 있어서는 심층면담(in-depth interview)을 갖는 것과 유사하다.
- 일대일의 토론 대신 질문이 집단에게 던져지고 각 주제에 대한 집단토론이 이루어진다.
- 1시간 30분~2시간의 환자집단토의의 과정에서 조사자는 그들이 받은 서비스에 대해 8~12명으로부터 환류를 얻을 수 있다.
- 환자집단토의는 개인 면담보다 투자되는 시간에 있어서 더 경제적이다.
- 이는 서비스에 대한 서로 다른 기억과 사고를 갖는 참여자를 얻을 수 있다는 이점이 있다.
- 특히 경영자가 기존의 서비스를 재구성하거나 내용을 추가하고자 할 때 창조적인 생각을 얻는데 유용하다.
- 단점은 참여자의 익명성이 결여된다는 점이다. 만약 참여자가 자신이 언급한 것을 알고 있다는 사실을 염려하거나 언급한 것에 대한 다른 참여자의 반응을 두려워한다면, 표현하는데 방해를 받거나 왜곡시킬 수 있다.

1) 집단의 크기

- 크기는 8~12명 정도가 적당하다. 이 집단보다 적게 되면 상호자극을 상실할 수 있다.
- 환자집단의 크기가 12명을 넘으면 사회자가 과정을 통제하기 어렵거나 모든 사람이 토론에 참여하는 것이 어렵게 된다.
- 발언을 하기 위해 너무 오래 기다리면 참여자는 자발성을 상실하게 되고 무엇을 말하고 싶은지 조차 잊어버리게 된다.

2) 환경(토의장소)

- 토의하는 장소의 크기는 편안히 모임을 할 수 있을 정도로 충분한 크기여야 한다.
- 강당이나 대강의실 등 지나치게 큰방은 구성원들에게 위압감을 주어 상호간의 대화를 방해할 수 있다.

- 토론을 촉진시키기 위해 비형식적인 분위기로 가능한 이완되어 있는 것이 좋다.
- 일반적으로 가구는 안락의자와 큰 직사각형의 탁자가 있으면 된다.
- 회의를 녹음하기 위한 녹음시설이나 시청각 장비가 마련되어 있어야 한다.
- 접수실과 대기실은 이러한 회의장소의 밖에 있어야 한다.
- 회의시작을 기다리는 동안 긴장을 완화시키기 위해 회의 전에 차와 다과를 제공하는 것이 도움이 될 수 있다.
- 참석하는 사람들에게 인사를 하고 그들의 명단을 기록한다.
- 모임 후에는 참여에 대한 보상액을 지급함으로써 참석률을 높일 수 있다.

3) 집단의 선택

- 집단의 구성이 구성원의 상호작용을 조장하거나 억제시킬 수 있기 때문에 구성원의 속성 예를 들면, 연령, 성별, 사회계급과 제공받은 서비스에 있어서 동일한 성격을 갖는 집단을 형성하는데 주의를 기울여야 한다.
- 참여자의 수에 상관없이 환자집단이 환자모집단을 대표하는 표본으로 여겨지지 않을 수도 있다는 것을 깨닫는 것이 중요하다.
- 각 분야가 그 자체의 독특한 의료의 필요성과 기대를 갖고 각기 다른 서비스를 제공하기 때문에 이상적으로는 각 분야를 대표하는 각각의 집단이 있어야 한다.

  예) 한 집단은 외래 수술센터에서 난관결찰술을 시행 받은 중년여성이고, 다른 집단은 백내장 수술을 받은 노인일 경우 이들 두 집단이 함께 토의에 참여한다면 그들은 공통된 서비스 경험을 토론할 수 없게 되고 공통의 필요성과 기대를 공유하지도 않을 것이다. 따라서 각 분야를 대표하는 분리된 집단을 형성해야 한다.

4) 회의 횟수

- 분야와 서비스가 다양할수록 집단의 수도 많아지고 회의도 자주 수행되어야 한다.
- 이러한 결정에는 비용-편익의 측면이 고려되어야 한다.
- 서비스양의 80% 정도를 대표한다는 확신을 갖기에 충분한 집단을 두고 수행해야 한다.

  예) 외래수술센터가 45%의 자궁관결찰과 35%의 백내장 제거술로 구성된다면 이는 센터업무의 80%를 대표한다고 할 수 있다.

이 2가지 서비스 외에 더 이상 다른 분야가 고려될 필요가 없다고 가정할 때, 전부 4개의 집단회의 즉 자궁관결찰수술 환자를 위한 회의 2회와 백내장수술 환자를 위한 회의 2회 정도면 충분하다.

5) 환자집단토의 과정

- 토의 진행자는 개회사를 통해 환자집단토의의 목적, 토론의 주제 및 구성원 상호간 기본 원칙을 언급해 주어야 한다.
- 비판적인 환류라도 건설적으로 사용되어 귀중한 자료가 됨을 구성원에게 주지시켜서 구성원이 그들의 긍정적인 서비스 경험뿐만 아니라 부정적인 서비스에 대한 경험을 표현하는데 주저하지 않도록 격려해야 한다.
- 응답자에게 한 번에 한 가지를 말하도록 하여 구성원 전체의 발언에 주의를 기울이는 대화의 원칙을 세운다.
- 회의를 녹음한 후 검토할 것이라고 말하여 개인의 논평이 중요함을 강조한다.
- 프로그램을 운영하는 사람은 옳고 틀린 답이 없으며, 각 개인은 의견을 낼 권리가 있다는 것을 언급하면서 공감적인 집단 분위기를 발전시켜야 한다.

6) 자료기록

- 프로그램 관찰과 비공식적 면담에 대해 기록해야 할 필요가 있다.
- 녹음은 심층면담과 환자집단토의에서 주로 사용되는 방법이다.
- 녹음은 언급된 내용, 토의방법 이에 대한 반응 등을 생생하게 기록하기 때문에 자료의 왜곡을 막을 수 있다.
- 녹음을 통해 토론이나 면담에서 언급된 내용을 반복적으로 들을 수 있다.
- 테이프를 청취한다는 것 외에 테이프의 내용을 서면으로 기록해두면 어떤 내용에 대해 특별한 검토를 필요로 하는 부분만 살펴봄으로써 시간낭비를 막을 수 있다.

7. 환자만족도 설문지 작성

환자 만족도에 대한 정량적 방법의 대표적인 방법은 설문지를 이용하는 것이다. 설문지의 작성을 위해 우선 환자들과 면담과 같은 정성적 방법(qualitative methods)에 기초하여 사전자료를 수집하여야 한다.

7.1. 설문지 작성

1) 객관적 사실에 대한 정보

· 객관적 사실에 대한 정보는 다른 사람들에 의해 관찰되어질 수 있는 것을 질문하는 전형적인 방법이다(표 10-9).

예) ▸ 응답자 및 제공자의 행동

· 당신은 내과 의사입니까?

· 당신은 방사선 검사를 받으셨나요?

· 당신이 외래에서 의사를 기다리는 시간이 얼마나 걸립니까?

▸ 의료환경

· 병원은 어디에 위치하나요?

· 당신이 입원한 병실에는 몇 명의 환자가 같이 있나요?

· 당신이 입원하신 병실은 얼마나 자주 청소를 하나요?

▸ 환자의 일반적 특성

· 당신의 연령은?

· 당신의 성별은?

〈표 10-8〉 자료수집방법

자료수집 방법	내 용
관찰법	• 조사 이전에 해당 서비스의 관찰 필요 • 조사자의 참여는 관찰한 결과를 왜곡, 평가가치 저하 가능성 • 관찰에 영향을 감소하기 위해 대상자에게 비밀 • 외래진료서비스에 특히 필요 • 조사자 기록하면서 환자 퇴원하기까지 환자 주변환경 계속 관찰
면담	• 진행 : 관찰단계 후에 공식적인 면담 → 면담지침서 개발하기 위한 정보획득 ‣ 면담지침서 : - 면담자와 면담대상자사이의 상호작용에 초점 - 면담 전반에 걸쳐 주요한 주제 및 문제 취급 • 표본의 선택 : 고려사항 - 서비스의 본질과 환자들의 다양성 예) 응급실 환자 : 40~50명, 산전관리 : 15~20명 • 면담 시기 : ‣ 비공식적 - 환자가 입원 또는 치료기간 ‣ 공식적 - 퇴원 후 2일~1주일 • 면담 계획 : - 대상자에게 퇴원 전에 '병원 서비스 평가 실시'할 것을 사전 연락 - 환자에게 사전에 주요 정보 제공 • 면담 과정 : - 질문에 대한 간단한 설명 및 몇 개의 질문 사전에 제공 - 면담자 개인적인 판단 회피 및 대상자의 느낌, 경험 이해 - 면담자 면담에 정리된 순서로 그 관심을 응답자에게 전달 - 면담자 면담 요약 - 응답자의 답 확실히, 누락된 내용 보충, 잘못 해석될 가능성 수정 - 응답자 주저 또는 유용하지 않은 경우 - 구체적인 질문 시도 - 면담자 본인의 비평이 포함된 질문 - 편협된 반응 발생할 가능성
환자집단 토의	• 특성 : - 사회자가 집단에게 질문, 각 주제에 대한 집단 토론 - 서비스의 느낌, 태도 및 인식을 토론하기 위해 과거의 환자들도 참여 - 참여자의 익명성 결여 • 집단 크기 : 8~12명 정도가 적당 • 환경 : - 토의 장소는 편안한 적당한 크기 - 큰 방(강당, 대강의실 등) 대화 방해 - 비형식적인 분위기로 가능한 이완상태 - 안락의자와 지사가형 탁자 - 회의를 녹음하기 위한 녹음시설이나 시청각 장비 마련 • 집단선택 : 구성원의 속성(연령, 성별, 사회계급 등)과 제공받은 서비스 동일한 성격을 갖는 집단 • 회의횟수 : 분야와 서비스가 다양할수록 집단 수도 많고, 회의 빈번 → 결정시 : 비용 - 편익 측면 고려 • 토의 과정 : - 토의 진행자 개회사 통해 토의의 목적, 주제 및 구성원 - 상호간의 기본원칙 언급 - 비판적인 내용도 건설적 사용으로 귀중한 자료됨을 구성원에게 주지 - 응답자에 한 번에 한 가지 언급 : 구성원 전체의 발언에 주의를 기울이는 대화 원칙 - 운영자 정답이 없으며, 개인의견 제시할 권리 언급 • 자료 기록 : - 프로그램 관칠과 비공식적 년남 기록 - 녹음은 심층면담과 환자집단토의에 사용 - 녹음은 언급된 내용, 토의방법 및 반응 기록

2) 평가 및 등급

- 평가와 등급에 대한 질문은 좀 더 주관적이다(표 10-9).
- 환자가 어떻게 느끼는 지를 평가하는데 등급을 매기는 것이다.
- 이런 등급들을 이용하면 객관적 사실만을 알아보는 정보보다는 환자 만족도를 더 잘 평가할 수 있다.

응답자들의 반응

예) ① 의료제공자의 행동

나는 의사를 너무 오래 기다립니다.
간호사는 거의 도움이 안됩니다.
의사는 항상 예의가 바릅니다.

② 의료환경

대기실은 혼잡합니다.
나의 병실은 깨끗합니다.
병원이 어디에 있는지 찾아가기가 너무 힘듭니다.

3) 설문지의 구성

- 설문지 구성하는 데 가장 어려운 점 중의 하나가 질문을 작성하는 것이다.
- 질문은 특별한 사실에 대해 명백하고 정확하게 물어야 하지만 그렇다고 너무 전문적이어서는 안 된다.
- 질문내용이 이해하기 쉽고 정확해야 하며 너무 국한된 면에 치우치지 말아야 한다.
- 설문내용에서 불쾌감을 주는 것은 피해야 한다.

(1) 이중 부정

- 부정어를 사용한 질문은 주의를 해야 한다(표 10-10).
- 부정어를 잘못 사용하면 응답자의 혼동을 유발할 수 있다.
- 설문을 작성할 때에는 적절한 형용사를 사용하여 비교적 쉽게 이해할 수 있도록 써야 한다.

〈표 10-9〉 객관적 사실 및 평가등급 질문의 예

객관적 사실 및 평가등급 질문의 예
1) 객관적 사실 ‣ 귀하의 주치의가 규칙적으로 방문해 줍니까? (답에 O표하여 주십시오) 1. 예 2. 아니오 ‣ 하루동안 당신의 주치의는 몇 번 방문하였나요? ________ 번 2) 등급(Ratings) ‣ 귀하는 필요로 할 때 주치의와 얼마나 쉽게 만날 수 있습니까? ① 거의 힘들다 ② 간혹 만날 수 있다. ③ 자주 만날 수 있다. ④ 항상 만날 수 있다. ‣ 귀하는 주치의의 치료에 대해서 어느 정도 만족하십니까? ① 매우 만족한다. ② 대체로 만족한다. ③ 그저 그렇다. ④ 대체로 불만족스럽다. ⑤ 매우 불만족스럽다 3) 예측되는 행동의 평가 ‣ 귀하는 다음에도 이 병원을 방문할 생각입니까? ① 반드시 그럴 것이다. ② 대체로 그럴 것이다. ③ 대체로 그렇지 못할 것이다. ④ 거의 그렇지 못할 것이다. ⑤ 모르겠다. 4) 객관적인 사실 ‣ 귀하의 연령은? □ 19세 이하 □ 20 24세 □ 25-29세 □ 30세 이상 ‣ 귀하의 교육정도는? ① 초졸 이하 ② 중졸 ③ 고졸 ④ 대졸 이상

〈표 10-10〉 이중 부정의 사용

바람직하지 못한 질문	수정된 질문
‣ 귀하께서 제공받은 의료는 훌륭하지 않았습니까? ① 전적으로 동의한다. ② 대체로 동의한다. ③ 중간쯤이다. ④ 대체로 그렇지 않다 ⑤ 전적으로 그렇지 않다.	‣ 귀하께서 제공받은 의료는 미흡했습니까? ① 전적으로 동의한다. ② 대체로 동의한다. ③ 중간쯤이다. ④ 대체로 그렇지 않다 ⑤ 전적으로 그렇지 않다.

(2) 중복질문

- 중복질문이란 한 질문 속에 두 가지 응답을 요구하는 것이다(표 10-11).
- 만일 간호사가 동시에 친절하고 유능하거나 동시에 친절하지 않고 유능하지 않다면 하나의 응답이면 충분하다.
- 만일 간호사가 친절하지만 유능하지 못하거나 유능하지만 친절하지 못한다면 답변이 두개가 필요하다.
- 이러한 경우는 원래 질문을 두 개의 질문으로 나누는 것이 좋다.

〈표 10-11〉 중복질문

바람직하지 못한 질문	수정된 질문
‣ 간호사들은 친절하고 유능하다. ① 전적으로 동의한다. ② 대체로 동의한다. ③ 중간쯤이다. ④ 대체로 그렇지 않다 ⑤ 전적으로 그렇지 않다.	‣ 간호사들은 친절하다. ① 전적으로 동의한다. ② 대체로 동의한다. ③ 중간쯤이다. ④ 대체로 그렇지 않다 ⑤ 전적으로 그렇지 않다. ‣ 간호사들은 유능하다. ① 전적으로 동의한다. ② 대체로 동의한다. ③ 중간쯤이다. ④ 대체로 그렇지 않다 ⑤ 전적으로 그렇지 않다.

(3) 전문용어 및 약어

- 환자 만족도 설문에 전문용어, 제목, 성명 및 약어를 사용하는 경우가 있다.
- 전문용어와 약어를 응답자가 이해하지 못하면 답변을 못하거나 대충 응답할 수 있다(표 10-12).
- 이를 방지하기 위해 이러한 용어에 가능한 간단한 설명이나 예를 덧붙여 주는 것이 도움을 줄 수 있다.

<표 10-12> 전문어휘 및 약어 사용

<table>
<tr><th>바람직하지 못한 질문</th><th>수정된 질문</th></tr>
<tr><td>
‣ 귀하께서 병원을 이용하는 동안 다음 각 항목에 만족하였다면 1번에, 불만족했다면 2번에 O표 하여 주십시오.

표 1. 병원 의료서비스의 만족도 조사
단위 : 횟수
<table>
<tr><th>서비스</th><th>만족</th><th>불만족</th></tr>
<tr><td>물리치료</td><td>1</td><td>2</td></tr>
<tr><td>사회사업</td><td>1</td><td>2</td></tr>
<tr><td>호흡요법</td><td>1</td><td>2</td></tr>
<tr><td>방사선과</td><td>1</td><td>2</td></tr>
</table>
</td><td>
‣ 귀하께서는 병원을 이용하는 동안 다음 각 항목에 만족하였다면 1번, 불만족했다면 2번에 O표하여 주십시오.

‣ 물리치료
☞ 팔, 다리 및 관절운동 등을 도와주기 위해 재활의학과에서 받는 신체적 치료
① 만족 ② 불만족

‣ 사회사업
☞ 퇴원하기 전 가정간호서비스와 의료기관을 연결시켜 주는 등의 일을 하는 사람
① 만족 ② 불만족
</td></tr>
</table>

(4) 부적절한 질문

- 설문은 매우 광범위한 경험을 다룰 수 있기 때문에 환자가 경험하지 않는 서비스 내용을 묻는 설문이 있게 된다.
- 환자는 실제 병원에서 제공되는 모든 서비스를 다 받을 수 없다.
- 대부분의 응답자들은 이 문제에 답변을 하지 않고 넘어갈 것이다.
- 그 결과 무응답이 실제 서비스를 받지 않아서 응답하지 않았는지 아니면 설문 응답을 생략해서 생긴 무응답인지 가려내기가 어렵게 된다.

▸ 세분화(branching) 방법 (표 10 - 13)

① 우선 응답자가 서비스를 받았는지 여부의 질문

② 그 다음의 2가지 답변사항

- 응답자가 '예'라고 답변한 경우 : 서비스 만족도를 질문한다.
- '아니오'나 '불확실하다'라고 답변한 경우 : 다른 서비스질문으로 넘어간다.
- '불확실하다'는 것은 응답자가 그 서비스를 받은 여부가 불확실한 것을 의미한다.

<표 10-13> 질문의 세분화

질문의 세분화 예
‣ 귀하께서 병원을 이용하는 동안 받은 서비스를 표시해 주십시오. ☞ 만일 그 서비스를 받았으면 1번, 받지 않았으면 2번, 불확실하면 3번에 O표 해주십시오. ‣ 물리치료(팔, 다리, 관저의 운동을 도와주기 위해 재활의학과에서 받는 신체적 치료) 1. 예 2. 아니오 3. 불확실하다. ‣ 아니라면 ☞ 귀하께서는 그 서비스에 얼마나 만족하십니까? ① 매우 만족한다. ② 대체로 만족한다. ③ 중간쯤이다. ④ 대체로 불만족스럽다. ⑤ 매우 불만족스럽다

(5) 보편적인 질문

조사자들은 설문을 간단하게 하다고 생각하여 (표 10-14)의 예에서 보듯이 서비스에 대한 보편적인 질문을 하기가 쉽다.

<표 10-14> 보편적 질문과 추가된 개방형 질문

보편적 질문과 추가된 개방형 질문
1. 보편적 질문 ‣ 귀하께서는 병원 식사에 얼마나 만족하십니까? • 이 질문은 불만족스럽다고 답한 응답자가 왜 불만족스러워 하는 지를 제시해 줄 수 없다. 예) 음식 맛이 없는 경우, 식사시간이 아닌 경우, 건강상 식욕감퇴 등의 이유 2. 보편적 질문과 추가된 개방형 질문 ‣ 병원식사에 대해 귀하께서 얼마나 만족하는지 "V"표 해 주십시오. 만일 불만족스럽다고 답변하셨다면 그 이유를 말씀해 주시면 감사하겠습니다. ① 매우 만족한다. ② 대체로 만족한다. ③ 중간쯤이다. ④ 대체로 불만족스럽다. ⑤ 매우 불만족스럽다. ☞ 4-5번에 답변한 분만 기재해 주세요. ‣ 어떤 점이 불만족스러우셨습니까? ______________________

(6) 애매모호한 질문

- 애매모호한 질문은 (표 9-15)에서 보여주고 있다.
- '입원이 효율적이었다.'라는 것이 무엇을 말하는지 불분명하다.
- 질문이 애매모호하면 응답자가 자의적으로 판단하여 대답할 수 있다.

〈표 10-15〉 애매모호한 질문

바람직하지 못한 질문	수정된 질문
‣ 입원은 효율적이었는가? ① 전적으로 동의한다. ② 대체로 동의한다. ③ 중간쯤이다. ④ 대체로 그렇지 않다. ⑤ 전적으로 그렇지 않다.	‣ 환자가 병원에 도착했을 때 즉각적으로 입원이 되었습니까? ① 전적으로 동의한다. ② 대체로 동의한다. ③ 중간쯤이다. ④ 대체로 그렇지 않다. ⑤ 전적으로 그렇지 않다.

(7) 불쾌한 질문

- 불쾌한 질문은 응답자로 하여금 그 질문을 회피하거나 무시하게 만든다(표 10-16).
- 비록 설문지 서문에 이러한 설문의 결과가 서비스의 질 향상에 도움이 될 수 있다는 것을 언급하여 응답자에게 양해를 구했다 하더라도 응답자들은 질문에 부정적인 느낌을 갖게 된다.
- 이러한 질문이 응답자에게 불쾌감을 주는 이유는 응답자가 제내로 조사목적을 이해하지 못하고 개인적인 질문내용에 대해 반드시 답해야 하는지 모르기 때문이다.
- 설문의 앞부분에는 응답자가 읽거나 청취하면서 조사의 목적을 이해하는데 도움이 되는 설문을 넣는 것이 중요하다.
- 응답자의 인구학적 특성과 개인적인 특성에 대한 질문은 설문의 뒷부분에 배치하고 왜 그 정보가 필요한지에 대한 설명을 덧붙이는 것이 좋다.

<표 10-16> 불쾌한 질문과 융통성있는 질문

불쾌한 질문	수정된 질문
‣ 다음 질문에 답변해 주십시오. · 당신은 왜 입원했습니까? ______________________ · 전에 어느 병원에 입원해 보았습니까? ______________________ · 귀하의 주소는 무엇입니까? ______________________ · 귀하의 학력은 어디까지 입니까? ______________________ · 귀하는 몇 살입니까? ______________________	‣ 다음 질문은 연구용으로만 사용될 것입니다. 만일 대답하기 곤란하시면 그 문제는 넘어가시고 나머지 답변을 해주십시오. ◐ 해당되는 란에 V표 하십시오. 1. 귀하의 연령은? □ 19세 이하 □ 20-29세 □ 30-39세 □ 40-49세 □ 50-59세 □ 60-69세 □ 70세 이상 2. 귀하의 교육정도는? □ 초졸 이하 □ 중졸 □ 고졸 □ 대졸 이상 3. 귀하 집의 우편번호는? __________

(8) 편향된(치우친) 질문

- 응답자가 질문 그 자체로 인해 서비스에 대해 느낀 감정을 표현하는데 영향을 받는 것이다(표 10-17).
- 응답자가 설문을 읽어보면 조사자가 원하는 답변이 무엇인지 자연스럽게 알게 되어 그대로 답하는 경우가 있게 된다.
- 응답자들은 질문에 사용된 어휘에도 영향을 받는다.

<표 10-17> 편향된 질문

바람직하지 못한 질문	수정된 질문
‣ 대부분의 환자들은 의료비가 비싸다고 생각합니다. ☞ 귀하는 병원비가 비싸다고 생각하십니까? ① 예 ② 아니오 ③ 모르겠다.	‣ 어떤 사람들은 의료비가 비싸다고 하지만 다른 사람들은 가격이 적절하다고 생각합니다. ☞ 당신은 병원비가 비싸다고 생각하십니까? 아니면 적절하다고 생각하십니까? ① 너무 비싸다 ② 적절하다 ③ 모르겠다

4) 예비조사(Pilot-test)

- 예비조사(pilot-test)는 목표하는 바를 제대로 얻을 수 있도록 결과를 검색하고 설문의 형태를 결정하는 단계이다.
- 설문지에 대한 변경은 자료를 수집하기 전에만 가능하다.
- 두 개 이상의 서비스를 비교하고자 할 경우(예, 병원 A, 병원 B), 양쪽에 대하여 동일한 도구를 가지고 조사하여야 한다.

▸ 다음 사항들 : 자료 비교 불가능

- 응답형태의 변화 (예, 개방형 → 폐쇄형, 폐쇄형 → 개방형)
- 응답범주의 변화 (예, 만족도에 대한 정량적 척도 → 정성적 척도)
- 비율척도 → 응답수준의 수의 변화
- 질문순서의 변화
- 새로운 표본추출방법
- 기입 방식의 변화 (예, 자기기입 방법 → 전화 면담 방법)

5) 응답의 구조화

- 응답 형태를 구조화하는 것은 수집된 자료를 유용하게 만드는 중요한 일이다.
- 개방형 질문의 응답을 도표화하려면 이들을 일관성 있게 분류해야 한다.
- 폐쇄형 질문은 관련된 응답의 범주가 포함되도록 응답의 내용을 구체화해야 한다(표 10-18).

(1) 개방형 질문 : 주관식 답변

- 개방형 질문은 응답을 응답자 본인의 언어로 대답할 수 있는 질문이다.
- 주로 질문지를 개발하는 초기단계에, 문제가 되는 점을 찾아내려 할 때 사용된다.
- 응답자가 자신이 하고 싶은 말을 그대로 사용할 수 있으므로 조사자는 사람들이 문제점에 대해 어떻게 생각하는지 알 수 있고 자신의 언어로 표현할 수 있으므로 보다 많은 정보를 얻을 수 있다.
- 개방형 질문의 답변은 사람에 따라 그 길이와 상세함에 있어 매우 다양하게 표현된다.
- 어떤 사람은 질문에 성실히 답변하고 어떤 사람은 대강 답변한다.

- 개방형 질문은 응답자가 질문에 너무 간단하게 대답하면 면담시에 더 자세히 물어 볼 수 있다.
- 자기 기입식 질문은 응답의 길이나 내용과 관계없이 기재된 것만을 수용하여야 한다.
- 개방형 질문은 폐쇄형 질문에 비해 답변의 범위가 광범위하다.
- 개방형 질문은 응답자들의 느낌과 생각을 더 잘 파악할 수 있다.
- 응답의 다양성 때문에 자료의 분석과 요약에 더 많은 시간이 소요되며 약점으로 작용한다.
- 이런 정보를 통계적으로 분석하기 위해서는 분류와 더불어 코드화가 이루어져야 한다.
- 규모가 큰 연구일 경우에는 코드화 지침이 작성되어져 있어야 한다.
- 코드화하는 사람들에 대해서도 훈련이 필요하다.
- 코드화의 과정은 많은 시간이 소요될 뿐만 아니라 오차를 유발하기도 한다.
- 연구 도중에 2명 또는 그 이상의 사람들에게 자료 코드화 작업을 시켜서 이들의 일치도를 보아야 한다.
- 일치도가 80%에 못 미치면 이 응답의 분류를 재구성하거나 코드화하는 사람들을 더 훈련시키도록 한다.

(2) 폐쇄형 질문 : 객관식 답변

- 폐쇄형 질문은 응답자에게 사전에 준비된 답변에서 선택을 하게 한다.
- 질문의 답변 구성
  - 이분적 : 예, 아니오
  - 빈도척도 : 매우 자주, 자주, 가끔, 전혀
  - 강도척도 : 전적으로 동의한다, 대체로 동의한다, 중간쯤이다, 대체로 그렇지 않다, 전적으로 그렇지 않다
  - 분리형 범주(discrete categories) : 결혼, 미혼, 이혼, 별거, 사별
- 폐쇄형 질문의 장점은 각 응답에 대해 매우 만족=1, 매우 불만족=5로 표시하기 때문에 이를 즉시 컴퓨터에 입력할 수 있다.
- 장점은 답변이 신속하고 용이하다.
- 각 질문의 의미를 파악하는데 힘들지 않아 서비스 받을 때를 회상하여 적절한 답변을 하도록 노력만 하면 된다.

- 단점은 응답자가 단순히 추측만으로 성실히 답하지 않을 수도 있다.
- 개방형 질문에 비해 질문을 구성하는데 더 많은 시간을 필요로 한다.
- 연구자는 질문을 명확히 하고, 상세하게 작성하여야 하며 질문에 대해 연관성 있는 답변을 제시하도록 노력하여야 한다.
- 폐쇄형 질문은 비록 응답자가 별다른 의견이 없더라도 의견제시를 강요하는 경향이 있다.
- 폐쇄형 질문은 동일한 형식에도 불구하고 그 해석은 다양하며 이는 특히 응답자의 교육 정도에 따라 그 답변을 다르게 해석해야 된다.

<표 10-18> 개방형 및 폐쇄형 질문

개방형 질문 (주관식 답변)	폐쇄형 질문 (객관식 답변)
· 특징 : ‣ 응답자 본인의 언어로 답변 가능한 질문 ‣ 응답자에 따라 상세함의 표현 다양 ‣ 응답자 답변 - 간단한 대답 : 면담 시 상세히 질문 - 자기 기입식 질문 : 기재된 것만 파악 · 사용 : ‣ 질문지를 개발하는 초기단계 ‣ 문제가 되는 점을 찾아낼 경우 · 장점 : 답변 광범위 - 응답자 생각 자세히 파악 · 단점 : ‣ 응답의 다양성 - 자료의 분석 및 요약시 많은 시간소요 ‣ 규모가 큰 연구 : 통계 분석 위해 코드화 - 코드화 과정 훈련필요, 많은 시간 소요 - 오차 유발가능성 ▶ 연구 가능한 코드화정도 - 2명 이상의 코드화 일치정도 80% 이상	· 특징 : 응답자들 사전에 준비된 답변에서 선택 · 종류 : ‣ 이분적 : 예, 아니오 ‣ 빈도척도 : 매우자주, 자주, 가끔, 전혀 ‣ 강도척도 : - 전적으로 동의, 대체로 동의 - 동의, 중간쯤, 대체로 비동의 - 비동의, 전적으로 비동의 ‣ 분리형 범주 : 결혼, 미혼, 이혼, 별거 · 장점 : ‣ 각각의 응답 - 매우 만족=1, 매우 불만족=5 → 즉시 컴퓨터 입력 ‣ 답변 신속 · 용이 ‣ 질문의 의미 파악 용이 · 단점 : ‣ 응답자 추측만으로 비성실 답변 가능성 ‣ 연구자 질문 구성시 - 더 많은 시간소요 필요 ‣ 연구자 설문지 작성시 유의사항 - 질문은 명확하고 상세히 작성 - 연관성있는 답변 유도 노력 ‣ 연구자 응답자 의견없어도 의견제시 강요 가능성 ‣ 동일한 형식에도 해석 다양 ‣ 교육정도에 따라 답변 해석 상이

5) 자기기입식 설문

설문지를 배포할 경우 환자가 퇴원하기 전 만족도에 관한 설문지를 주고 집에서 작성하여 회신하도록 하는 방법은 적절하지 못하다. 설문지 배포방법 및 회수율 향상 방법을 살펴보면 다음과 같다.

(1) 설문지의 배포방법

① 퇴원 전 배포 방식

- 환자가 병원에 있는 동안에 질문을 할 경우에 의료제공자에 대해 느끼는 불만족에 대해 최소한을 의미하는 경향이 있다.
- 대부분 퇴원 당일에는 집으로 돌아가기 분주하여 설문지 작성을 귀찮아한다.
- 심각한 질환에서 회복중인 환자들은 자신의 질병회복에 몰두되어 설문조사의 완성에는 관심조차 기울이지 않는다.

② 귀가 시 배포 방식

- 집으로 설문지를 발송하는 경우 상기의 단점을 피할 수 있지만 퇴원에 관련된 서류 등과 설문지가 혼합되어 잃어버릴 가능성도 있다.
- 이 방법은 5~10% 정도의 회수율이 보고된 바 있다.

③ 우편 배포 방식

- 자기기입식 설문지 배포의 가장 좋은 방법은 우편 발송이다.
- 이 방법은 제대로 시행하지 못하면 회수율이 감소하게 된다.

(2) 회신율 향상하는 방법

- 수신자에 대한 적절한 안내문을 포함해서 개별화된 우편발송으로 설문지를 발송하다.
- 수신자의 편지봉투는 제 1종 우편의 등기나 속달우편으로 예의를 갖추어 발송한다.
- 설문지는 적당한 길이로 구성이 제대로 된 형식이어야 한다.
- 회답이 가능한 반송용 봉투가 같이 동봉되어야 한다.
- 퇴원 후 4~7일 안에 설문지를 받아 볼 수 있어야 한다.
- 전달되는 편지와 봉투에 계속적인 관심을 기울여야 한다.
- 환자가 설문지를 받기 전에 설문지가 도착할 것을 사전에 통보하고 누락되는 사람들을 추적하여 회신할 것을 주의 깊게 주지시켜 주어야 한다.

6) 설문지 안내문

(1) 설문지 안내문 작성의 목적 및 방법

- 설문지 안내문은 수신자가 설문지를 작성하는데 동기를 부여하는 중요한 역할을 한다.
- 안내문 형식은 개별적인 편지형식보다는 대부분의 병원에서 조사의 목적을 알리는 머리말로 대신하고 있다.
- 설문지 안내문은 병원이 제공한 서비스에 대한 수신자(환자)의 의견이 특별히 중요하다고 여기고 있으며 본인에게 개별적으로 특별히 연락을 취했다고 느끼도록 하여야 한다.
- 안내문의 본론에 들어가기 전에 안내문이 원장이나 다른 간부에 의해 작성된 것으로 느낄 수 있도록 하는 게 좋다.

(2) 설문지 안내문 작성 시 유의사항

- 업무용 서한지(병원 로고 또는 병원명 삽입)를 이용한다.
- 수신자의 성명, 주소 및 인사말을 기재한다.
- 편지가 작성된 일자를 작성하되 우편 발송된 일자를 기재한다.
- 각각의 안내문에 서명한다.
- 각 안내문을 개별적으로 인쇄한다.

(3) 설문지 안내문의 작성 순서

① 첫째 문단

- 수신자가 의료기관의 환자였으며 본원에서 환자의 건강회복에 지속적인 관심을 갖고 있다는 인상을 받도록 작성해야 한다.

② 둘째 문단

- 병원은 환자들에게 최상의 진료를 제공한다는 것을 철학으로 삼고 있고 그것이 이루어지지 않았을 경우, 어떠한 문제가 있었는지를 파악하여 개선하고자 노력을 알려주어야 한다.
- 몇몇 환자들은 질문지에 부정적인 답변을 하였을 경우 자신에게 의료진이 부정적으로 대하지 않을까 걱정하므로 응답내용에 대해 비밀이 지켜질 것을 알려주고, 질문지에 적혀 있는 일련번호는 응답자의 익명서에 결코 어떠한 해도 끼치지 않음을 언급해야 한다.

③ 셋째 문단

- 수신자가 질문지 작성을 위해 시간을 내어준 것에 대한 노고에 감사하는 말이 담겨 있어야 한다.
- 수신자가 추가로 자신의 의견을 적을 수 있도록 한다.

④ 넷째 문단

- 수신자의 질문지 작성이 그들 자신들에게 어떤 이점이 있는지를 담아야 한다.

⑤ 다섯째 문단

- 감사의 인사말을 남긴다.

6) 최종보고서 작성

자료결과에 대한 요점을 정리하기 위해 우선 질문과 주제의 목록을 각 분야의 제목별로 작성하여 자료의 일관성과 상이점을 언급하고 토론된 내용을 요약한다. 보고서를 완성하기 전에 프로그램 주관자와 임상의사가 자리를 함께 하여 자료를 각자 검토하는 것이 필요하다.

최종보고서에 포함되어야 할 요소

- 환자만족도 조사의 목적
- 질문내용
- 어떤 연구방법을 사용하였는지, 그 이유와 장단점
- 어떤 유형의 자료가 언제, 어떻게 수집되었는지의 내용
- 자료의 정확성을 확인하기 위해 무엇을 하였는지의 내용
- 어떻게 자료가 분석되었는지의 내용
- 각 질문내용별 연구결과
- 질문응답에 대한 자료의 제한점
- 결과에 따른 서비스 개선 사항
- 추가적인 조사 사항
- 조사와 관련된 부록

안 내 문

서울시 송파구 잠실동 100번지 부활병원

친애하는 주은혜님에게

1. 수신자가 본원 환자였고 건강회복 및 지속적 관심

저희 병원에 입원하신 귀하의 건강이 회복되시기를 기원합니다. 저희 부활병원은 모든 분들이 최선의 진료를 받고 최대한 만족하는 것을 목표로 삼고 있습니다. 그러나 우리들의 노력이 부족할 수 있음을 인정하기에 우리 의료서비스에 대해 어떻게 느끼는지를 듣고 지속적으로 개선하고자 합니다.

2. 병원은 환자들에게 최상의 진료 제공 및 비밀보장

의료서비스에 대한 귀하의 느낌은 소중한 의견으로 수용될 것입니다.

저희는 귀하가 어떤 부분에 만족을 느끼고 있으며, 어떠한 점을 시정하기를 원하는지를 알고자 합니다. 귀하의 의견은 철저히 비밀에 보장할 것입니다. 설문지 상단에 적힌 번호는 설문지를 취합한 뒤 귀하의 성함은 삭제되고 회수량 산정을 위해서만 사용될 것입니다.

3. 설문지 작성의 시간 및 감사

설문지 작성과 회신을 위해 귀하가 귀중한 시간을 내어 주시기를 원합니다. 만일 설문지 문항 외에 의견이 있을 경우 지면이 마련되어 있습니다.

4-5. 설문지 작성시 환자의 이점 및 감사의 인사말

부활병원의 의료서비스 개선에 도움을 주신 귀하와 귀하의 가족들에게 진심으로 감사드립니다. 아울러 하나님의 은총이 함께 하시기를 기원합니다.

20 년 월 일

이 기 쁨 원 장

중요어휘

1. 환자만족도의 정의

- 의료서비스를 포함하여 병원이 제공하는 상품 및 서비스에 대한 환자의 사전기대보다 사용 실감이 크거나 높은 것
- 환자가 서비스를 받으면서 경험하는 매우 주관적인 개념

2. Gregory Pascoe

- 대조모형(contrast model)
  - 환자의 기대와 실제 경험하는 것과의 차이가 만족 결정
- 동화모형(assimilation model)
  - 실제경험이 기대수준 이하 시 기대 낮추어 경험에 적응

3. Linder-Pelz

- 가치-기대 모형(value expectation model)
  - 의료는 어떤 속성을 가지고 있다는 환자의 믿음
  - 의료의 속성에 대한 환자의 평가에 관련된 긍정적인 태도
  - 만족은 2가지 정보에 기초 : 신념의 강도, 의료의 차원에 대한 평가

4. Lawler

- 불일치(discrepancy) 모형
  - 환자 만족을 개인적으로 바라는 것과 경험한 것의 불일치의 비율
- 충족(fulfillment) 이론
  - 환자 만족을 받기로 원하는 것과 실제 받은 것의 차이
- 형평(equity) 이론
  - 만족을 형평에 대한 인식 또는 투입과 산출 사이의 균형에 대한 인식

5. 환자 만족도에 영향을 미치는 요인

- 의사 : 환자들의 평가시 전문적인 영역(지식), 태도 문제(의사소통)
- 간호사 : 의사소통, 민첩성, 친절 등
- 환경 : 병원 청결, 병실외양, 주차, 음식
- 입퇴원 절차 : 입·퇴원 과정, 대기시간
- 진료비 : 비싼 진료비 불만 → 높은 본인부담금과 의료보험의 비급여 부분

6. 환자만족도 조사방법의 선택

▶ 정성적 방법(Qualitative Methods) : 질적방법
- 환자가 제공받은 서비스와 환자의 경험 기술
- 비공식적면의 깊이 있는 조사 수행 : 초기단계 수행

▶ 정량적 방법(Quantitative Methods) : 양적방법
- 척도를 이용하여 환자 만족도 측정
- 명목척도(Norminal Scales)
  - 응답내용에 명칭 부여
    예) 남성, 여성
- 순위척도(Ordinal scales)
  - 하나의 점수가 다른 점수보다 상대적으로 좋거나 나쁜 것
  - 순위로 나누고, 간격이 동일하다는 가정에 기초
    예) 매우 좋나, 좋나, 그저 그렇다, 나쁘다, 매우 나쁘다
- 등간척도(Internal scales)
  - 모든 척도들이 일정한 간격을 갖고 나뉘어져 있는 상태
  - 절대 'O'이란 존재하지 않음
  - 가장 흔한 형태 : Likert 5점 척도
    예) 강력하게 동의, 동의, 중립적, 반대, 강력하게 반대
- 비율척도(Ratio scales)
  - 간격이 일정하다는 특성
  - 절대 'O'점 있음
  - 척도들의 점수사이의 연관성 부여

7. 환자만족도 조사방법

· 면접조사
- 사전에 훈련된 조사원이 지정된 조사 대상을 방문 또는 면접하여 설문지 작성하는 방법
- 응답율 높음, 많은 경비, 조사원의 편견 및 의견 개입 가능성

· 전화조사
- 조사의 신속성, 적은 경비, 설문내용 10분 초과시 응답률 저조
- 조사시간은 퇴근 직전, 저녁식사 후, 주말이 가장 적당

· 우편설문
- 설문지를 환자에게 우송하여 설문지의 기입 및 반송을 의뢰하는 방법
- 설문지와 함께 인사장 동봉하여 조사 협조 구함
- 조사자 부재중에도 응답 가능 - 회수율 저조

8. 환자만족도 설문문항의 종류

▸ 개방형 질문 : 자유응답형 질문
· 응답자가 할 수 있는 응답의 형태에 제약을 가하지 않고 자유롭게 표현하는 방법

▸ 폐쇄형 질문
· 양자택일형
- 긍정 및 부정, 해당 및 비해당 등 극단적인 2가지 범주의 응답중 하나 선택
예) 환자의 입원경험 : 1. 있다. 2. 없다.

· 다중택일형
- 하나의 질문에 몇 개의 항목 제시한 후 하나 또는 두 개 이상의 항목 선택
예) 병원 선택 고려사항 : 1. 교통 2. 의료진 3. 진료비 4. 의료장비

· 서열형
- 선호도를 감안하여 응답자가 좋아하거나 싫어하는 순서로 항목 선택
예) 병원 선택 고려사항 : 1. 교통 2. 의료진 3. 진료비 4. 의료장비

· 평가형
- 질문에 대한 대답에서 강도를 알아내고자 하는 질문방식

- 리커트(Likert), 서스턴(Thurstone), 구트만(Guttman)
- 3점, 5점, 7점 척도

  예) 병원 직원의 친절성 : 5점 척도

  ① 매우만족 ② 만족 ③ 보통 ④ 불만족 ⑤ 매우 불만족

9. 조사대상 선정방법

· 무작위성(Randomness)
  - 개개인이 표본으로 뽑힐 확률이 동일
  - 계통적인 경향성 띄게 되는 것 방지

▶ 표본추출

· 표본추출이론
  - 모집단에서 대표성을 가지는 표본 추출

· 95% 신뢰구간 : 모수의 참값이 주어진 범위 내에 위치할 확률이 95%

· 표본추출오류 : 표본에서 측정한 반응이 실제 모집단의 반응과 차이가 발생할 경우

▶ 교정인자

· 표본이 모집단의 크기에 근접할 만큼 큰 경우 교정인자 필요

· 표본크기가 모집단 크기의 1/10이상인 경우

· 표적모집단의 크기가 작을 경우 작은 수의 표본으로 신뢰도 증가 가능

10. 대표성있는 표본추출법(Representative Sampling)

1) 계통적 표본추출법(Systematic Sampling)

· 표본대상자들의 명단을 작성하여 명단 중에서 일정순서의 사람들을 계속 추출하는 방법

  예) 5번 명단의 이름 지정, 선택간격'2'를 정한 경우 : 5, 7, 9, 11 ···

2) 연속적 추출법(Sequential Sampling)

· 비공식 여론조사시 비용-효과적

  예) 새로운 프로그램의 인식도 파악

- 100명(일부)의 환자를 선착순으로 면접조사
- 결과가 다음 단계 진행여부에 도움

3) 층화적 표본추출법(Stratified sampling)

- 사전에 어느 정도 알고 있는 집단에 대해 좀 더 작은 크기로 분류
- 비용-효과적인 결과를 얻는 방법

예) 100명의 퇴원환자 추출 시
- 각 병동마다 나누어 20명씩 추출
- 편파적으로 추출될 가능성 방지

▸ 군집 표본추출법(Cluster Sampling)

- 개인들로부터 정보를 수집하는데 필요한 단계를 최소화하려는 방법

예) 100명의 환자 퇴원 당일 조사 : 각 병동 중 절반에 대해 격일로 조사
- 특정일 특정층 누락하더라도 최종결과 크게 왜곡하지 않음

▸ 편의 표본추출법(Nonrandom Sampling)

- 어떤 표본은 무작위성 감소 또는 없을 가능성.
- 공정성은 저하되지만 신속한 추출방법을 사용 면접하기 쉬운 환자표본 구함
- 자료수집 시 대상자 만날 때 객관성 유지 어려움
- 환자만족도 조사에서는 흔히 사용하지 않는 방법

예) 환자들 면접자에게 느낀 신뢰감 정도에 따라 답변 상이할 가능성

11. 예비조사(Pilot-test)

- 목표하는 바를 제대로 얻을 수 있도록 결과를 검색하고 설문의 형태를 결정하는 단계
- 설문지 변경은 자료수집 전에만 가능

12. 응답의 구조화

▸ 개방형 질문(주관식) : 응답을 응답자 본인의 언어로 답변할 수 있는 질문
- 질문지를 개발하는 초기단계, 문제가 되는 점을 찾아내려 할 때 사용
- 광범위한 답변, 사람에 따라 길이와 상세함이 다양하게 표현

▶ 폐쇄형 질문(객관식) : 응답자 사전에 준비된 답변에서 선택

- 이분적 : 예, 아니오.
- 빈도척도 : 매우 자주, 자주, 가끔, 전혀
- 강도척도 : - 전적으로 동의, 대체로 동의, 중간쯤, 대체로 비동의
  - 전적으로 비동의
- 분리형 범주 : 결혼, 미혼, 이혼, 별거, 사별

제10장 필수문제

*** 가장 맞는 것에 번호를 기재하시오.**

01 단에 대해 좀더 작은 크기로 분류하는 하여 표본을 추출하는 방법은?

① 계통적 표본추출법(systematic sampling)
② 연속적 추출법(sequential sampling)
③ 층화적 표본추출법(stratified sampling)
④ 군집 표본추출법(Cluster sampling)
⑤ 편의 표본추출법(nonrandom sampling)

02 폐쇄형에 속하지 않는 것은?

① 다중택일형 ② 양자택일형 ③ 서열형
④ 평가형 ⑤ 자유응답형

03 표본추출이론에 대한 설명으로 옳지 않은 것은?

① 대표성을 가지는 표본을 추출할 수 있는 기회 제공
② 결과가 가지는 신뢰구간과 조사결과가 무엇을 의미하는지를 제시
③ 크기를 알고 있는 모집단에서 추출된 표본
④ 신뢰도와 정확도 구함
⑤ 표본에서 측정한 반응이 실제 모집단의 반응과 차이

04 Lawler의 환자 만족도 정의로 맞게 짝지어진 것은?

① 불일치 모형 : 환자 만족을 집단적으로 바라는 것과 경험한 것의 불일치 비율
② 충족이론 : 환자만족을 받기로 원하는 것과 실제 받은 것의 차이
③ 형평이론 : 만족을 형평에 대한 인식 또는 투입과 산출사이의 균형
④ 불균형이론 : 만족에 대한 투입과 산출사이의 불균형
⑤ 동화모형 : 실제경험이 기대수준 이하일 경우 사람들은 기대를 낮추어 경험에 적응

05 비율척도에 대한 설명으로 옳지 않은 것은?

① 정량적 방법으로 척도를 이용하여 환자 만족도를 측정하는 것이다.
② 간격이 일정하다는 특성이 있다.
③ 하나의 점수가 다른 점수보다 상대적으로 좋거나 나쁜 것을 표시
④ 척도들의 전수사이의 연관성을 부여할 수 있다.
⑤ 절대 'O'점이 있다는 특성을 지닌다.

정답

1. ③ 2. ⑤ 3. ⑤ 4. ② 5. ③

06 다음 환자만족도 조사에 대한 설명으로 틀린 것은?

① 공식적인 면담은 환자가 입원해 있거나 치료받는 동안 하는 게 적당하다.
② 환자집단토의의 크기는 8~2명 정도가 적당하다.
③ 면담할 환자는 서비스의 본질과 환자들의 다양성을 고려해야 한다.
④ 관찰단계 후에 공식적인 면담지침서를 개발하기 위해 정보를 얻어야 한다.
⑤ 산전관리 클리닉은 동질적인 환자집단을 갖기 때문에 15~0명이 적당하다.

07 교정인자에 대한 설명으로 맞는 것은?

① 표본크기가 모집단 크기의 1/10 이상인 경우 구함
② 표적모집단의 크기가 클 경우 표본의 신뢰도 증가
③ 표본이 매우 큰 모집단에 추출된 것
④ 신뢰구간의 95%가 모수의 참값을 포함
⑤ 표본크기가 커질수록 좁아진다.

08 할당표본방법(quota sampling)에 대한 설명으로 틀리는 것은?

① 환자만족도 조사에는 유용하지 않는 방법이다.
② 편의 표본추출법을 응용한 방법들은 자주 사용된다.
③ 정치적 여론조사 등에는 유용하다.
④ 무작위적인 선택을 주로 사용한다.
⑤ 유의한 수준의 비뚤림을 파생시킬 수 있다.

09 예비조사에 대한 설명으로 옳지 않은 것은?

① 목표하는 바를 제대로 얻을 수 있도록 결과를 검색한다.
② 설문의 형태를 결정하는 단계이다.
③ 설문지에 대한 변경은 자료를 수집하기 전에만 가능하다.
④ 2개 이상의 서비스 비교시 다른 도구로 조사하여야 한다.
⑤ 응답형태가 개방형에서 폐쇄형으로 바뀔 경우 자료 비교가 불가능하다.

10 폐쇄형 질문에 대한 특성으로 맞는 것은?

① 응답자에게 사전에 준비된 답변에서 선택하게 한다.
② 답변의 범위가 광범위하다.
③ 응답자에 따라 길이와 상세함에 차이가 있다.
④ 면담시 추가로 질문할 수 있다.
⑤ 규모가 큰 연구일 경우 코드화 지침이 작성되어야 한다.

정답

6. ① 7. ① 8. ④ 9. ④ 10. ①

11 설문지 작성을 위한 기본원칙으로 옳지 않은 것은?

① 이중부정적인 표현을 사용하지 않는다.
② 어려운 용어를 사용하지 않는다.
③ 하나의 질문에 두 가지 내용을 포함시키지 않는다.
④ 유도하는 표현을 사용한다.
⑤ 미묘한 차이가 있는 용어는 사용할 때 주의한다.

12 정성적 연구가 사용되는 경우로 옳지 않은 것은?

① 서비스에 대해 무엇을 알고자 하는지 불분명할 경우
② 환자의 특성을 이해하지 못할 경우
③ 환자만족도에 관한 정량적 자료를 해석하기 어려울 경우
④ 질을 어떻게 개선할 것인가를 이해하는데 도움을 얻고자 할 경우
⑤ 의료요구도, 기대수준 등을 이해하지 못할 경우

13 설문지 안내문 작성 시 주의사항이 아닌 것은?

① 병원의 로고
② 인사말
③ 각 안내문의 서명
④ 우편 발송된 날짜
⑤ 수신자 질병상태

정답

11. ④ 12. ③ 13. ⑤

제 11 장 QI 사업 활성화를 위한 방안

■ 학습목표 ■

- QI 사업 활성화 전략방안
- 비용-효과적 QI 활동
- 의료기관의 QI 추진 사업
- QI 사업 활성화를 위한 정부의 역할
- 한국의료질향상학회의 발전과정 및 현황

Chapter

11 QI 사업 활성화를 위한 방안

1. QI 사업 활성화 전략방안

QI 사업이 병원 단위에서 체계화하기 위해서는 장기간의 시간과 많은 인·물적 자원이 필요하다. QI 활동이 실제적인 질의 향상 효과를 거두기 위해서는 외국의 경험을 토대로 국내 실정에 맞는 프로그램을 단계적으로 시행해 나가야 할 것이다. 이러한 관점에서 약 20여 년 간 핀란드에서 시행한 의료의 질 향상 사업에서 경험하였던 시행착오를 기초로 전반적인 질 향상 활동의 방향에 대한 권고한 사항들을 보면 다음과 같다.

1.1. 외국의 의료의 질 향상 사업 수행시 원칙 : 핀란드

1) 질 향상 사업의 필요성 제시

- 질 향상 사업이 좋기 때문에 필요하다고 주장하는 것은 질 향상을 이루기 어렵다.
- 질이 저하되는 의료가 존재한다는 증거를 보여 주어야 한다.

2) 현실성 있는 작은 일에서 출발

- 현실적 목표를 가진 작은 일부터 시작하여야 한다.
- 크고 중요하지만 어려운 것 보다는 작고 사소하지만 해결 가능한 것부터 시작하는 것이 중요하다.

3) 전문가의 주도 및 관심있는 자의 참여

- 행정적 지원이 중요하지만 실제 업무는 전문인들이다.

- 주전문가들이 주도하게 하고, 관심있는 모든 사람을 참여시킨다.

4) 질 향상결과의 보상방식

- 의료의 질 향상 자체는 의료의 질 저하에 초점을 둔다.
- 질 향상의 결과에 대해서는 처벌하고 규제하는 것보다는 보상하는 방식이 되어야 한다.

5) 법 제정보다 의료인 중심의 자발적 사업

- 모든 의료기관에 대한 포괄적이고 체계적인 질 향상 사업을 하려면 기구 또는 법 제정이 있어야 한다.
- 초기에는 의료인들을 중심으로 자발적인 사업을 하는 데에서 출발하여야 한다.

1.2. 국내 병원의 질 향상 사업 수행 시 원칙

1) 확실한 목표 및 현실 가능한 사업

- 현실적 목표를 가진 작은 사업을 우선적으로 실시한다.
- 중요하지만 어려운 것보다는 사소하지만 해결 가능한 것부터 시작한다.
- 이러한 시작은 사업 실패 시 새로운 사업의 시작을 가능하게 하며, 인력 참여도 용이하게 이끌어 낼 수 있다.

2) 기존사업의 개선 가능성 및 파급효과 우선

- 의료의 질을 향상시키는 것은 한 부서의 노력만으로 되는 것이 아니며 획기적인 프로그램을 개발한다고 해서 이루어질 수 있는 것도 아니다.
- 의료의 질은 모든 병원 내 활동의 총체적인 결과이다.
- 기존의 사업과 연계성이 높으며, 개선의 가능성이 많고, 파급효과가 큰 사업부터 출발하여야 한다.

3) 의사의 자발적 참여 및 자율성 보장

- 의료인의 진료행태를 개선하는 방법으로 교육, 환류(feedback), 참여, 행정적 변화, 유인동기 제공, 제재 등 6가지가 있다.

- 교육과 환류가 가장 많이 사용되는 방법이다.
- 일반적으로 의료의 질 향상에서 의료제공자인 의사의 행태를 변화시키고자 할 때에는 의사가 참여하는 자발적인 사업이 필요하다.
- 대부분의 임상의사들은 스스로의 의료에 대해서 전문성에 대한 자부와 자신감을 가지고 있으므로 이러한 의료행위를 규격화된 자로 재단하거나 일정한 틀 안에 가두려고 하는 것은 곤란하다.
- 모든 의사들이 질 향상이라는 목표는 공유하되 구체적인 방법에 대해서는 자율성을 갖도록 환경을 조성하는 것이 필요하다.

4) 교육, 환류 및 지원 중심

- 전통적으로 미국에서는 제재와 규제를 가하고 자원이용과 비용에 대해 엄격히 감시하는 하향식의 질 관리 접근법을 사용하여 왔다.
- 이러한 방법은 의료제공자와 의료기관의 반발을 불러 일으켜 의료의 질 향상 사업에 적대적인 태도를 갖도록 조성한다.
- 처벌과 규제보다는 교육이나 환류가 질 향상에 효과적이다.
- 병원 내에서도 각 부서나 개인에 대해 일정한 기준을 정해 놓고 이에 대해 제재를 가하는 것보다는 유인, 지원, 자문 중심으로 이끌며 노력에 대한 보상을 해 주는 것이 효과적이다.

5) 일상의 반복적인 업무로 수행

- 대부분 의료기관에서 의료서비스를 제공하는 활동은 복잡하고 시간적 여유가 없이 이루어진다.
- 원래의 업무와 별개의 활동은 많은 노력을 기울이지 않는 한 장기간 동안 강도 높게 시행하기 어렵다.
- 의료의 질 향상을 위한 노력은 현재까지 의료기관내의 전 부서에서 통일적, 체계적으로 이루어지지 않고 있다.
- 이와 관련된 활동을 새롭게 시작하는 경우 대부분 부담이 추가되는 것으로 수용하기 쉽고 장기간 지속되기 어렵다.
- 질 향상을 위한 활동은 일상적으로 반복되는 업무중의 하나가 되어야 한다.

6) 병원 경영의 긍정적 작용

- 국내 의료서비스가 민간주도로 제공되고 있고, 병원의 경영이나 운영에 있어서도 사기업적 성격이 강하다.
- 병원 내에서 발생하는 모든 활동이 병원 경영에 연관되는 것은 불가피한 현상이다.
- 의료의 질 향상 활동도 이러한 원칙에 입각하지 않을 경우 지속적인 발전이 어렵게 된다.
- 의료의 질 향상을 위한 활동이 병원의 경영 및 관리에 긍정적으로 작용하여야 한다.

〈표 11-1〉 국내·외적 의료의 질 향상 사업 수행 시 원칙

구분	국 외	국 내
유사 원칙	·질 향상 필요성 제시 ·작은 것에서 출발 ·전문가 주도 및 관심있는 사람 참여 ·법 제정보다 의료인들의 자발적 사업 ·처벌보다 보상	·목표 확실 ·가능성 높은 작은 사업 우선 ·의사들의 자발적 참여 및 자율성 보장 ·처벌보다 유인 및 지원 중심
추가 원칙		·기존사업과 연계성 높은 사업 ·일상의 반복적 업무 수행 ·병원 경영 및 관리의 긍정적 효과

2. 비용-효과적 QI 활동

QI 개념에 있어 비용 문제를 분리시켜 생각하기는 어렵다. 질을 향상하기 위해서는 비용이 많이 들게 된다. 만약 비용을 과도하게 절감하려면 질 저하가 발생할 수 있다. 따라서 과잉진료 억제를 강조하는 과정에서 자원의 투입이 절대적으로 필요한 부분에 대한 고려를 소홀히 해서는 안 된다.

2.1. QI 비용 추정의 필요성

1) 의료의 질 저하로 인하여 발생되는 비용을 추정함으로써 최고경영자의 관심과 지지를 얻을 수 있다.

2) 다양한 의료의 질 개선사업에 대한 우선순위를 설정하는 데 활용할 수 있다.
3) 의료의 질 저하로 인해 발생하는 비용을 감소하는 것이 의료의 질 개선 사업의 효과를 측정하는데 유용한 방법이기 때문이다.
4) 불필요한 의료행위는 그 자체로서의 위험이나 사회적 자원 배분의 측면에서 정당화될 수 없으며 양질의 의료라고 할 수 없다.

2.2. 질 향상 관리비용

1) 질과 관련되어 발생되는 비용

질과 관련되어 발생되는 비용으로는 결함예방비용(prevention costs)과 평가비용(appraisal costs)이 있다.

2) 수행 결함 또는 질 저하 관리 시 발생 비용

잘못된 수행이나 질 저하로 인해 관리하는데 드는 비용으로는 내부적 결합비용(internal failure costs)과 외부적 결함비용(external failure costs)으로 분류할 수 있다(표 11-2).

<표 11-2> 결함예방비용 및 평가비용의 비교

내부적 결함비용	외부적 결함비용
· 결함이 있는 의료서비스 제공시 · 소비자인 환자에게 직접 전달되기 전에 수정 또는 대체하는 데 관련된 비용 · 불필요하게 동일한 업무 반복 수행하였거나 재차 해야 하는 것 · 환자에게 제공할 수 없는 불량 생산품 또는 의료서비스 발생시키는 것 · 질 관련 비용 중 가장 많은 비용 차지 예) · 기술부족으로 정맥주사 반복 투여 · 방사선촬영 재차 수행	· 환자에게 결함이 있는 서비스 제공으로 발생되는 비용 예) · 의료과오에 대한 책임 비용 · 환자의 불만 · 대기시간 등

3) 실제적인 질 관련 비용

실제적인 질 관련비용은 일반적으로 인식하고 있는 것보다 병원 전체 비용의 상당 부분을 차지하고 있다. 특히 질 관련 비용 중 내부적 결함으로 인한 비용이 가장 많은 부분을 차지하고 있다. 외부적 결함으로 인한 비용과 합하면 거의 75%에 해당한다. 기타 평가 비용이나 예방비용은 질 관련 비용의 25%를 차지하고 있다(그림 11-1).

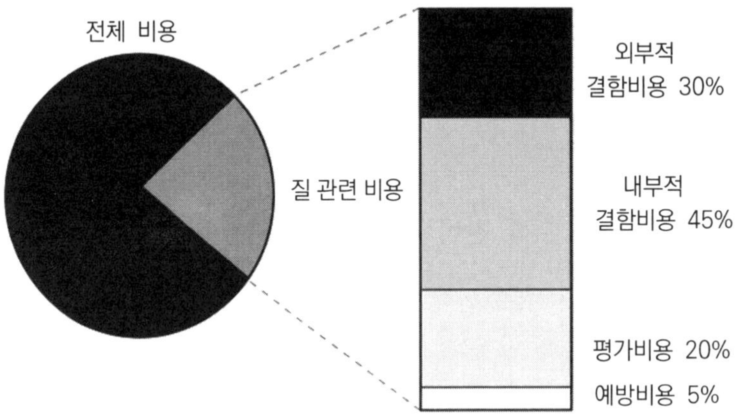

〈그림 11-1〉 실제적인 질 관련 비용

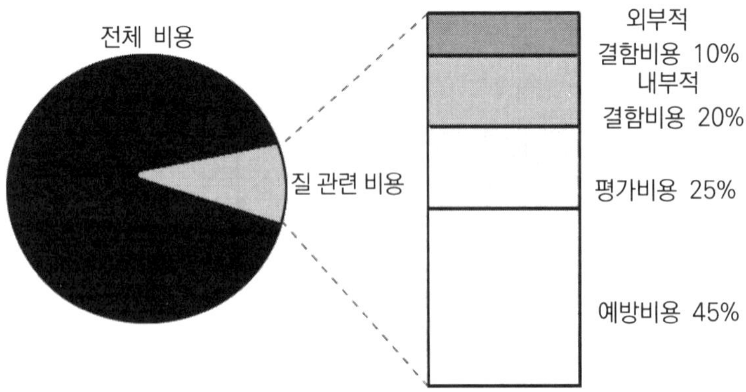

〈그림 11-2〉 이상적인 QI 관련 비용

2.3. 의료의 질 관련 비용 감소 시 중점 사항

1) 낭비 및 중복 작업 비용감소 및 업무설계 투자

의료조직에 있어서 중요한 것은 낭비, 재작업 및 의료의 질 저하로 인한 총비용을 감소시키는 것이다. 이렇게 절약한 자금의 일부를 활용하여 예방과 업무설계에 투자하는 것이다.

2) 질 전문가 시스템 및 업무과정의 중점

데밍(Deming), 쥬란(Juran), 크로스비(Crosby) 등 질 전문가들은 의료의 질과 관련된 문제와 개선방안의 85% 정도가 서비스와 제품을 생산하고 운반하는 시스템과 업무과정에 있다고 주장하였다.

질 전문가의 이론

- Deming : PDCA Cycle
  - Plan(계획), Do(시행), Check(검토), Act(공식화)
- Juran : 질의 3요소
  - Planning(계획), Control(관리), Improvement(개선)
- Crosby : 무결점의 새로운 개념 도입
  - 14단계 제시

3) 의료 질 개선을 위한 업무체계 및 과정 초점

의료의 질 개선에 대한 초점은 업무체계와 업무과정에 있다. 이러한 질 관리 활동을 통해 질 관련 비용을 총 비용에서 감소해 나아가야 한다.

4) 내 외부적 결함 비용 감소 및 예방비용 투자

질 관련 비용의 대부분을 차지하는 내부적 결함으로 인한 비용과 외부적 결함으로 인한 비용을 감소하고 예방비용에 가장 많은 투자를 해야 할 것이다. QA 사업을 하는 의료기관은 예방에 적정 수준의 자원을 투자하여 결함으로 인한 비용을 줄임으로 질과 관련된 총 비용을 감소해 나아가야 되는 것이다.

〈표 11-3〉 질 관련 비용의 분류

질 향상 시스템 유지 비용	질 결함으로 인한 비용
‣ 결함 예방 비용 · 질 향상 기획 및 설계 · 질 모니터, 결과보고 체계화 · 질 향상 관련 교육 및 훈련 요구의 조사 및 연구 · 실수 및 결함 검사 ‣ 평가비용 · 서비스와 업무 과정 검사 · 서비스와 업무과정 평가 및 측정 · 구매 및 시험 · 장비유지 · 질검사 및 보장	‣ 내부적 결함 비용 · 재검사 비용 및 시간 · 낭비 및 소모되는 시간 · 재작업 또는 반복 서비스 · 지시사항 변경 · 사용할 수 없는 불량품 ‣ 외부적 결함 비용 · 고객의 불만 · 손해배상 비용 · 과오에 대한 비용 · 대기시간

3. 의료기관의 QI 추진 사업

병원 내 QI 사업을 추진하기 위해서는 QI 사업의 기초가 되는 체계와 이를 뒷받침 할 수 있는 자원이 구비되고 병원에서 이루어지는 업무 수행 정도에 대한 모니터링이 이루어져야 한다. 이 두 가지 구성요소는 QI 사업에 모두 필요하다. 한 가지가 제 역할을 하지 못하면 나머지 요소도 올바르게 수행되지 못한다(그림 10-3).

3.1. 질 관리 체계의 설계(System design)

질 관리 체계의 설계는 의료기관의 상황과 특성에 적합한 질 관리 체계를 개발하는 것을 의미한다. 여기에는 물적 자원(material element)과 인적 자원(human element), 조직의 특성(organizational characteristics), 시설 및 장비(physical facility and equipment), 정책 및 절차(policy and procedure) 등이 포함된다. 특히 QI 사업에서는 직원의 채용, 신임 및 보수교육 등이 중요한 정책과 절차로 간주된다. 체계를 개발할 때 유의해야 할 원칙은 다음과 같다(표 11-4).

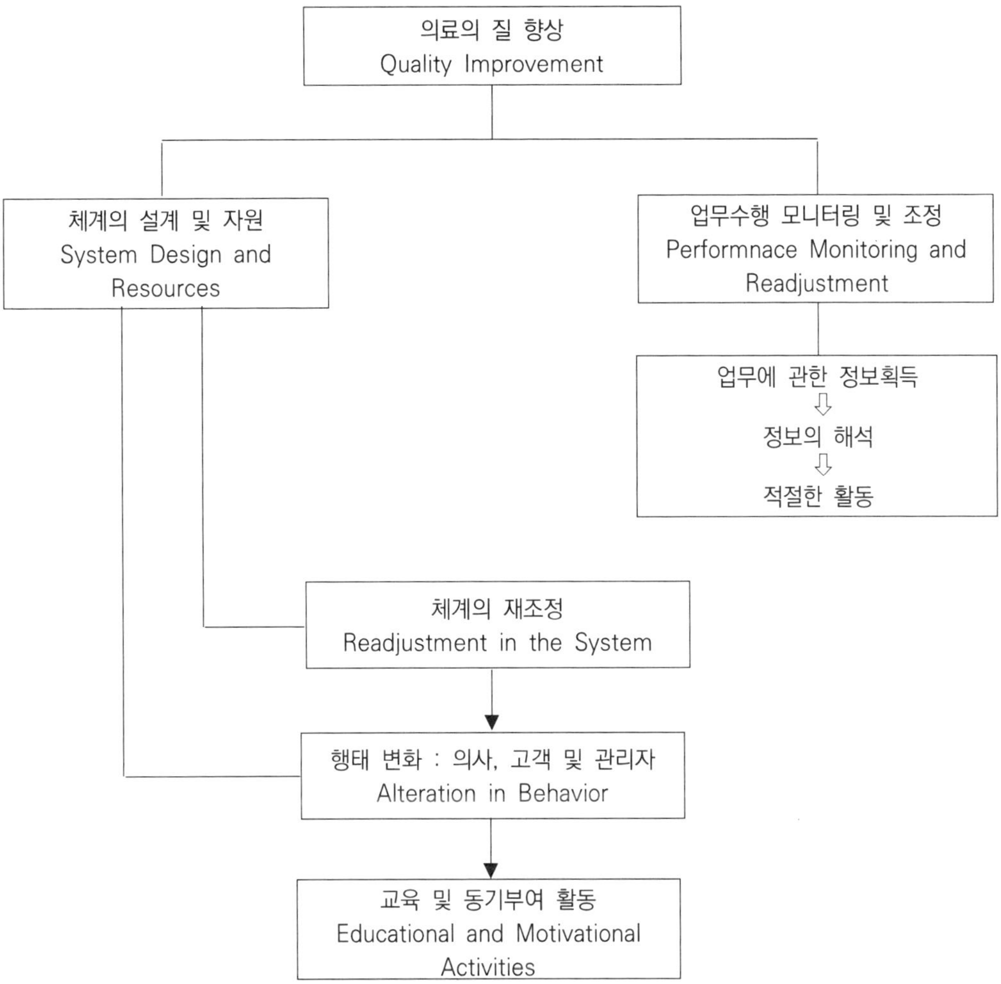

<그림 11-3> QI 구성요소

<표 11-4> 체계 설계의 원칙

원 칙	내 용
적합성(congruence)	· 질 향상에 부합하는 행위 권장 및 강화하는 정책
일관성(consistency)	· 전문직의 가치체계 또는 전통을 공격하지 말 것
상호연결성(linkage)	· 각 부서와 기관의 체계 상호 연결시킴
지속성(persistence)	· 체계 설계를 통해 설정한 정책의 지속적 적용

3.2. 병원 QI 사업의 효과적 수행방안

1) QI 사업의 전 병원 및 부서별 수준

병원 내 질 향상 사업은 크게 전 병원적 수준(institutional level)과 부서별 수준(departmental level)으로 분류할 수 있다.

〈표 11-5〉 전 병원적 및 부서별 수준의 분류

전 병원적 수준	부서별 수준
· 병원장의 책임 및 권한 하에 수행 · 병원 전체에 적용되는 질 향상 사업의 정책 수립 및 집행	· 부서장 책임 하에 수행 · 부서의 질 향상 목표 설정 · 지속적으로 업무의 평가 및 향상

2) 의료의 질 관리 전담부서

미국을 포함한 외국의 경우 이러한 전병원적 수준과 부서별 수준의 질 향상 사업을 효과적으로 실시하기 위해 질 향상 전담부서와 의료의 질 향상 위원회를 구성한다. 이들 조직은 전병원 수준의 질 향상 사업을 추진하고 부서별 수준의 질 향상 사업을 총괄, 조정하는 역할을 한다.

병원 내 질 관리 담당 조직의 설치 및 인력의 배치는 병원 내 의료 질 관리 업무의 양을 고려하여 조직의 설치 및 인력의 배치 여부를 결정한다. 업무가 형식화될 가능성이 있기 때문에 조직의 설치에는 신중한 고려가 필요하다. 조직을 설치하는 경우 질 관리 업무가 진료, 진료지원 및 관리부서 등 병원의 전부서와 밀접한 관련을 맺고 있음을 감안하여 부서별로 업무가 나누어지기 이전 즉, 기획관리실 이상의 계층에 참모조직(staff organization)으로 설치하는 것이 바람직하다.

전담부서의 주요 업무로는 업무수행 평가(performance monitoring), 직원교육, 부서별 질 향상 활동 지원 등이 있다. 특히 업무수행도 평가는 전담부서의 중요한 업무이다. 이는 여러 부서와 관련된 업무 수행도를 공정하게 평가하고, 지속적으로 모니터링 할 수 있기 때문이다.

〈표 11-6〉 질 관리 전담부서 역할 및 주요 업무

질 관리 전담부서	내 용
전담부서 설치 및 역할	· 전병원적 수준의 질 향상 사업 추진 · 부서별 수준의 질 향상사업 총괄 및 조정
질 관리 담당조직 설치 및 인력 배치	· 병원 내 의료 질 관리 업무량 고려 · 조직 설치 시 질 관리 업무가 진료, 진료지원 및 관리부서 등 병원 전부서와 밀접한 관련성 중점 · 부서별로 업무 분류되기 전 기획관리실 이상의 계층에 참모 조직(staff organization) 설치
전담부서의 주요 업무	· 주요업무 : 업무수행 평가(performance monitoring) - 여러 부서와 관련된 업무 수행도를 공정하게 평가 - 지속적인 모니터링 · 기타업무 : 직원교육, 부서별 질 향상 활동 지원 등

3) QI 위원회 조직 및 업무

QI 위원회는 병원전체 질 관리 사업의 계획, 수행 및 평가에 관한 주요 의사결정을 시행한다. 동시에 부서별 질 향상 사업을 조정하고 연계하는 책임을 갖는다. 위원장은 병원장이 겸임한다. 이는 의료서비스의 질 향상이 병원장의 직접적인 책임이거니와, 위원회의 결정 사항을 병원 전체에 적용하기 위해서는 최고 경영층의 강력한 의지와 지원이 필요하기 때문이다. 의료의 질 향상 위원회의 구성원은 진료부서, 간호, 진료지원부서, 행정부서 등 병원 내 전부서의 대표로 구성된다. 의료의 질 향상 위원회 산하로 질 관리와 직접적인 관련이 있는 세부 위원회(예: 감염관리, 의무기록, 조직위원, 이용도평가 등)를 두고 있다. 각 위원회에서 결정된 사항을 총괄하고 연계하는 역할을 QI위원회에서 담당한다.

대표적인 소위원회로는 의무기록위원회, 감염관리위원회, 위험관리위원회가 있다. 최근에는 QI 위원회와 세부 위원회를 질 향상 팀으로 대체하여 부서의 리더십과 참여를 극대화하려는 노력이 있다. 병원내의 의료 질 관리와 관련된 업무의 최종적인 권한과 책임은 병원장에게 있다. 병원장은 필요에 따라 이중 일부를 의료질향상위원회 위원장 또는 부서장에게 위임할 수 있다. QI 위원회, 세부 위원회 및 각 부서 간에는 공식적인 의사소통 통로가 마련되어 있어야 한다.

<표 11-7> QI 위원회 조직 및 업무

구 분	내 용
위원회 구성원	· 위원회 구성 : 병원 내 전부서 - 진료부서, 간호부서, 진료지원부서 및 관리부서 등 · 위원회 산하 : 세부위원회 (질 관리와 관련) 예) 감염관리, 의무기록, 조직표본, 이용도평가 등
위원회 조직	· 위원장 : 최고경영층(병원장 또는 부원장 등) 겸임 - 질과 관련된 문제해결에 필요한 업무 흐름의 변화 주도 - 최고경영자의 의지 - 자원 지원 등
업무	· 병원 전체 질 관리 사업의 계획, 수행 및 평가에 관한 주요 의사결정 시행 · 부서별 QI 사업의 조정 및 연계하는 책임 · 각 위원회에서 결정된 사항 총괄 및 연계

QI 및 부서별 위원회의 심의 및 의결 권한

- 병원(부서)의 의료의 질 향상 사업 계획에 관한 사항
- 의료의 질 향상 사업의 주제 선정에 관한 사항
- 의료의 질 향상 지침의 제정에 관한 사항
- 의료의 질 향상 및 개선 방안 모색에 관한 사항
- 기타 의료의 질과 관련된 사항

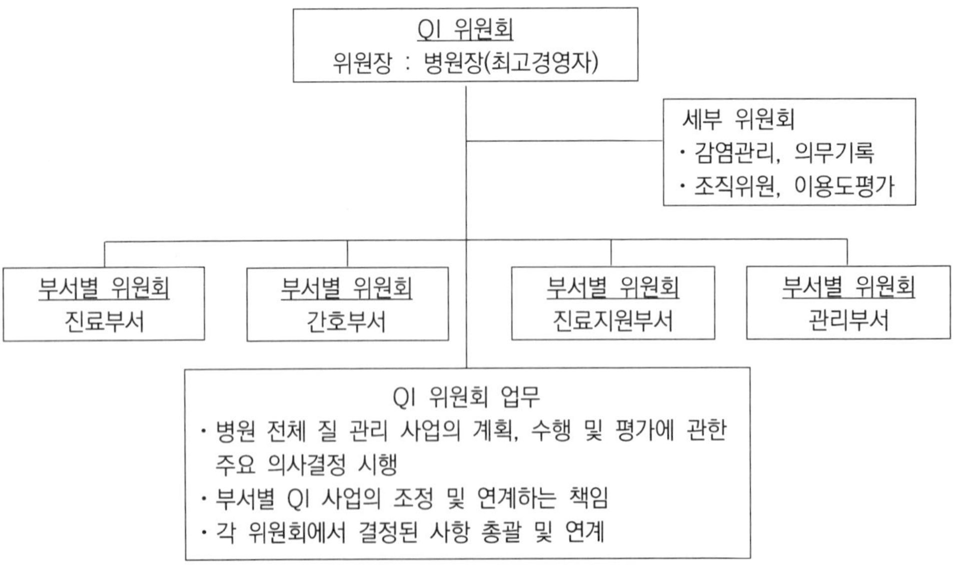

<그림 11-4> QI 관리 업무 조직도

4) QI 전담자

QI 담당인력은 병원 전반의 질 평가 및 개선의 조정(coordination) 업무를 담당하는 사람과 각 부서 단위의 업무 담당자로 나누어진다.

<표 11-8> 조정업무 및 부서단위 업무 담당자

조정업무 담당자	부서단위 업무 담당자
· 병원 전반의 질 평가 및 개선의 조정업무 · 대형 병원의 경우 상근 인력 배치 권장 · 업무량이 충분치 않은 경우 · 질 관리와 관련되는 타업무 겸함 예) 감염관리 등 · 병원업무 전반의 이해, 자료 수집 및 분석 능력 필요 · 해당 병원의 3년 이상 실무경력 · 석사이상의 학위소지자 · 통계학의 기본 지식 · 능숙한 컴퓨터 취급 능력	· 각 부서 단위의 업무 담당자 - 부서별 위원회 조직 또는 부서별 질 관리 · 각 부서의 하부구조 구축 - 부서 단위 질 향상 업무의 원활한 수행 · 부서별 위원회 조직 규모 감안하여 설치 여부 판단 · 조직의 중복 설치 피함 · 부서장 겸임하는 방안 고려 - 일상 업무와 원활한 연계 목적

5) 질 관리 담당자의 업무 및 업무 규정

병원 내에서 질 관리 업무가 활성화되기 위해서는 QI 담당자의 역할이 중요하다. 세부적인 내용은 (표 11-10)과 같다.

<표 11-9> 질 관리의 담당자 업무 및 업무규정

QI 담당자 업무	QI 담당자 업무 규정
· 관련 상급자의 지시 및 감독하에 수행 · 위원회의 의결에 수반되는 병원 전반 또는 부서 단위의 질 평가 및 개선 업무 수행 · 결과를 위원회에 보고 · 병원 직원은 질 평가 및 개선 활동의 수행에 필요한 자료의 제공에 협조 · 평가 결과의 비밀 유지	· QI의 지식, 기술의 보급 및 홍보 · QI 분야의 자료수집 및 분석 · QI 평가지표 개발 · QI에 관련된 질 평가활동의 분석 · QI에 관련된 직원 교육·훈련 · 부서별 QI사업의 자문 및 지원 · 타 기관과의 정보교환 및 연계활동 · 기타 QI에 관한 제반사항

〈표 11-10〉 질 관리 담당자의 업무분담표의 예

책 임	시간분배	담당 업무
QI 사업 기획	2%	· QA 사업계획의 수립, 유지 및 보완
	5%	· 각 부서별 관리자 및 QA 산업 협의 및 협력
QI 사업 활성화 및 조직화	15%	· QA 사업과 관련된 자료수집 및 분석
	10%	· 지속적인 QA 사업의 평가기준 및 표준 설정
부서별 위원회의 조언가 기능	5%	· QA 위원회 참여
	2%	· QA와 관련된 위원회에 협조
QI 활동 보고서의 기록, 유지 및 보관	5%	· QA 사업을 통한 개선사항 기록 및 보관
	5%	· 자료 추적하기 위한 시스템을 개발 및 유지
QI의 최신 경향 파악	2%	· 정책수립을 위한 사업의 참여
	4%	· QA와 관련된 전문가 회의 및 외부 workshop 참여
	2%	· QA와 관련된 문헌 조사
QI 위원회의 요구에 따른 업무 수행	13%	· 병원의 당면 과제에 따른 업무 수행
	2%	· 새로운 과제의 업무 조정
QI 교육	15%	· 전 직원 대상의 QA 교육
	3%	· 신입직원의 QA 예비교육
QI 사업 결과 평가 및 반영계획 수립	5%	· 환자만족도 평가
	5%	· 환자만족 증진을 위한 계획 수립 및 개발

4. QI 사업 활성화를 위한 정부의 역할

의료기관의 QI 활동은 의료기관 자체의 질 향상 의지와 활동, 최고경영진의 지원 정도에 따라 영향을 받는다. 전 의료기관의 질 향상 필요성에 대한 인식의 확산은 의료의 질 향상에 대한 국민의 요구뿐만 아니라 이에 관한 방향을 제시하고 유도하는 한국의료질향상(KoSQua)학회의 역할과 정부의 정책이 주요하다고 할 수 있다. 따라서 의료기관의 QI 활동의 활성화를 위해 한국의료질향상학회와 정부의 역할은 다음과 같다.

4.1. 한국의료질향상학회(KoSQua)의 역할

1) QI 담당 실무자 교육 및 병원경영자 의식 개혁

각 의료기관에서 실제 QI 실무를 담당하는 실무자를 위한 교육 프로그램 및 실무 지침을 개발하고 이에 대한 정기적인 교육을 제공한다. 의료기관의 의료진들의 의식 개혁을 위한 한국의료질향상학회 등을 개최하여 QI 활동의 중요성을 일깨운다.

2) QI 관련 정보 분야별 체계화 및 기술적 지원 제공

각 병원의 QI 우수사례 등 관련 정보를 종합하고 이를 분야로 체계화한다. 학회 등을 통해 QI 담당자들간의 교류를 촉진하고 타 의료기관과의 정보 교류의 장을 제공한다. 의료기관에게 상담 및 자문 등을 통해 필요시 기술적 지원을 제공한다. QI 활동 방향에 대한 지침서 및 효과적인 선진국 사례 등 자료를 제공한다. QI 지표 및 통계프로그램을 개발하고 이의 실제 적용을 지원한다.

3) QI 관련 정책개발 지원

정부와의 원활한 의사소통을 통해 QI 관련 정책개발을 지원하여 의료기관의 질 향상사업의 촉진자 역할을 수행한다.

4.2. 정부의 역할 기대

1) QI 활동 조직 지원의 법적 근거 마련

QI 활동과 질 관리 개념이 정착되는데 필요한 하부구조를 구축할 수 있도록 의료의 질 향상관련 활동 및 활동조직 지원에 대한 사항의 법적 근거를 마련토록 한다. QI 활동의 원칙, QI 위원회의 역할, 담당부서 및 담당자에 대한 기본지침 등을 제시한다.

2) 의료기관 서비스평가사업을 신임사업으로 발전

현행 시범사업으로 시행중인 의료기관 서비스평가사업을 신임사업으로 발전시킨다. 의료의 질 향상활동의 평가를 전담할 독립적인 민간주도형 의료기관 신임기구 출범을 적극 지원하여 의료기관을 총체적으로 관리할 수 있는 신임사업을 활성화시킨다.

신임평가기준으로 업무성과를 향상시킬 수 있는 평가기준, 진료분야의 질 향상 및 관련 의료인의 적극적 참여를 유도할 수 있는 임상 평가지표가 포함될 수 있도록 이것에 대한 개발 및 질 향상 관련 연구를 적극 지원한다.

3) 의료기관 단위 QI 활성화

의료이용조사(utilization review) 등을 통해 진료의 적정성을 확보할 수 있도록 보험심사평가기능을 활성화하여 의료기관의 비용-효과적인 QI 활동 활성화를 유도한다. 의료기관의 의료의 질 향상 활동수준에 대한 적정보상체계를 구축하여 QI 활동 활성화를 유도한다. 각 의료기관들이 전국 의료기관의 의료서비스 수준과 비교(bench marking)할 수 있도록 필요한 정보제공이 가능한 보건의료정보체계를 구축하고 정보를 제공한다.

〈표 11-11〉 한국의료질향상학회 및 정부의 역할

한국의료질향상학회	정 부
‣ QI 관련 교육 및 훈련 제공 · QI 담당 실무자 교육 프로그램 및 실무 지침 개발 정기적인 교육 제공 · 정기적인 교육 제공 병원경영자 의식개혁을 위한 QA 학회 개최	‣ QI 활동의 법적 근거 마련 · QI 활동 및 활동조직 지원을 위한 법적 근거 마련 · QI 활동의 원칙, QI 위원회의 역할, 담당부서 및 담당자의 기본지침 등 제시
‣ QI 관련 정보 및 기술적 지원 제공 · QI 관련정보 종합 및 분야별 체계화 · QI 담당자들 및 타 의료기관간의 정보 교류 촉진 · 의료기관에게 자문을 통해 기술 지원 제공 · QI 활동 방향의 지침서 및 선진국 사례 자료 제공 · QI 지표 및 통계프로그램 개발 및 적용지원	‣ 의료기관 신임제도의 활성화 · 현행 의료기관 서비스평가사업 → 신임사업으로 발전시킴 · QI 활동의 평가를 전담할 민간주도형 의료기관 신임기구 출범 및 지원 · 업무성과 향상시킬 수 있는 평가기준 개발 · 진료분야의 질 향상 및 관련 의료인의 참여 유도할 수 있는 임상 평가지표 개발 및 지원
‣ 정책개발 지원 · 정부와의 의사소통 통해 QI 관련 정책 개발 지원 · 의료기관의 질 향상 사업의 촉진자 역할	‣ 의료기관 단위 QI 활성화를 위한 지원정책 · 진료의 적정성 확보할 수 있도록 보험심사평가기능 활성화 · 의료기관의 비용-효과적인 QI 활동 유도 · QI 활동수준의 적정보상체계 구축 · 전국 의료기관의 서비스 수준 비교 가능한 보건의료정보체계 구축

5. 한국의료질향상학회의 발전과정 및 현황

5.1. 한국의료질향상학회의 발전과정

1) 1990년 : 의료의 질 관리(QA) 활동

국내 QA 활동은 1990년 이후 단기간에 확산되고 급속히 발전하였으나 많은 문제점을 지니고 있다. 즉 효율적인 QA 활동이 되기 위해서는 개선활동을 통한 질 향상 결과로 연계되어져야 하는데 조사 및 평가만을 위한 활동으로 한정되어 있다.

2) 1990년 : QA → QI의 전환

1991년부터는 소극적인 QA 활동에서 적극적이고 지속적이며 총체적인 질 향상(QI)로 전환되었다. 그러나 질 향상 활동(QI)은 전부서, 다직종이 참여하는 팀 접근방식으로 환자 및 의료 수혜자 중심의 서비스 향상 활동으로 연결되어야 하는데 특정 부서의 활동에 제한되어 있다. 전 직원이 QA 활동에 대한 목적의식 결여와 적극적인 참여에 대한 동기유발이 안된 경우가 대부분이다. 따라서 보다 효율적인 질 관리 프로그램을 개발하기 위하여 우선 의료기관에 의료의 질 관리(QA)와 의료의 질 향상(QI)을 실현시켜야겠다는 뚜렷한 목표가 있어야 한다.

3) 1994년 : 한국의료QA학회 창설

1994년 한국의료QA학회가 창설되었다. 아울러 대형 종합병원에서 질 관리 전담부서를 설치 운영하고 있다

4) 1997년 : 질 관리 전담자 및 전담부서 설치 현황

1997년대 종반에 질 관리 전담자 및 전담부서를 설치하고 있는 병원은 약 30여개 기관으로 집계되고 있다. 주요 질 향상 활동은 의료서비스 전반에 관한 적절성 평가, 병원감염관리, 환자만족도조사가 주를 이루고 있다.

체계적인 질 관리 전담부서를 활용하고 있는 의료기관에서는 의료기관 서비스 평가사업 준비, 병원 표준화심사 준비 등의 주관부서 역할을 담당하고 있으며 소식지를 통한 홍보활동, 질 향상 활동에 관한 자문 및 교육활동도 수행하고 있다.

5) 2012년 : 한국의료QA학회 → 한국의료질향상학회 명칭 변경

(1) 한국의료질향상학회 명칭

- 한국의료질향상 (KoSQua, Korean Society for Quality in Health Care)

(2) 한국의료질향상학회(KoSQua)의 현황

① 학회지 발간 및 의료 질 향상 연구성과 교류

- 1994년 QA 연수를 시작으로 현재까지 정기적으로 의료진 및 의료종사자들을 위해 교육과 학술대회를 진행하고 있다. 학회지 정기발간을 통해 의료 질 향상 분야의 심도 깊은 연구성과를 교류하고 있다.

② 해외 우수 QI도서 번역 및 발간

- 해외 우수 QI 도서를 번역, 발간하고, 국내 QI 실정에 활용가능한 도서를 집필함으로써 국내 의료 질 향상을 위해 부단히 노력하고 있다.

③ 의료기관관련 전 참여

- QI는 의료기관의 모든 부서와 의료 종사자, 환자와 그 보호자까지 전체 참여해야 하는 다양한 활동분야로 그 교육에 있어서도 책임감을 갖고 폭넓고 심도 깊게 준비, 진행하려 노력하고 있다.

④ 연수교육 및 교육프로그램 제작

- 연간 정기적으로 진행되는 연수교육에서는 직무(의사, QI 전담자, 간호사 등), 경력(신규 등), 기관규모(상급, 종합, 중소병원 등), 전문병원 등 다양한 형태를 고려하여 교육프로그램을 제작하여 매번 새로운 교육을 진행하고 있다.

⑤ 정기 학술대회

- 정기 학술대회는 상반기에는 국내 QI 현황과 의료 쟁점에 대한 이슈를 토론하는 자리를 마련하고 있다. 하반기에는 1년 동안 각 병원에서 QI 성과 발표를 통해 전국 의료기관의 QI 활동 사항과 향후 나아갈 방향성에 대해 자유롭게 교류할 수 있는 자리를 마련하고 있다.

⑥ 의료기관 환자 안전 및 질 향상 교육 진행

- 한국의료질향상학회는 동일분야의 국내 최대 학회로 의무감을 갖고 전국의 의료 질 수준의 평등화와 나아가 의원급 의료기관을 위한 환자안전 및 질 향상 교육을 준비하여 진행해 나갈 것이다.

<표 11-12> 한국의료질향상학회(KoSQua)의 발전과정

년 도	내 용
1990	· 1990년 이후 발전 · 의료의 질 관리(QA) 활동 조사 및 평가에 한정
1991	· QA → QI로 전환 - 특정 부서의 활동에 제한 - 전부서, 다직종이 참여하는 팀 접근 방식으로 연결안됨 - 전 직원의 목적의식 결여 및 참여의 동기유발 부족 - 효율적인 질 관리 프로그램 필요
1994	· 한국의료QA학회 발족 · 종합병원의 질 관리 전담부서 설치 운영
1997	· 질 관리 전담자 및 전담부서를 설치하고 있는 병원 - 30여 개 병원 · 주요 의료의 질 관리(QA) 활동 - 의료서비스 전반의 적절성 평가, 병원감염관리, 환자만족도조사 · 질 관리 담당하는 의료기관 활동 - 서비스 평가사업 및 병원 표준화심사 준비 등 주관부서 담당 - 홍보활동, 질 향상 활동에 관한 자문 및 교육
2012	· 한국의료QA학회 → 한국의료질향상학회(KoSQua) 명칭 변경

5.2. 질 관리 담당자의 자격조건

질 관리 담당자(Quality Improvement Coordinators)는 원활한 의사소통과 부서간 조정력과 인내성을 겸비한 보건의료 실무경험자로 조직 내에서 신뢰받는 사람이 임명되어야 한다. 대규모 의료기관에서는 정규직 담당자를 두어야 하며 중소병원은 시간제 근무자도 가능하다. QA담당자는 지명되지 않은 경우 각 부서의 QA 활동은 부서장이나 관리자에 의해 진행되도록 한다.

5.3. 의료기관의 효율적인 QI 사업 추진하기 위한 사항

의료기관에서는 효율적이며 포괄적인 QI 사업을 추진하기 위하여 다음과 같은 사항을 점검토록 한다.

1) 정규적인 QI 회합 개최 및 직원 참여 독려

포괄적인 QI 사업을 전개하기 위해 모든 부서 및 분야의 정규적인 QI 회합을 개최하고 보다 많은 직원의 참여를 독려한다.

2) QI 개념 교육 및 책임 공유 인식

직원에게 QI개념을 교육시키고 QI 활동에 능동적인 참여와 책임의 공유를 인식시킨다.

3) QI 프로그램 모니터링 체계 수립

회합에서 다루어진 내용은 서면기록으로 반드시 남긴다. 제공된 진료와 서비스의 양상을 지속적으로 수집하는 QI 프로그램 모니터링 체계를 수립하며 수집된 자료에서 실제적인 문제요인을 조사·분석한다.

4) 문제해결 소요비용과 해결 후 얻은 편익 비교

문제해결 시 확실한 개선방안과 직원의 동기유발 여부를 확인하고 문제해결을 위한 소요비용과 해결 후 얻은 편익을 비교한다.

5) 조직 요구의 해결방안 여부 확인 및 개선

조직의 요구에 부응한 실제적이며 적절한 해결방안인지 여부를 확인하고 차후에 문제를 동일한 방법으로 재평가하여 문제 해결방법을 개선한다.

6) QI 위원회 회의 기록 및 홍보

QI 위원회의 회의내용은 기록으로 보관되어야 한다. 회의결과와 정보를 교환할 수 있도록 QI 활동을 기관 내 정보지(newsletter) 등에 홍보한다.

7) QI 활동 결과 생산적 활동으로 연계

최종적으로 QI 활동 결과를 진료 및 서비스 과정과 결과에 접목시키고 비용효과 측면에서 비교·분석하여 생산적인 활동으로 연계하여야 한다.

8) QI 활동에 대한 전문교육의 활성화

의료의 질 향상 활동에 대한 전문교육의 활성화가 요구된다. 현재 질 향상 전문교육의 시행은 한국의료QA학회와 한국보건의료관리연구원에서 실시하는 연수과정에 국한되어 있어 전문 인력 배출을 위한 교육 프로그램이 향후 활성화되어야 할 것이다.

의료기관의 효율적인 QI 사업 추진 사항

- 정규적인 QI 회합 개최 및 직원 참여 독려
- QI 개념 교육 및 책임 공유 인식
- QI 프로그램 모니터링 체계 수립
- 문제해결 소요비용과 해결 후 얻은 편익 비교
- 조직 요구의 해결방안 여부 확인 및 개선
- QI 위원회 회의 기록 및 홍보
- QI 활동 결과 생산적 활동으로 연계
- QI 활동에 대한 전문교육의 활성화

중요어휘

1. 국내 병원의 질 향상 사업 수행 시 원칙

- 현실적 목표 설정 및 작은 사업부터 시작
- 기존사업의 개선 가능성 및 파급효과 우선
- 의사의 자발적 참여 및 자율성 보장
- 교육, 환류 및 지원 중심
- 일상의 반복적인 업무로 수행
- 병원 경영의 긍정적 작용

2. 질 향상을 위한 관리 비용

1) 결함예방비용

- 결함을 예방하는 활동과 관련된 비용
- 질 향상 계획, 과정의 관리, 자료의 관리 및 분석
- 질 관련 훈련 및 프로그램 개발
- 질 모니터링 및 보고와 관련된 비용
  예) 감시위한 시간, 인력, 장비, 재점검 및 감시의 소요비용

2) 평가비용

- 의료서비스의 질 평가하는데 소요되는 비용
- 검사와 조사 시 물품비용, 설치 및 검사 비용, 장비유지 및 질 감사 비용

3. 수행 결함 및 질 저하 관리 비용

1) 내부적 결함 비용

- 질 관련 비용 중 가장 많은 부분 차지
- 의료서비스가 환자에게 직접 전달되기 전 수정 또는 대체하는데 관련된 비용
- 불필요하게 동일한 업무 반복(재검사)

예) 방사선 재촬영, 기술부족으로 정맥주사 재투여

- 환자에게 제공할 수 없는 불량 생산품 또는 의료서비스 제조

2) 외부적 결함 비용

- 환자에게 결함이 있는 서비스가 제공되어 생기는 비용
- 환자의 불만, 대기시간
- 의료과오에 대한 책임비용

4. 체계의 설계

1) 체계 설계의 개념

- 의료기관의 상황과 특성에 적합한 질 관리 체계를 개발하는 것

2) 체계 설계의 원칙

- 적합성(congruence) : 질 향상에 부합하는 행위 권장 및 강화하는 정책
- 일관성(consistency) : 전문직의 가치체계 또는 전통을 공격하지 말 것
- 상호연결성(linkage) : 각 부서와 기관의 체계가 상호 연결될 수 있어야 함
- 지속성(persistence) : 체계 설계를 통해 설정한 정책은 지속적으로 적용되어야 함

5. 병원 내 질 향상 사업

1) 전병원적 수준(institutional level)

- 병원장의 책임 하에 전병원에 적용되는 질 향상 사업의 정책 수립 및 집행

2) 부서별 수준(department level)

- 부서장 책임 하에 부서의 질 향상 목표 설정, 지속적 업무 평가 및 향상

6. 병원 질 관리 업무의 활성화 구비조건

- 최고 경영층의 확고한 의지, 전 직원의 노력

- 질 관리 활동에 대한 명확한 책임 부여
- 변화에 대한 자발적인 수용
- 병원 내 효과적인 의사소통, 정확한 기록
- 지속적인 질 향상, 지식 및 기술 훈련 프로그램

7. QI 위원회

1) 위원회 구성 : 병원 내 전부서

- 진료부서, 간호부서, 진료지원부서 및 관리부서 등

2) 위원회 산하 : 세부위원회

예) 감염관리, 의무기록, 조직표본, 이용도평가 등

3) 위원장 : 최고경영층(병원장 또는 부원장 등) 겸임

- 질과 관련된 문제해결에 필요한 업무 흐름의 변화 주도
- 최고경영자의 강력한 의지
- 자원 지원 등

4) QI 위원회 업무

- 병원 전체 질 관리 사업의 계획, 수행 및 평가에 관한 주요 의사결정 시행
- 부서별 QI 사업의 조정 및 연계하는 책임
- 각 위원회에서 결정된 사항 총괄 및 연계

5) 병원 QI 위원회 및 부서별 위원회의 심의 및 의결 사항

- 병원(부서)의 QI 사업 계획에 관한 사항
- QI 사업의 주제 선정에 관한 사항
- 의료의 질 향상 지침의 제정에 관한 사항
- 의료의 질 향상 및 개선 방안 모색에 관한 사항
- 기타 의료의 질과 관련된 사항

8. QI 활동 전담부서

- QI 위원회의 의결 사항에 따라 전병원적 수준의 질 향상 사업 집행
- 부서 단위의 질 향상 사업 지원 및 총괄
- 조직은 기획관리실 이상의 계층에 참모조직(staff organization)으로 설치

9. QI 활동 전담자

1) 조정업무 담당자

- 병원 전반의 질 평가 및 개선의 조정업무
- 대형 병원의 경우 상근 인력 배치 권장
- 업무량이 충분치 않은 경우 질 관리와 관련되는 타업무 겸함
  예) 감염관리 등
- 병원업무 전반의 이해, 자료 수집 및 분석 능력 필요
- 해당 병원의 3년 이상 실무경력
- 석사이상의 학위소지자
- 통계학의 기본 지식, 능숙한 컴퓨터 취급 능력

2) 부서단위 업무 담당자

- 각 부서 단위의 업무 담당자
- 부서 단위 질 향상 업무의 원활한 수행
- 부서별 위원회 조직 규모 감안하여 설치 여부 판단
- 조직의 중복 설치 피함
- 부서장 겸임하는 방안 고려 : 일상 업무와 원활한 연계 목적

10. 한국 병원의 QI 담당자의 업무

- 관련 상급자의 지시 및 감독 하에 수행
- 위원회 의결에 수반되는 병원 전반 또는 부서 단위의 질 평가 및 개선업무 수행
- 결과를 위원회에 보고
- 병원 직원은 질 평가 및 개선 활동의 수행에 필요한 자료의 제공에 협조

· 평가 결과의 비밀 유지

11. 한국의료QA학회 및 한국의료질향상학회(KoSQua)

1) 창설 : 한국의료QA학회(1994년)

2) 질 관리 전담자 및 전담부서 설치 : 약 30여 개 병원

3) 한국의료QA학회 : 한국의료질향상학회(2012년)로 명칭 변경

4) 한국의료질향상학회의 역할

· QI 관련 교육 및 훈련 제공
- QI 담당 실무자 교육 프로그램 및 실무지침 개발, 정기적인 교육 제공
- 병원경영자 의식개혁을 위한 QI 학회 개최

· QI 관련 정보 및 기술적 지원 제공
- QI 관련정보 종합 및 분야별 체계화
- QI 담당자들 및 타 의료기관간의 정보 교류 촉진
- 의료기관에게 자문을 통해 기술적 지원 제공
- QI 활동 방향의 지침서 및 선진국 사례 자료 제공
- QI 지표 및 통계프로그램 개발 및 적용지원

· 정책개발 지원
- 정부와의 의사소통 통해 QI 관련 정책개발 지원
- 의료기관의 질 향상 사업의 촉진자 역할

12. 정부의 역할

1) QI 활동의 법적 근거 마련

· QI 활동 및 활동조직 지원을 위한 법적 근거 마련
· QI 활동의 원칙, 위원회의 역할, 담당부서 및 담당자의 기본지침 등 제시

2) 의료기관 신임제도의 활성화

· 현행 의료기관 서비스평가사업 → 신임사업으로 발전시킴

- QI 활동의 평가를 전담할 민간주도형 의료기관 신임기구 출범 및 지원
- 업무성과 향상시킬 수 있는 평가기준 개발
- 진료분야의 질 향상 및 관련 의료인의 참여 유도할 수 있는 임상 평가지표 개발 및 지원

3) 의료기관 단위 QI 활성화를 위한 지원정책

- 진료의 적정성 확보할 수 있도록 보험심사평가기능 활성화
- 의료기관의 비용-효과적인 QI 활동 유도
- QI 활동수준의 적정보상체계 구축
- 전국 의료기관의 서비스 수준 비교할 수 있는 보건의료정보체계 구축

13. 한국의료질향상학회(KoSQua)의 공식 명칭 및 현황

1) 한국의료질향상학회 공식 명칭

- 한국의료질향상(KoSQua, Korean Society for Quality in Health Care)

2) 한국의료질향상학회(KoSQua)의 현황

- 학회지 발간 및 의료 질 향상 연구성과 교류
- 해외 우수 QI도서 번역 및 발간
- 의료기관관련 전 참여
- 연수교육 및 교육프로그램 제작
- 정기 학술대회
- 의료기관 환자 안전 및 질 향상 교육 진행

제11장 필수문제

*** 가장 맞는 것에 번호를 기재하시오.**

01 의료기관 특성에 적합한 질 관리 체계를 개발하기 위한 원칙이 아닌 것은?

① 적합성 ② 일관성 ③ 상호연결성
④ 지속성 ⑤ 기능성

02 한국 병원에서 질 향상 활동을 수행할 때 필요한 원칙으로 옳지 않은 것은?

① 현실적 목표를 가진 작은 사업부터 시작한다.
② 기존사업과 연계성이 큰 사업부터 시작해야 한다.
③ 개선의 가능성이 많고 파급효과가 작은 사업부터 시작해야 한다.
④ 환자가 참여하는 자발적인 사업이 필요하다.
⑤ 규제보다는 지원과 자문이 효과적이다.

03 결함을 예방하는 활동과 관련된 비용에 해당되지 않는 것은?

① 질 향상 계획 ② 질 관련 훈련 및 프로그램 개발
③ 추구 관리 ④ 자료의 관리 및 분석
⑤ 질 모니터링 및 보고와 관련된 비용

04 병원 내에서 질 관리업무가 활성화되기 위한 여건의 구비조건이 아닌 것은?

① 최고 경영층의 확고한 의지 ② 전 의사들의 노력
③ 정확한 기록 ④ 효과적인 의사소통
⑤ 지속적인 지식 및 기술 훈련 프로그램

05 의료기관의 상황과 특성에 적합한 질 관리 체계를 개발하는데 포함되지 않는 것은?

① 인·물적자원 ② 정책 및 절차 ③ 조직의 특성
④ 시설 및 장비 ⑤ 설치 비용

06 조정 업무담당자에 대한 설명으로 옳지 않은 것은?

① 업무량이 충분치 않은 경우 타업무 겸함
② 해당병원 3년 이상 실무경력
③ 박사이상의 학위 소지자
④ 통계학의 기본지식 구비
⑤ 병원업무 전반의 자료 수집 및 분석 능력 필요

정답
1. ⑤ 2. ④ 3. ③ 4. ② 5. ⑤ 6. ③

07 한국 병원에서 QI 담당자의 업무로 규정짓는 내용에 해당되지 않는 것은?

① QI에 관한 지식 및 기술의 보급 및 홍보
② QI 평가지표 개발
③ QI에 관련된 질 평가활동 분석
④ 병원별 QI사업에 대한 자문 및 지원
⑤ QI에 관련된 직원 교육 및 훈련

08 QI 활동의 활성화를 위해 한국의료질향상(QI)학회에 대한 기대하는 역할이 아닌 것은?

① QI 실무자를 위한 교육 프로그램 및 실무지침 개발
② QI 학회를 통한 전직원들의 의식개혁
③ QI 관련 정보 종합 및 분야별로 체계화
④ 의료기관에게 상담 및 자문 등을 통한 기술 지원
⑤ 정부와의 원활한 의사소통을 통해 QI 관련 정책 지원

09 한국의료QA학회의 창설된 연도는?

① 1918년 ② 1981년 ③ 1990년 ④ 1994년 ⑤ 1995년

10 정부의 역할이 아닌 것은?

① 의료기관 서비스평가사업의 활성화
② QI 활동의 정착을 위해 하부구조 구축
③ 진료의 적정성 확보할 수 있도록 보험심사평가기능 활성화
④ 진료분야의 질 향상 및 관련 의료인의 적극적 참여 유도
⑤ 필요한 정보제공이 가능한 보건의료정보체계 구축

11 다음 QI 위원회의 위원장으로 맞는 것은?

① 병원장 ② 간호부장 ③ 의무기록과장
④ 이사장 ⑤ 이사회

12 의료기관에서 효율적인 QI 사업을 추진하기 위해 점검사항이 아닌 것은?

① 부서별 QI 회합 개최 및 직원의 참여
② QI 프로그램 모니터링 체계 수립
③ 지속적으로 발생하는 심각한 문제 확인
④ 문제를 다른 방법으로 재평가
⑤ QI 활동 결과 비용효과 측면에서 비교분석

정답

7. ④ 8. ② 9. ④ 10. ① 11. ① 12. ④

13 병원의 QI 위원회와 부서별 위원회의 심의 및 의결 권한이 아닌 것은?

① 부서의 의료의 질 향상 사업 계획에 관한 사항
② 주제 선정에 관한 사항
③ 의료의 질 계획 지침의 제정에 관한 사항
④ 의료의 질 평가에 관한 사항
⑤ 의료의 질 개선 방안 모색에 관한 사항

14 질 관련 비용 중 가장 많은 부분을 차지하고 있는 것은?

① 결함예방비용
② 내부적 결함비용
③ 평가비용
④ 수행비용
⑤ 외부적 결함비용

정답 13. ③ 14. ②

참고문헌

· 국문문헌

1. 적정진료보장, 김상미, 계축문화사 2020.
2. 박운제, 의료의 질 관리, 고려의학, 2019
3. 보건복지부, 제2건강보험 종합계획, 2024
4. 이성란외, 보건의료조직, 계축문화사, 2023.
5. 이태림외, 보건통계학, 메디시언, 2024
6. 이성란외, 보건의료정보관리학, 계축문화사, 2023
7. 이성란외, 최신의학용어, 현문사, 2024
8. 보건복지부, 신포괄수가제 제외대상, 2023

· 영문문헌

1. Ivan Mistrik, Software Quality Assurance, Elsevier, 2015
2. Quality Assuranc of Welded Construction, CRC Press, 2020
3. Quality Assurance for Clinical Laboratory, LAP Lambert Academic Publishing, 2020
4. JCAHO, Primer on Indicator Development and Application Measuring Quality in Health Care, 2013
5. G Welty, Quality Assurance Quality Assurance, Elsevier, 2013
6. WA Gould, Total Quality Assurance for the Food Industries, Elsevier, 2013
7. M. Ali, New Trends in Radiopharmaceutical Synthesis, Quality Assurance, and Regulatory Control, Springer, 2013
8. Joao Maria, Quality Assurance in Higher Education, PalgraveMacmillan, 2014 LLC, Quality Assurance Books, LLC, LifeJourney, 2010
9. Joao Rosa, Maria, Quality Assurance in Higher Education, PalgraveMacmillan, 2014
10. Munish Gupta, Heather C. Kaplan, Perinatal Quality Improvement : Progress, Challenges, and Future Directions, Semin Perinatol, 2024

찾아보기

INDEX

저자 약력

- 서울대학교 소비자학과 졸업
- 서울대학교 보건학 석사
- 서울, 가톨릭대학교 보건학 박사
- 연세대학교 세브란스 의학기술수련원 수료
- 서울성모병원 보건의료정보관리사 역임
- 현, 공주대학교 의료정보학과 교수
- 대전과학기술대학교 의료정보과 교수 역임
- 미국, 국제 암전문등록사(NCRA) 자격증 취득
- 미국, University of Pennsylvania 연수
- 한국보건의료정보인국가시험원 출제위원/문항개발위원
- 보건직공무원 출제위원
- 한국연구재단 평가위원

의료의 질 관리

2024년 7월 22일 초판인쇄
2024년 8월 02일 초판발행

지은이 : 이성란
펴낸이 : 이상태
펴낸곳 : 청구문화사
주 소 : (03706) 서울특별시 서대문구 성산로11길 15
전 화 : 02) 332-0541(代) FAX : 02) 337-9577
등 록 : 1990년 11월 2일 제9-247호

정가 35,000원

ISBN 978-89-5616-934-7 93510

※ 낙장이나 파본은 교환해 드립니다.
※ 본 도서의 무단복제나 전재를 법으로 금합니다.
※ 저자와의 협의 하에 인지 부착을 생략합니다.